Plats mijotés
pour diabétiques

Révision et correction: Odette Lord
Maquette et infographie: Johanne Lemay
Photos: Colin Erricson
Stylisme culinaire: Kate Bush et Kathy Robertson
Stylisme des accessoires: Charlene Erricson

Catalogage avant publication de Bibliothèque et Archives nationales du Québec et Bibliothèque et Archives Canada

Finlayson, Judith

    Plats mijotés pour diabétiques : 125 recettes à la mijoteuse électrique

    Traduction de: Canadian diabetes slow cooker recipes.
    Comprend un index.

    ISBN 978-2-7619-2447-4

    1. Diabète - Diétothérapie - Recettes. 2. Cuisson lente à l'électricité. I. Selley, Barbara. II. Titre.

RC662.F5514 2008   641.5'6314   C2008-941929-4

Pour en savoir davantage sur nos publications,
visitez notre site: **www.edhomme.com**
Autres sites à visiter: www.edjour.com
www.edtypo.com • www.edvlb.com
www.edhexagone.com • www.edutilis.com

11-08

© 2007, Judith Finlayson (textes)
© 2007, Robert Rose inc. (photos)

Traduction française:
© 2008, Les Éditions de l'Homme,
division du Groupe Sogides inc.,
filiale du Groupe Livre Quebecor Media inc.
(Montréal, Québec)

Tous droits réservés

L'ouvrage original a été publié
par Robert Rose Inc.
sous le titre *Canadian Diabetes Slow Cooker Recipes*

Dépôt légal: 2008
Bibliothèque et Archives nationales du Québec

ISBN 978-2-7619-2447-4

DISTRIBUTEURS EXCLUSIFS:

- Pour le Canada et les États-Unis:
  MESSAGERIES ADP*
  2315, rue de la Province
  Longueuil, Québec J4G 1G4
  Tél.: (450) 640-1237
  Télécopieur: (450) 674-6237
  * filiale du Groupe Sogides inc.,
    filiale du Groupe Livre Quebecor Media inc.

- Pour la France et les autres pays:
  INTERFORUM editis
  Immeuble Paryseine, 3, Allée de la Seine
  94854 Ivry CEDEX
  Tél.: 33 (0) 4 49 59 11 56/91
  Télécopieur: 33 (0) 1 49 59 11 96
  Service commande France Métropolitaine
  Tél.: 33 (0) 2 38 32 71 00
  Télécopieur: 33 (0) 2 38 32 71 28
  Internet: www.interforum.fr
  Service commandes Export – DOM-TOM
  Télécopieur: 33 (0) 2 38 32 78 86
  Internet: www.interforum.fr
  Courriel: cdes-export@interforum.fr

- Pour la Suisse:
  INTERFORUM editis SUISSE
  Case postale 69 – CH 1701 Fribourg – Suisse
  Tél.: 41 (0) 26 460 80 60
  Télécopieur: 41 (0) 26 460 80 68
  Internet: www.interforumsuisse.ch
  Courriel: office@interforumsuisse.ch
  Distributeur: OLF S.A.
  ZI. 3, Corminboeuf
  Case postale 1061 – CH 1701 Fribourg – Suisse
  Commandes: Tél.: 41 (0) 26 467 53 33
                     Télécopieur: 41 (0) 26 467 54 66
                     Internet: www.olf.ch
                     Courriel: information@olf.ch

- Pour la Belgique et le Luxembourg:
  INTERFORUM editis BENELUX S.A.
  Boulevard de l'Europe 117, B-1301 Wavre – Belgique
  Tél.: 32 (0) 10 42 03 20
  Télécopieur: 32 (0) 10 41 20 24
  Internet: www.interforum.be
  Courriel: info@interforum.be

Gouvernement du Québec – Programme de crédit d'impôt pour l'édition de livres – Gestion SODEC – www.sodec.gouv.qc.ca

L'Éditeur bénéficie du soutien de la Société de développement des entreprises culturelles du Québec pour son programme d'édition.

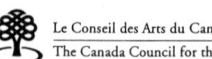
Le Conseil des Arts du Canada
The Canada Council for the Arts

Nous remercions le Conseil des Arts du Canada de l'aide accordée à notre programme de publication.

Nous reconnaissons l'aide financière du gouvernement du Canada par l'entremise du Programme d'aide au développement de l'industrie de l'édition (PADIÉ) pour nos activités d'édition.

Judith Finlayson
avec la collaboration de Barbara Selley

Plats mijotés
pour diabétiques

**125 recettes
à la mijoteuse
électrique**

Traduit de l'anglais par Odette Lord

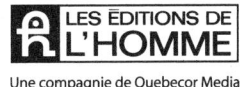

LES ÉDITIONS DE
L'HOMME
Une compagnie de Quebecor Media

Remerciements

Une fois de plus, j'aimerais remercier l'équipe de création qui travaille dans l'ombre pour s'assurer que mes livres sont excellents à tous les points de vue. Merci à Kate Bush et à Charlene Erricson, les stylistes culinaires, ainsi qu'à Mark Shapiro et à Colin Erricson pour leurs merveilleuses photographies qui rendent mes recettes appétissantes.

Je remercie tout particulièrement la diététiste Barbara Selley, qui a fait un travail extrêmement rigoureux concernant les questions relatives au diabète. Je remercie également les professionnels de la santé bénévoles de l'Association canadienne du diabète, qui ont révisé ce livre.

J'aimerais aussi remercier Audrey King et Jennifer MacKenzie, qui m'ont aidée à tester les recettes, ainsi que tous les amis et voisins qui ont goûté mes créations culinaires, même celles qui n'étaient pas tout à fait au point. Vous m'avez fait de judicieux commentaires, qui sont toujours très utiles quand vient le temps d'améliorer les recettes.

Introduction

J'ai consacré plusieurs livres à la mijoteuse. Et plus je l'utilise, plus j'ai de nouvelles idées pour utiliser cet appareil polyvalent. La mijoteuse correspond tellement bien à la façon dont j'aime cuisiner que je cherche continuellement comment incorporer dans ma vie les services qu'elle me rend. Alors, il n'est sans doute pas étonnant que j'aie voulu trouver une façon d'associer mon intérêt grandissant pour la santé et la nutrition au côté pratique lié à l'utilisation de la mijoteuse.

Comme la plupart des gens, je deviens de plus en plus consciente du rôle important que joue l'alimentation dans la santé. En mangeant régulièrement des aliments qui proviennent de tous les groupes alimentaires, vous vous assurez de fournir à votre organisme l'*éventail* d'éléments nutritifs dont il a besoin.

Il est important de planifier ce que vous allez manger et quand vous prendrez vos repas, surtout si vous êtes atteint du diabète. Vous devez :

- Vous réserver du temps pour prendre le petit-déjeuner ;
- Manger tous les jours une variété d'aliments provenant de tous les groupes alimentaires – produits céréaliers, de préférence de grains entiers, légumes et fruits, lait et substituts ainsi que viandes et substituts ;
- Choisir des portions appropriées ;
- Espacer les repas de 4 à 6 heures ;
- Prendre une collation seulement si vous et votre diététiste, ou un autre professionnel de la santé, avez décidé que c'est nécessaire pour mieux contrôler votre glycémie.

L'un des premiers objectifs que les personnes atteintes du diabète doivent se fixer, c'est de maintenir ou d'atteindre un poids santé. Ce qui signifie que vous devez contrôler votre consommation de calories et limiter votre consommation de lipides totaux à moins de 30 % des calories consommées et votre consommation de lipides saturés, à moins de 10 % des calories[1]. Par exemple, pour une personne qui consomme 2000 calories par jour, la quantité de lipides consommés devrait être d'environ 65 g, comprenant un maximum de 22 g de lipides saturés.

---

1. Association canadienne du diabète, *Canadian Journal of Diabetes,* « Lignes directrices de pratique clinique pour la prévention et la prise en charge du diabète au Canada », vol. 27 (Supplément 2), décembre 2003, p. S21-S23.

Restreindre votre consommation de sodium est également un point important. Dans l'alimentation, le sodium provient principalement du sel, qu'il soit utilisé en cuisine, ajouté à table ou caché dans les aliments transformés et les plats prêts à manger. Sachez que 1 c. à café (1 c. à thé) de sel contient environ 2400 mg de sodium. L'Association américaine du diabète recommande de ne pas consommer plus de 2400 à 6000 mg de sodium par jour, tandis que l'Association canadienne du diabète suggère de n'en consommer que de 2000 à 4000 mg par jour. Dans les deux cas, il est recommandé de s'en tenir à la quantité minimale suggérée[2].

On croit souvent à tort que les personnes atteintes du diabète doivent éviter les glucides, le sucre, particulièrement. C'est faux, mais vous devez contrôler la quantité totale de glucides consommés et répartir également votre consommation de glucides tout au long des repas et des collations de la journée. L'indice glycémique, une façon de classer les aliments riches en glucides selon la rapidité avec laquelle ils augmentent la glycémie, a aussi une grande importance. Des aliments comme les légumineuses, les légumes et les aliments de grains entiers ont un indice glycémique plus faible et devraient être consommés plus souvent. Pour en savoir plus à propos de l'indice glycémique, consultez votre diététiste ou visitez le site Web suivant : **www.diabetes.ca**.

Une mijoteuse vous aide à planifier et à préparer les repas, ce qui vous permet de manger à l'heure qui vous convient. Les recettes proposées dans ce livre sont très diversifiées, des soupes consistantes aux excellents desserts, la plupart étant accompagnées de la mention « Vous pouvez faire à l'avance… » afin de vous aider à profiter pleinement des avantages de la cuisson à la mijoteuse.

Les recettes
- mettent l'accent sur des portions santé de grains entiers, de légumineuses, de légumes et de fruits ;
- fournissent généralement un maximum de 35 g de glucides, 3 choix de Viandes et substituts et 10 g de lipides par portion ;
- contiennent des quantités modérées de sel (moins de 800 mg de sodium par portion, et souvent beaucoup moins) ; et
- sont préparées avec des matières grasses et des huiles non hydrogénées.

> *Vous devez éviter les lipides trans produits industriellement, qui ont des effets nuisibles bien documentés sur la santé cardiovasculaire. Vous devez également, aussi souvent que possible, remplacer les lipides saturés par des lipides non saturés, qui ont de nombreux effets bénéfiques sur la santé. Pour vous aider à profiter pleinement de ce livre, vous y trouverez, en plus de la quantité totale de lipides par portion, les quantités de lipides saturés, monoinsaturés et polyinsaturés.*

Les recettes végétariennes et végétaliennes sont clairement identifiées.

J'espère que ce livre vous sera utile. Mais j'espère surtout que vous vous en servirez souvent et que vous tirerez profit de votre mijoteuse pour préparer des repas délicieux et nutritifs qui vous aideront, vous et les vôtres, à bien manger et à vivre en bonne santé.

---

2. American Diabetes Association, « Standards of Medical Care in Diabetes – 2006 », *Diabetes Care*, vol. 29, 2006, p. S4-S42 ; Association canadienne du diabète, *Canadian Journal of Diabetes*, « Lignes directrices de pratique clinique pour la prévention et la prise en charge du diabète au Canada », vol. 27 (Supplément 2), décembre 2003, p. S21-S23.

Comment utiliser votre mijoteuse

La mijoteuse est en fait très simple à utiliser, et c'est là que réside son succès. L'appareil cuit les aliments très lentement – à environ 95 °C (200 °F) à basse température et 150 °C (300 °F) à haute température. Ce type de cuisson lente à chaleur humide fait en sorte que vous pouvez y cuire des plats braisés appétissants, des chilis, des soupes et d'autres types de ragoûts aussi bien que de savoureuses céréales et de délicieux desserts.

Un outil pour bien gérer son temps
En plus de vous permettre de préparer des plats au goût fantastique, la mijoteuse est l'un des appareils les plus efficaces sur le marché pour vous aider à bien gérer votre temps. Il vous est souvent possible de préparer une partie des recettes jusqu'à 2 jours avant de les faire cuire. (Pour la façon de procéder, reportez-vous à la rubrique «Vous pouvez faire à l'avance…», qui accompagne les recettes en question). Quand vous avez mis les ingrédients dans la cocotte de la mijoteuse et que vous avez allumé l'appareil, vous pouvez presque l'oublier. La mijoteuse fonctionne toute seule pendant que vous vous adonnez à vos activités de tous les jours. Vous pouvez vous absenter de la cuisine toute la journée et, quand vous revenez le soir, un délicieux repas chaud vous attend.

Un appareil au fonctionnement simple
La mijoteuse est un appareil simple basé sur des techniques traditionnelles. L'appareil possède généralement un revêtement de métal, une cocotte qui s'insère à l'intérieur et un couvercle hermétique. Par souci de commodité, la cocotte est amovible, on peut donc la mettre dans la mijoteuse et l'en retirer. Cela la rend facile à nettoyer et augmente sa polyvalence, car on peut l'utiliser comme plat de service. Les éléments chauffants se trouvent dans le revêtement métallique. Ils sont donc généralement situés autour de la cocotte. Ils utilisent à peu près la même quantité d'énergie qu'une ampoule de 100 watts. Comme la mijoteuse consomme très peu d'énergie, vous pouvez la faire fonctionner même quand vous n'êtes pas à la maison et ce, en toute sécurité.

La mijoteuse, mode d'emploi
Les mijoteuses sont habituellement rondes ou ovales. On en trouve toute une variété : de la toute petite de 1 litre (4 tasses) à la grande de 7 litres (28 tasses). Je crois qu'il est avantageux d'en avoir deux. Une petite, qui a une capacité de 3 à 4 litres (12 à 16 tasses), est idéale pour préparer de petits plats, comme les céréales pour le petit-déjeuner et certains desserts. Et une grande

mijoteuse ovale de 6 litres (24 tasses) que l'on utilisera pour cuire de grandes quantités et pour faire les recettes qui précisent de placer un moule à l'intérieur de la cocotte. Comme les éléments chauffants sont généralement situés autour de la cocotte, la cuisson dans la plupart des mijoteuses se fait sur les côtés plutôt qu'au fond, ce qui signifie que vous obtiendrez de meilleurs résultats si la cocotte est à moitié pleine seulement. Certains fabricants vendent un appareil à usages multiples. Dans ces modèles, l'élément chauffant est situé dans la base de l'appareil et, selon mon expérience, la cuisson se fait plus rapidement que dans les mijoteuses traditionnelles. Toutefois, dans ce type d'appareil, il peut arriver que les aliments collent au fond pendant la cuisson, à moins que vous les brassiez souvent.

Le manuel d'utilisation qui accompagne l'appareil vous donnera de plus amples informations sur la façon d'utiliser votre mijoteuse. Je vous recommande de lire attentivement les instructions qu'il contient ou de visiter le site Web du fabricant pour obtenir les informations précises sur le modèle que vous avez acheté. J'ai cuisiné avec de nombreuses mijoteuses et je constate que les temps de cuisson peuvent varier considérablement de l'une à l'autre. Même si cela ne vous semble pas particulièrement utile si vous êtes débutant, le seul conseil que je peux vous donner, c'est : apprenez à connaître votre mijoteuse. Quand vous aurez essayé quelques recettes, vous aurez une bonne idée de la vitesse de cuisson de votre appareil et vous verrez s'il cuit plus rapidement ou moins rapidement que ceux que j'utilise. Vous serez alors en mesure d'adapter les temps de cuisson en conséquence.

D'autres facteurs peuvent influencer le temps de cuisson comme une très grande humidité, des variations de courant électrique et de hautes altitudes. Il faut être prudent si vous êtes touché par l'un de ces facteurs.

Conseils pour obtenir d'excellents plats mijotés

Comme tous les appareils, la mijoteuse possède son propre mode de fonctionnement, et vous devez le comprendre et l'adapter à votre style de cuisson. Quand on cuit à la mijoteuse, le succès dépend de l'utilisation des bonnes techniques, c'est comme quand on cuit au four ou sur la cuisinière. La mijoteuse vous fait épargner du temps, car elle vous permet d'oublier les aliments une fois qu'ils sont dans la cocotte. Mais vous devez porter une attention particulière à la rubrique « Vous pouvez faire à l'avance… ». Voici quelques conseils qui vous aideront à bien réussir vos plats mijotés.

Faites ramollir les légumes

Même s'il faut utiliser une casserole supplémentaire, je fais ramollir la plupart des légumes avant de les mettre dans la mijoteuse. Ce n'est pas l'étape qui prend le plus de temps dans la préparation – il est généralement plus long de peler et de hacher les légumes, ce qu'il faut faire de toute façon. Mais ramollir les légumes comme les oignons et les carottes améliore grandement la qualité du plat : cela ajoute de la couleur, mais cela enclenche également le processus de caramélisation, qui décompose les sucres naturels des légumes et en libère la saveur. Cela permet aussi aux composés liposolubles des aliments de s'échapper, et ces composés viendront ensuite enrichir la saveur. De plus, quand on brasse les fines herbes et les épices avec les légumes ramollis, on obtient une sauce dans laquelle les saveurs sont mieux incorporées au plat qu'elles l'auraient été si cette étape n'avait pas été faite.

Attention à la quantité de liquide que vous ajoutez

En utilisant votre mijoteuse, vous allez tout de suite remarquer la grande quantité de liquide qui s'accumule dans la cocotte. Comme l'appareil cuit à basse température et que les aliments sont couverts hermétiquement, le liquide ne s'évapore pas comme il le fait lorsqu'on cuit au four ou sur la cuisinière. Par conséquent, si vous faites cuire à la mijoteuse des aliments que vous avez préparés selon des recettes traditionnelles, les plats seront trop liquides. Alors, pour obtenir des plats mijotés bien réussis, vous devez diminuer la quantité de liquide que vous utilisez. De plus, pour éviter d'avoir des plats moins savoureux, je vous conseille d'utiliser du bouillon pauvre en sel ou du bouillon maison sans sel, plutôt que de l'eau, pour cuire la majorité des plats. Le liquide peut également modifier les résultats des plats contenant des agents levants comme les gâteaux et certains plats à base de grains entiers. Quand vous préparerez de tels plats, utilisez la technique suivante, elle fonctionne à merveille : déposez un linge à vaisselle plié en 2 sur la cocotte avant de mettre le couvercle. Cela empêche l'humidité de s'accumuler et les aliments d'être trempés.

Coupez les légumes-racines en tranches fines ou en petits morceaux
Étonnamment, les légumes-racines comme les carottes, les panais, les navets et les pommes de terre, particulièrement, cuisent souvent très lentement dans la mijoteuse. Il faut donc couper ces légumes en tranches fines ou en petits cubes d'au plus 2,5 cm (1 po).

Observez les températures recommandées
Plusieurs desserts, comme ceux qui contiennent du lait, de la crème ou des agents levants, doivent cuire à température élevée. Dans ce type de recettes, je n'ai donc pas indiqué de temps de cuisson à basse température. Pour les recettes qui ne nécessitent pas une cuisson à une température particulière, on calcule généralement que 1 h de cuisson à température élevée équivaut à 2 h à 2 h 30 à basse température.

Ne faites pas trop cuire les aliments
La cuisson à la mijoteuse réduit les risques d'avoir des aliments trop cuits, mais ce n'est quand même pas une raison pour préparer tous vos repas de la même façon. Plusieurs aliments comme les haricots, les lentilles et les légumes-racines nécessitent un bon 8 h de cuisson et peuvent même bénéficier d'un temps de cuisson plus long. Mais d'autres, comme les haricots verts et le chou-fleur, cuisent généralement en moins de 6 h à basse température et seraient trop cuits et peu appétissants si on les cuisait plus longtemps. Une solution à cela (mais à cause des mesures d'hygiène, c'est une chose impossible quand vous faites cuire de la viande), c'est d'allonger le temps de cuisson en faisant d'avance une partie du plat, puis en la mettant dans la cocotte et en plaçant celle-ci au réfrigérateur pour la nuit. Comme le mélange et la cocotte sont froids, les légumes prendront plus de temps à cuire. Cette technique est utile si vous devez cuire des légumes plus tendres et que vous devez vous absenter de la maison pendant la journée.

Utilisez les ingrédients de façon appropriée
Quand vous faites cuire trop longtemps certains ingrédients, comme les courgettes, les pois, les pois mange-tout, le poisson, les fruits de mer, le lait et la crème (qui caillera si elle cuit trop longtemps), vous n'obtenez pas de bons résultats. Il faut donc les ajouter à la mijoteuse pendant les trente dernières minutes de cuisson quand l'appareil est à haute température.

Même si j'aime bien ajouter des poivrons à mes recettes, j'ai compris que la plupart d'entre eux deviennent amers si on les cuit trop longtemps. Il en va de même pour le cayenne, les sauces au piment comme le tabasco et les grandes quantités de poudre de cari fort (de petites quantités de poudre de cari doux semblent bien se comporter, peut-être parce que les sucres naturels contenus dans les légumes contrebalancent toute amertume). Une bonne solution à ce problème consiste à ajouter les poivrons frais durant les trente dernières minutes de cuisson, à utiliser le cayenne en petites quantités et à ajouter la sauce aux piments quand le plat est cuit. Toutes les recettes expliquent ces divers points.

Le conseil du jour
Dans plusieurs des recettes, on a de ½ à 1 c. à café (½ à 1 c. à thé) de sel. Dans la plupart des cas, vous pouvez omettre cet ingrédient pour réduire l'apport en sodium.

Utilisez des feuilles entières de fines herbes et des épices grossièrement moulues

Les épices, comme les graines de cumin, que vous avez fait griller et qui sont moulues grossièrement, et les feuilles entières de fines herbes, comme les feuilles de thym et d'origan séchées, libèrent leur saveur lentement pendant la longue période de cuisson, contrairement aux épices et aux fines herbes moulues qui ont tendance à perdre de la saveur pendant la cuisson à la mijoteuse. Si vous utilisez des fines herbes fraîches, hachez-les finement, puis ajoutez-les pendant la dernière heure de cuisson, à moins que vous n'ajoutiez aussi toute la tige (cela fonctionne à merveille pour le thym et pour le romarin).

Dans plusieurs de mes recettes, je recommande l'utilisation de grains de poivre noir concassés, plutôt que de poivre moulu, car ils libèrent leur saveur tout au long de la cuisson. Vous pouvez acheter des grains de poivre concassés au supermarché, mais j'aime bien moudre le poivre dans un mortier. Si vous préférez utiliser du poivre moulu, mettez environ le quart ou la moitié de la quantité de poivre concassé mentionnée dans la recette.

Utilisez des moules et des plats qui s'adaptent à votre mijoteuse

Les pains et certains autres plats doivent être cuits dans un moule que vous déposez dans la cocotte de la mijoteuse. Il vous faut alors utiliser une grande mijoteuse ovale. De plus, pour trouver un moule qui s'adapte à la cocotte, cela peut parfois être un casse-tête. Mais j'ai découvert que plusieurs types de plats allant au four peuvent très bien jouer ce rôle, en voici la liste : un plat carré de 17,5 cm (7 po), des plats de 1 et 1,5 litre (4 et 6 tasses), un plat à soufflé de 1,5 litre (6 tasses) et un moule à pain de 20 x 10 cm (8 x 4 po).

Avant de faire une recette qui requiert l'utilisation d'un plat allant au four, assurez-vous d'avoir un moule qui entrera dans la cocotte. Je mentionne toujours la taille des moules que vous devez utiliser dans les recettes quand cela s'applique. Soyez conscient que si vous utilisez des moules de grandeur ou de forme différentes de celles qui sont mentionnées dans la recette, les temps de cuisson varieront.

Tirez parti du côté pratique de votre mijoteuse

La mijoteuse permet de préparer des plats tout à fait alléchants, mais ce qui la distingue des autres appareils, c'est son côté pratique. Pour vous aider à exploiter cette qualité de votre appareil, j'ai ajouté la rubrique « Vous pouvez faire à l'avance… » chaque fois que cela s'appliquait. Si vous voulez retirer le maximum de votre mijoteuse, tenez compte de ce qui suit :

- Préparez les ingrédients jusqu'à l'étape de la cuisson la veille. Cela vous permettra de n'avoir presque rien à faire le lendemain matin ;
- Faites cuire un plat pendant la nuit, puis placez-le au frigo jusqu'au moment de servir.

La question des portions

Dans les années 1970, une portion typique de pâtes dans un restaurant était de 150 g (1 tasse). De nos jours, il arrive souvent que l'on nous serve une portion de 450 g (3 tasses). Les bagels de 150 g (5 oz) ou plus font paraître les bagels d'il y a 30 ans, qui pesaient de 60 à 85 g (2 à 3 oz), comme minuscules.

Nous sommes souvent témoins d'une telle exagération des portions. Et il est facile de consommer une portion beaucoup plus grosse que celle dont nous avons besoin, souvent sans même en avoir conscience. Vous aurez peut-être l'impression que les portions suggérées dans ce livre sont plus petites que celles auxquelles vous êtes habitué. Consultez « Comment calculer à quoi correspond une portion » (voir p. 17), cela vous aidera à déterminer la quantité appropriée à vos besoins.

Comment calculer à quoi correspond une portion

Un parfum délicieux s'échappe de votre mijoteuse, et le repas est prêt à être servi. Vous savez que le rendement de cette recette est de 8 portions, mais comment évaluer à quoi correspond une portion?
　　Servir la bonne portion à partir d'une grande quantité d'aliments cuits à la mijoteuse peut parfois relever du défi. Mais en faisant ce petit exercice une fois, vous pourrez toujours déterminer la quantité de nourriture contenue dans votre mijoteuse et savoir à quoi correspond une portion. Il vous faudra une tasse graduée ou un contenant en mesures métriques pour les liquides et une règle, de préférence en plastique ou en métal.

Si vous utilisez les mesures impériales

1. Calculez le nombre de tasses d'eau qu'il vous faut pour remplir la cocotte de la mijoteuse de la moitié aux trois quarts.
2. À l'aide de votre règle, mesurez la hauteur de l'eau dans la cocotte au ¼ po près.
3. Pour obtenir le nombre de tasses par pouce, divisez le nombre de tasses par la hauteur de l'eau, en pouces.

Par exemple:
Vous avez versé 12 tasses d'eau dans la cocotte d'une mijoteuse de 6 pintes (24 tasses).
Puis vous avez mesuré la hauteur de l'eau: elle était de 2 ¾ po.
12 (tasses) ÷ 2 ¾ (po) = 4,4 (tasses par pouce)

4. Utilisez la valeur que vous avez obtenue à l'étape 3 pour calculer les volumes qui correspondent à différentes hauteurs (en arrondissant au nombre de tasses le plus proche), puis faites-en un tableau.

Par exemple:

Hauteur	x 4,4 = Volume
2 ¼ po	10 tasses
2 ½ po	11 tasses
2 ¾ po	12 tasses
3 po	13 tasses
3 ¼ po	14 tasses

　　Conservez ce tableau à portée de la main pour pouvoir le consulter rapidement quand vous préparez des repas à la mijoteuse.

5. Après avoir préparé un plat dans votre mijoteuse, mesurez la hauteur des aliments dans la cocotte, puis consultez votre tableau de volumes pour déterminer combien de tasses d'aliments vous avez. Divisez ensuite ce nombre par le nombre de portions donné dans la recette. Vous saurez alors à quoi correspond une portion.

Par exemple:
Vous avez préparé un chili, et la recette indique que le rendement est de 10 portions. Vous mesurez la hauteur du chili: 3 po. En regardant votre tableau de volumes, vous constatez que vous avez 13 tasses de chili. Vous divisez ensuite le nombre de tasses (13) par le nombre de portions (10). Chaque portion correspond à 1,3 tasse (environ 1 1/3 tasse). Les quantités de calories et d'éléments nutritifs ainsi que le nombre de choix indiqués dans le tableau Valeur nutritive par portion correspondent à cette portion.

Si vous utilisez les mesures métriques

1. Calculez le nombre de contenants d'eau de 250 ml qu'il vous faut pour remplir la cocotte de la mijoteuse de la moitié aux trois quarts. Calculez ensuite le volume d'eau (en ml) contenu dans votre mijoteuse.

Par exemple:
Vous avez versé 13 contenants de 250 ml d'eau dans la cocotte de votre mijoteuse de 8 litres.
13 x 250 = 3250 ml

2. À l'aide de votre règle, mesurez la hauteur de l'eau dans la cocotte au 0,5 cm près.
3. Pour obtenir le nombre de ml par cm, divisez le volume d'eau par la hauteur de l'eau, en cm.

Par exemple:
Vous avez calculé que le volume d'eau était de 3250 ml.
Puis vous avez mesuré la hauteur de l'eau: elle était de 8 cm.

3250 (ml) ÷ 8 (cm) = 406 ml par cm

4. Utilisez la valeur que vous avez obtenue à l'étape 3 pour calculer les volumes qui correspondent à différentes hauteurs, puis faites-en un tableau.

Par exemple:

Hauteur	x 406 = Volume
6,5 cm	2639 ml
7,0 cm	2842 ml
7,5 cm	3045 ml
8,0 cm	3248 ml
8,5 cm	3451 ml

Conservez ce tableau à portée de la main pour pouvoir le consulter rapidement quand vous préparez des repas à la mijoteuse.

5. Après avoir préparé un plat à la mijoteuse, mesurez la hauteur des aliments dans la cocotte, puis consultez votre tableau de volumes pour déterminer combien de ml d'aliments vous avez. Divisez ensuite ce nombre par le nombre de portions donné dans la recette. Vous saurez alors à quoi correspond une portion.

Par exemple :
Vous avez préparé une soupe, et la recette indique que le rendement est de 12 portions. Vous mesurez la hauteur de la soupe : 7,5 cm. En regardant votre tableau de volumes, vous constatez que vous avez 3045 ml de soupe. Vous divisez ensuite ce nombre par le nombre de portions (12). Chaque portion correspond à environ 250 ml. Les quantités de calories et d'éléments nutritifs ainsi que le nombre de choix indiqués dans le tableau Valeur nutritive par portion correspondent à cette portion.

Le conseil du jour
Si vous mettez au frigo un plat cuit à la mijoteuse comme une soupe, un chili ou un autre plat du même type pour l'utiliser plus tard, faites-en des portions individuelles, puis rangez-les dans des contenants individuels.

La salubrité des aliments

La cuisson à la mijoteuse se fait à des températures très basses pendant de longues périodes de temps, il faut donc être plus attentifs aux normes d'hygiène que lorsque la cuisson se fait à des températures plus élevées. La mijoteuse doit trouver l'équilibre parfait entre la cuisson suffisamment lente pour ne pas que vous ayez à surveiller constamment la cuisson et assez rapide pour que les aliments atteignent la température appropriée pour empêcher les bactéries de se développer. À des températures qui se situent entre 4 et 60 °C (40 et 140 °F), les bactéries se développent rapidement. Il faut atteindre 74 °C (165 °F) pour détruire les bactéries. Les fabricants de mijoteuses ont conçu leurs appareils pour que la croissance des bactéries ne soit pas une préoccupation. Quand le couvercle reste en place et que les aliments cuisent pendant le temps indiqué, cette température est atteinte suffisamment vite pour assurer la salubrité des aliments.

À moins que vous n'ayez fait une partie de la recette à l'avance et que vous l'ayez mise au frigo, la majorité des ingrédients de mes recettes sont chauds quand on les ajoute à la mijoteuse (on a fait griller la viande et on a épaissi la sauce sur la cuisinière), ce qui diminue les préoccupations que l'on pourrait avoir concernant les normes d'hygiène.

Les conseils suivants vous aideront à vous assurer que les plus hautes normes de sécurité sont respectées :

- Gardez les aliments au réfrigérateur, jusqu'à ce que vous soyez prêt à les cuire. Les bactéries se multiplient rapidement à la température de la pièce. Ne laissez pas les ingrédients réchauffer à la température de la pièce avant de les cuire.
- Ne faites pas cuire partiellement la viande ou la volaille avant de les mettre au réfrigérateur si vous voulez terminer la cuisson plus tard. Faites dorer la viande juste avant de la mettre dans l'appareil. La viande doit atteindre une température de cuisson élevée aussi vite que possible.
- Si vous faites cuire un gros morceau de viande, comme un rôti braisé, et que vous le mettez dans la cocotte sans le faire dorer, réglez l'appareil à température élevée pendant au moins 1 h pour accélérer la cuisson.
- Si vous faites une partie de la recette à l'avance, mettez la viande précuite, comme le bœuf haché ou la saucisse, et les légumes dans des contenants séparés avant de les mettre au frigo. Réunissez-les quand vous êtes prêt à commencer la cuisson.

Le conseil du jour

Le fait de laisser le couvercle en place quand vous faites cuire des aliments à la mijoteuse, particulièrement pendant les premiers stades de cuisson, aide l'appareil à atteindre la température requise pour détruire les bactéries dans l'intervalle de temps approprié.

- Portez attention à la rubrique « Vous pouvez faire à l'avance… » dans les recettes où il en est question, car elles ont été conçues pour satisfaire aux normes d'hygiène.
- Ne mettez pas d'aliments surgelés, viande, poisson ou volaille, dans la mijoteuse. À moins d'avis contraire, faites décongeler les aliments avant de les mettre dans l'appareil. Les fruits et les légumes surgelés doivent habituellement être décongelés sous l'eau froide, car il faut les séparer avant de les ajouter aux recettes.
- Ne retirez jamais le couvercle de la mijoteuse pendant la cuisson. Chaque fois que vous retirez le couvercle, la mijoteuse prend environ 20 min à retrouver la chaleur qui s'est perdue. Cela augmente le temps requis pour que les aliments atteignent une température de cuisson sécuritaire.
- Si vous êtes absent de la maison et qu'il y a une panne d'électricité, jetez les aliments qui n'avaient pas fini de cuire. Si les aliments ont eu le temps de cuire complètement, ils ne devraient comporter aucun danger pour la santé pendant les 2 h qui suivent la panne.
- Mettez les restes au frigo aussitôt que possible.
- Ne réchauffez jamais d'aliments dans la mijoteuse.

Petit test pour vérifier si votre mijoteuse atteint la température de cuisson sécuritaire

Si vous croyez que votre mijoteuse ne cuit pas assez rapidement pour respecter les normes d'hygiène alimentaire, faites ce test. Mettez 2 litres (8 tasses) d'eau froide dans la cocotte, puis réglez l'appareil à basse température pendant 8 h. Utilisez un thermomètre fiable et agissez rapidement, car la température descend quand on enlève le couvercle. Vérifiez si la température de l'eau est de 85 °C (185 °F). Si l'eau n'a pas atteint cette température, c'est que la mijoteuse ne chauffe pas assez rapidement pour prévenir les risques relatifs à la salubrité des aliments. Si la température est beaucoup plus élevée, l'appareil ne cuit pas assez lentement pour être utilisé comme mijoteuse.

Les restes

Les aliments cuits peuvent être conservés au chaud dans la mijoteuse jusqu'à 2 h. Il faut ensuite les placer dans de petits contenants et les refroidir aussi rapidement que possible avant de les mettre au réfrigérateur ou au congélateur. Comme la mijoteuse chauffe très lentement, on ne doit jamais y réchauffer d'aliments.

L'information nutritionnelle

L'information nutritionnelle et le nombre de choix indiqués dans les tableaux Valeur nutritive par portion ont été préparés par Food Intelligence, de Toronto, en Ontario, et par Info Access (1988) Inc., de Don Mills, en Ontario.

Les calculs sont basés sur :
- Les mesures impériales (sauf pour les aliments emballés dans des contenants où figurent seulement des mesures métriques);
- La plus petite quantité d'un ingrédient quand j'ai donné un intervalle;
- Le premier ingrédient quand la recette donnait un choix d'ingrédients;
- Les ingrédients facultatifs et les ingrédients qui ne comportaient aucune quantité précise ou qui portaient la mention au goût n'ont pas été pris en compte.

Pour plus d'information sur l'alimentation et sur le diabète, visitez le www.diabetes.ca.

Le calcul du nombre de choix est basé sur les groupes alimentaires de l'Association canadienne du diabète présentés dans le tableau ci-dessous. Les quantités de glucides disponibles (total des glucides moins les fibres) ont été calculées pour chacun des ingrédients. Elles ont servi à calculer le nombre de choix de Glucides.

Valeur nutritive de chaque groupe			
Choix	Glucides (g)	Protéines (g)	Lipides (g)
Glucides	15	0	0
Produits céréaliers et féculents	15	3	0
Fruits	15	1	0
Produits laitiers et substituts	15	8	2,5
Autres aliments	15	v*	v*
Légumes	‹5	2	0
Viandes et substituts	0	7	3 à 5
Matières grasses	0	0	5
Extras	‹5	0	0

*v = variable

Source : Adapté de *Trucs à l'intention des éducateurs qui utilisent le Guide pratique : La planification de repas sains en vue de prévenir ou de traiter le diabète*. Association canadienne du diabète, 2ᵉ édition, décembre 2006.

Les petits-déjeuners, les pains, les trempettes et les tartinades

Céréales à déjeuner chaudes 26
Céréales multigrains chaudes 26
Flocons d'avoine chauds 26
Céréales multigrains aux fruits 27
Petit-déjeuner pommes, avoine et grains de blé 28
Avoine irlandaise 29
Millet crémeux aux pommes 30
Riz du petit-déjeuner 31
Pain de blé entier au bicarbonate de soude 32
Pain aux graines de carvi 33
Pain aux bananes, aux noix et à l'avoine 34
Pain aux carottes 35
Pain aux dattes et à la citrouille 36
Trempette de haricots noirs et salsa 38
Trempette piquante aux épinards 39
Irrésistible trempette aux épinards et aux artichauts 40
Tartinade d'artichauts, de tomates séchées et de fromage de chèvre 41
Trempette à l'aubergine 42
Caponata 44

Céréales à déjeuner chaudes

4 portions
CONVIENT AU VÉGÉTALIEN

Grandeur de la mijoteuse : une petite mijoteuse d'au plus 3,5 litres (14 tasses)
Cocotte de la mijoteuse graissée

J'aime bien commencer la journée par un bon bol de céréales chaudes. Et heureusement, vous pouvez utiliser votre mijoteuse pour faire cuire les céréales pendant la nuit. Réglez la mijoteuse à basse température le matin et tout le monde pourra se servir.

Céréales multigrains chaudes

220 g (1 tasse) de céréales multigrains ou 110 g (½ tasse) de céréales multigrains + 55 g (½ tasse) de flocons d'avoine
¼ c. à café (¼ c. à thé) de sel
1 litre (4 tasses) d'eau
1 pomme pelée, en tranches épaisses
Germe de blé (facultatif)

1. Dans la cocotte de la mijoteuse préparée, mettre les céréales multigrains, le sel, l'eau et la pomme. Couvrir et cuire à basse température pendant 8 h ou même pendant toute la nuit. Ajouter le germe de blé, si désiré. Bien mélanger et servir.

CÉRÉALES MULTIGRAINS CHAUDES

Valeur nutritive par portion	
Calories	116
Lipides totaux	1,7 g
saturés	0,0 g
polyinsaturés	0,0 g
monoinsaturés	0,0 g
Cholestérol	0 mg
Sodium	148 mg
Glucides	24,5 g
Fibres	5,5 g
Protéines	3,9 g

Choix	
1	Glucides

Flocons d'avoine chauds

140 g (1 ⅓ tasse) de flocons d'avoine
¼ c. à café (¼ c. à thé) de sel
1,05 litre (4 ¼ tasses) d'eau
Germe de blé (facultatif)

1. Dans la cocotte de la mijoteuse préparée, mettre les flocons d'avoine, le sel et l'eau. Couvrir et cuire à basse température pendant 8 h ou même pendant toute la nuit. Ajouter le germe de blé, si désiré. Bien mélanger et servir.

LE CONSEIL DU JOUR

Les flocons d'avoine, que l'on appelle souvent gruau quand ils sont cuits, sont sans doute les céréales à déjeuner les plus populaires. Pour faire changement, essayez l'avoine épointée, l'avoine irlandaise ou l'avoine écossaise, qui possèdent une agréable texture croquante.

Truc santé
Le germe de blé est très riche en éléments nutritifs. Une portion de 2 c. à café (2 c. à thé) est une excellente source de manganèse et fournit aussi du folate, de la thiamine, du magnésium et du zinc.

FLOCONS D'AVOINE CHAUDS

Valeur nutritive par portion	
Calories	120
Lipides totaux	2,1 g
saturés	0,4 g
polyinsaturés	0,8 g
monoinsaturés	0,7 g
Cholestérol	0 mg
Sodium	146 mg
Glucides	21,1 g
Fibres	3,2 g
Protéines	4,4 g

Choix	
1	Glucides

Céréales multigrains aux fruits

8 portions

CONVIENT AU VÉGÉTALIEN

Un bol fumant de ces céréales savoureuses est un excellent départ pour la journée.

Grandeur de la mijoteuse : une petite mijoteuse de 3,5 litres (14 tasses) (voir Les conseils du jour, p. 28)
Cocotte de la mijoteuse graissée

85 g (½ tasse) de riz brun
110 g (½ tasse) de millet *(voir Les conseils du jour)*
110 g (½ tasse) de grains de blé
2 pommes moyennes pelées, évidées et finement tranchées
1 litre (4 tasses) d'eau *(voir Les conseils du jour)*
½ c. à café (½ c. à thé) de vanille
105 g (½ tasse) de dattes tendres, dénoyautées et hachées, des Medjool, de préférence *(voir Les conseils du jour)*
Germe de blé (facultatif)

1. Dans la cocotte de la mijoteuse préparée, mélanger le riz, le millet, les grains de blé et les pommes. Ajouter l'eau et la vanille. Couvrir et cuire à basse température jusqu'à 8 h ou même pendant toute la nuit. Ajouter les dattes et bien mélanger. Servir les céréales parsemées de germe de blé, si désiré.

Les conseils du jour

Comme c'est le cas pour les lentilles, il peut arriver que le millet contienne des impuretés ou que certains grains soient décolorés. Alors, rincez bien le millet dans un contenant d'eau avant de l'utiliser. Faites-le tourbillonner et enlevez toutes les impuretés, puis rincez-le sous l'eau froide.

Le millet a tendance à sécher et à brunir si on le cuit pendant plus de 8 h. Si vous devez le cuire plus longtemps, ajoutez alors 125 ml (½ tasse) d'eau.

Si vous utilisez un autre type de dattes que les Medjool, qui sont naturellement tendres, déposez les dattes hachées dans un plat allant au micro-ondes. Couvrez-les d'eau et faites-les chauffer au micro-ondes pendant 30 secondes, à température élevée, pour les attendrir avant de les ajouter aux céréales.

Valeur nutritive par portion

Calories	232
Lipides	1,4 g
saturés	0,2 g
polyinsaturés	0,6 g
monoinsaturés	0,3 g
Cholestérol	0 mg
Sodium	9 mg
Glucides	52,2 g
Fibres	6,1 g
Protéines	5,0 g

Choix

3	Glucides

Petit-déjeuner pommes, avoine et grains de blé

8 portions

CONVIENT AU VÉGÉTALIEN

La recette de ces délicieuses céréales a été adaptée d'une recette parue dans *Eat, Drink and Be Wealthy: The Harvard Medical School Guide to Healthy Eating*.

Grandeur de la mijoteuse : une petite mijoteuse de 3,5 litres (14 tasses) (voir Le conseil du jour)
Cocotte de la mijoteuse graissée

Environ 180 g (1 ½ tasse) d'avoine épointée
110 g (½ tasse) de grains de blé
2 pommes pelées, évidées et hachées
½ c. à café (½ c. à thé) de cannelle moulue
½ c. à café (½ c. à thé) de vanille
875 ml (3 ½ tasses) d'eau
250 ml (1 tasse) de jus de pomme

1. Dans la cocotte de la mijoteuse préparée, mettre l'avoine, les grains de blé, les pommes, la cannelle et la vanille. Ajouter l'eau et le jus de pomme. Couvrir et cuire à température élevée pendant 4 h ou à basse température pendant 8 h ou même pendant toute la nuit. Bien brasser.

Le conseil du jour
Si vous faites cuire ces céréales dans une grande mijoteuse ovale, diminuez le temps de cuisson de moitié.

Truc santé
Le petit-déjeuner est le repas le plus important de la journée. En plus de vous donner de l'énergie et de vous garder productif tout au long de la journée, prendre un petit-déjeuner est bon pour le système cardiovasculaire et vous aide à conserver un poids santé. Les recherches montrent un lien entre le petit-déjeuner, particulièrement s'il est composé de céréales de grains entiers, et des taux de cholestérol peu élevés. Par exemple, une étude tirée du *American Journal of Clinical Nutrition* fait état de femmes en bonne santé qui sautaient le petit-déjeuner et qui en ont payé le prix. Leurs taux de cholestérol sanguins étaient élevés et elles avaient de faibles taux d'insuline. Elles prenaient plus de collations pendant la journée, consommant ainsi plus de calories que si elles avaient pris leur repas du matin.

Valeur nutritive par portion

Calories	166
Lipides	2,0 g
saturés	0,4 g
polyinsaturés	0,7 g
monoinsaturés	0,6 g
Cholestérol	0 mg
Sodium	7 mg
Glucides	33,0 g
Fibres	4,4 g
Protéines	4,9 g

Choix

2	Glucides
½	Matières grasses

Avoine irlandaise

4 portions

CONVIENT AU VÉGÉTALIEN

Même si les flocons d'avoine sont très savoureux, ma céréale d'avoine préférée est l'avoine épointée, qui est souvent vendue sous le nom d'avoine irlandaise. Elle possède une texture croquante et est encore plus savoureuse que les flocons d'avoine.

Grandeur de la mijoteuse : une petite mijoteuse de 3,5 litres (14 tasses) (voir Le conseil du jour, p. 28)
Cocotte de la mijoteuse graissée

Environ 120 g (1 tasse) d'avoine épointée
½ c. à café (½ c. à thé) de sel
1 litre (4 tasses) d'eau

1. Dans la cocotte de la mijoteuse préparée, mélanger l'avoine et le sel. Ajouter l'eau. Couvrir et cuire à température élevée pendant 4 h ou à basse température jusqu'à 8 h ou même pendant toute la nuit. Bien mélanger.

LE CONSEIL DU JOUR
Si vous préférez une version plus crémeuse, remplacez la moitié de l'eau par la même quantité de lait écrémé ou de lait 2 % concentré. Cela ajoute un choix de Glucides.

Truc santé
Beaucoup de gens aiment prendre du café au petit-déjeuner ainsi qu'à d'autres moments de la journée. Le café, tout comme les boissons gazeuses, le thé et le chocolat, contient de la caféine. Les experts estiment que les adultes en bonne santé ne devraient pas consommer plus de 400 à 450 mg de caféine par jour, soit la quantité de caféine contenue dans 3 tasses de café de 250 ml chacune. (Les femmes enceintes devraient restreindre leur consommation de caféine à environ 300 mg par jour). En plus de sa capacité bien connue à vous rendre nerveux, un surplus de caféine peut diminuer la densité osseuse et augmenter les risques de fractures. Des études indiquent que les gens qui boivent du café ont moins tendance à souffrir de ces effets indésirables si leur alimentation comporte suffisamment de calcium.

Valeur nutritive par portion	
Calories	90
Lipides	1,5 g
saturés	0,4 g
polyinsaturés	0,6 g
monoinsaturés	0,5 g
Cholestérol	0 mg
Sodium	296 mg
Glucides	15,8 g
Fibres	2,1 g
Protéines	3,6 g
Choix	
1	Glucides

Millet crémeux aux pommes

8 portions

CONVIENT AU VÉGÉTALIEN

Si vous êtes fatigué des mêmes bons vieux petits-déjeuners, découvrez la nouvelle saveur des céréales de millet. Les restes se conservent au frigo jusqu'à 2 jours. Réchauffez-les en portions individuelles au micro-ondes.

(Voir cahier photos)

Grandeur de la mijoteuse: une petite mijoteuse de 3,5 litres (14 tasses) (voir Le conseil du jour, p. 28)
Cocotte de la mijoteuse graissée

220 g (1 tasse) de millet *(voir Les conseils du jour, p. 27)*
750 ml à 1 litre (3 à 4 tasses) de lait de riz enrichi
   (voir Le conseil du jour)
3 pommes pelées, évidées et hachées
¼ c. à café (¼ c. à thé) de sel

1. Dans la cocotte de la mijoteuse préparée, mélanger le millet, le lait de riz, les pommes et le sel. Couvrir et cuire à température élevée pendant 4 h ou à basse température pendant 8 h ou même pendant toute la nuit. Bien mélanger, puis verser dans des bols.

VARIANTE
Utilisez la moitié de la quantité de millet et la moitié de la quantité de riz brun à grain court.

LE CONSEIL DU JOUR
Utilisez du lait de riz nature ou aromatisé à la vanille. Adaptez les quantités à vos goûts. Si vous utilisez 750 ml (3 tasses) de lait de riz, vous aurez une consistance assez ferme. Mais si vous préférez des céréales crémeuses, utilisez-en une plus grande quantité.

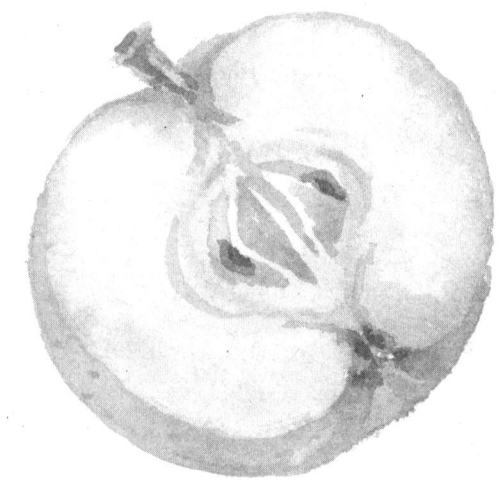

Valeur nutritive par portion	
Calories	171
Lipides	1,7 g
saturés	0,2 g
polyinsaturés	0,6 g
monoinsaturés	0,8 g
Cholestérol	0 mg
Sodium	104 mg
Glucides	36,1 g
Fibres	4,6 g
Protéines	3,2 g
Choix	
2	Glucides

Riz du petit-déjeuner

10 portions

CONVIENT AU VÉGÉTALIEN

Simple mais délicieux, ce mélange savoureux ne peut être plus facile à préparer.

Truc santé
Il y a peu d'aliments qui sont aussi répandus que le riz, on en mange dans le monde entier. La plupart des gens mangent du riz blanc, mais le riz brun est beaucoup plus nutritif. Le riz brun contient beaucoup plus de fibres, de vitamines B et de minéraux comme le manganèse, le sélénium et le magnésium que le riz blanc. Il contient aussi du gras qui devient rance à la température de la pièce, vous devez donc conserver le riz brun au réfrigérateur dans un contenant hermétique.

Grandeur de la mijoteuse : une petite mijoteuse de 3,5 litres (14 tasses) (voir Le conseil du jour, p. 28)
Cocotte de la mijoteuse graissée

165 g (1 tasse) de riz brun
1 litre (4 tasses) de lait de riz enrichi, aromatisé à la vanille
65 g (½ tasse) de cerises ou de canneberges séchées

1. Dans la cocotte de la mijoteuse préparée, mélanger le riz, le lait de riz et les cerises. Déposer sur le dessus de la cocotte un linge à vaisselle propre plié en 2 (ce qui donne 2 épaisseurs) pour absorber l'humidité. Couvrir et cuire à température élevée pendant 4 h ou à basse température pendant 8 h ou même pendant toute la nuit. Bien mélanger et servir.

Variante
Utilisez du riz et des grains de blé moitié-moitié.

Le conseil du jour
Le riz préparé avec la quantité de liquide mentionnée dans la recette sera légèrement croquant au bord de la cocotte. Si vous préférez un riz plus tendre ou si vous le faites cuire plus de 8 h, ajoutez 125 ml (½ tasse) d'eau ou de lait de riz.

Valeur nutritive par portion	
Calories	145
Lipides	1,5 g
saturés	0,1 g
polyinsaturés	0,4 g
monoinsaturés	0,9 g
Cholestérol	0 mg
Sodium	37 mg
Glucides	30,9 g
Fibres	2,6 g
Protéines	2,3 g
Choix	
2	Glucides

Pain de blé entier au bicarbonate de soude

Donne 1 pain de 8 tranches

CONVIENT AU VÉGÉTARIEN

Grandeur de la mijoteuse : une grande mijoteuse ovale d'au moins 5 litres (20 tasses)
Un moule à pain d'environ 20 x 10 cm (8 x 4 po) ou encore un moule à soufflé ou un plat allant au four de 1,5 litre (6 tasses), légèrement graissé (voir Les conseils du jour)

Ce pain simple se fait très rapidement et il constitue un délicieux accompagnement de plusieurs plats principaux.

Truc santé

Le fait de remplacer une partie ou la totalité de la farine blanche de n'importe quelle recette par de la farine de blé entier est une stratégie santé. À la différence de la farine blanche, la farine de blé entier contient les trois parties riches en nutriments du grain de blé: le son, le germe et l'endosperme (la farine blanche contient seulement l'endosperme). La farine de blé entier contient plus de protéines, de fibres, de niacine, d'acide panthoténique et de vitamines E et B6 que la farine blanche. Elle contient aussi plus de magnésium et de zinc. Les fibres contenues dans la farine de blé entier sont l'un de ses plus précieux attributs.

125 g (1 tasse) de farine de blé entier *(voir Les conseils du jour)*
130 g (1 tasse) de farine tout usage
¾ c. à café (¾ c. à thé) de bicarbonate de soude
¾ c. à café (¾ c. à thé) de sel
300 ml (1 ¼ tasse) de babeurre

1. Dans un grand bol, mélanger la farine de blé entier, la farine tout usage, le bicarbonate de soude et le sel. Faire un puits au centre, y verser le babeurre et brasser seulement jusqu'à ce que ce soit mélangé en prenant garde de ne pas trop mélanger. Étendre le mélange dans le moule préparé.
2. Couvrir le moule de papier d'aluminium et bien serrer le papier, puis le fixer avec de la ficelle. Déposer le plat dans la cocotte de la mijoteuse, puis y verser suffisamment d'eau bouillante pour qu'il y ait 2,5 cm (1 po) au fond de la cocotte. Couvrir et cuire à température élevée de 2 ½ à 3 h, jusqu'à ce que le pain revienne à sa position de départ quand on en touche légèrement le centre. Démouler et servir chaud.

Les conseils du jour

Ce pain, comme les autres pains qui figurent dans ce livre, peut être fait dans presque n'importe quel plat allant au four qui entre dans votre mijoteuse. Je possède quelques moules qui font du bon travail : un petit moule à pain d'environ 20 x 10 cm (8 x 4 po) pour les pains de forme traditionnelle ; un moule à soufflé rond de 1,5 litre (6 tasses) ou un plat carré allant au four de 17,5 cm (7 po). Ces moules vous donneront des tranches de formes différentes, mais le pain sera toujours aussi savoureux.

La farine de blé entier devient rapidement rance à la température de la pièce. Vous devez donc la conserver au congélateur. Elle se conservera ainsi jusqu'à un an et vous pourrez l'utiliser en la prenant directement du congélateur.

Valeur nutritive par tranche

Calories	123
Lipides	0,8 g
saturés	0,3 g
polyinsaturés	0,2 g
monoinsaturés	0,2 g
Cholestérol	1 mg
Sodium	379 mg
Glucides	24,7 g
Fibres	2,3 g
Protéines	4,9 g

Choix

1 ½ Glucides

Pain aux graines de carvi

Donne 1 pain de 8 tranches

CONVIENT AU VÉGÉTARIEN

J'aime la saveur des graines de carvi dans ce pain traditionnel irlandais. C'est un bon accompagnement pour les soupes consistantes et les ragoûts.

Grandeur de la mijoteuse : une grande mijoteuse ovale d'au moins 5 litres (20 tasses)
Moule : moule à pain légèrement graissé d'environ 20 x 10 cm (8 x 4 po) ou moule à soufflé ou plat allant au four de 1,5 litre (6 tasses) (voir Les conseils du jour, p. 32)

125 g (1 tasse) de farine de blé entier
130 g (1 tasse) de farine tout usage non blanchie, de préférence
2 c. à café (2 c. à thé) de graines de carvi *(voir Le conseil du jour)*
2 c. à café (2 c. à thé) de sucre cristallisé
1 c. à café (1 c. à thé) de bicarbonate de soude
½ c. à café (½ c. à thé) de sel
180 ml (¾ tasse) de babeurre
2 c. à soupe d'huile d'olive

1. Dans un grand bol, mélanger la farine de blé entier et la farine tout usage, les graines de carvi, le sucre, le bicarbonate de soude et le sel. Faire un puits au centre des ingrédients.
2. Dans une tasse graduée, mélanger le babeurre et l'huile d'olive. Verser au milieu des ingrédients secs et brasser seulement jusqu'à ce que ce soit mélangé en prenant garde de ne pas trop mélanger. Pétrir la pâte plusieurs fois pour qu'elle s'adapte à la forme du moule, puis la déposer dans le moule préparé.
3. Couvrir le moule de papier d'aluminium et bien serrer. Déposer le moule dans la cocotte de la mijoteuse et verser suffisamment d'eau bouillante pour qu'il y ait 2,5 cm (1 po) au fond de la cocotte. Couvrir et cuire à température élevée de 2 ½ à 3 h jusqu'à ce que le pain reprenne sa position de départ quand on le touche légèrement au centre. Démouler et servir chaud.

Le conseil du jour
Si vous ne raffolez pas de la texture des graines de carvi entières, faites-les griller à sec dans un poêlon, à feu moyen, pendant environ 3 min, en brassant, jusqu'à ce qu'une bonne odeur s'en dégage. Broyez-les ensuite dans un mortier ou dans un moulin à épices avant de les ajouter aux ingrédients secs.

Valeur nutritive par tranche	
Calories	153
Lipides	4,1 g
saturés	0,7 g
polyinsaturés	0,5 g
monoinsaturés	2,6 g
Cholestérol	1 mg
Sodium	315 mg
Glucides	25,2 g
Fibres	2,4 g
Protéines	4,5 g

Choix

1 ½	Glucides
1	Matières grasses

Pain aux bananes, aux noix et à l'avoine

Donne 1 pain de 10 tranches

CONVIENT AU VÉGÉTARIEN

Grandeur de la mijoteuse: une grande mijoteuse ovale d'au moins 5 litres (20 tasses)
Moule: moule à pain graissé d'environ 20 x 10 cm (8 x 4 po) ou moule à soufflé ou plat allant au four de 1,5 litre (6 tasses) (voir Les conseils du jour, p. 32)

Servez ce pain moelleux et savoureux comme dessert ou comme petit-déjeuner, il se mange sur le pouce.

80 g (⅓ tasse) de beurre ramolli
145 g (⅔ tasse) de cassonade
2 œufs
3 bananes mûres, pilées
100 g (¾ tasse) de farine tout usage non blanchie, de préférence
80 g (¾ tasse) de flocons d'avoine (et non d'avoine à cuisson rapide)
2 c. à soupe de graines de lin moulues
2 c. à café (2 c. à thé) de levure chimique
½ c. à café (½ c. à thé) de sel
¼ c. à café (¼ c. à thé) de bicarbonate de soude
60 g (½ tasse) de noix de Grenoble finement hachées

1. Dans un bol, battre le beurre et le sucre, jusqu'à ce que le mélange soit léger et crémeux. Ajouter les œufs, un à la fois, en continuant à battre. Incorporer les bananes.
2. Dans un autre bol (ou sur du papier ciré pour faciliter le nettoyage), mélanger la farine, l'avoine, les graines de lin, la levure chimique, le sel et le bicarbonate de soude. Ajouter au mélange de bananes. Brasser seulement jusqu'à ce que ce soit mélangé, en prenant garde de ne pas trop mélanger. Ajouter les noix.
3. Verser la pâte dans le moule préparé. Couvrir de papier d'aluminium, bien serrer, puis attacher avec une ficelle. Déposer le moule dans la cocotte de la mijoteuse et verser suffisamment d'eau bouillante pour qu'il y ait 2,5 cm (1 po) au fond de la cocotte. Couvrir et cuire à température élevée pendant 3 h jusqu'à ce que la pointe d'un couteau insérée au milieu du pain en ressorte propre. Démouler et servir chaud ou laisser refroidir.

Valeur nutritive par tranche

Calories	262
Lipides	12,2 g
saturés	4,7 g
polyinsaturés	3,8 g
monoinsaturés	3,0 g
Cholestérol	57 mg
Sodium	278 mg
Glucides	35,3 g
Fibres	2,4 g
Protéines	4,8 g

Choix

2	Glucides
2	Matières grasses

Pain aux carottes

Donne 1 pain de 12 demi-tranches

CONVIENT AU VÉGÉTARIEN

Servez ce pain savoureux comme goûter ou encore comme petit-déjeuner santé pris sur le pouce.

Grandeur de la mijoteuse : une grande mijoteuse ovale d'au moins 5 litres (20 tasses) Un moule à pain d'environ 20 x 10 cm (8 x 4 po) ou un moule à soufflé de 1,5 litre (6 tasses) ou un plat allant au four, graissé (voir Les conseils du jour, p. 32)

195 g (1 ½ tasse) de farine tout usage
65 g (½ tasse) de farine de blé entier *(voir Les conseils du jour, p. 32)*
2 c. à café (2 c. à thé) de levure chimique
1 c. à café (1 c. à thé) de cannelle moulue
½ c. à café (½ c. à thé) de clou de girofle moulu
½ c. à café (½ c. à thé) de sel
110 g (½ tasse) de cassonade bien tassée
50 g (¼ tasse) de sucre cristallisé
3 c. à soupe d'huile d'olive
1 œuf battu
180 ml (¾ tasse) de yogourt nature faible en gras
150 g (1 ½ tasse) de carottes pelées et râpées
35 g (⅓ tasse) de pacanes hachées

1. Dans un bol, mettre la farine tout usage, la farine de blé entier, la levure chimique, la cannelle, le clou de girofle et le sel.
2. Dans un autre bol, battre la cassonade, le sucre, l'huile, l'œuf et le yogourt. Ajouter ce mélange au mélange de farine, et battre seulement jusqu'à ce que ce soit mélangé, en prenant garde de ne pas trop mélanger. Incorporer les carottes et les pacanes.
3. Verser la pâte dans le moule préparé. Couvrir le moule de papier d'aluminium et bien serrer le papier, puis le fixer avec de la ficelle. Déposer le plat dans la cocotte de la mijoteuse, puis y verser suffisamment d'eau bouillante pour qu'il y ait 2,5 cm (1 po) au fond de la cocotte. Couvrir et cuire à température élevée pendant 4 h, jusqu'à ce qu'un couteau inséré au milieu du pain en ressorte propre. Démouler et servir chaud ou froid. Couper le pain en 6 tranches, puis couper chacune des tranches en 2.

Valeur nutritive par demi-tranche

Calories	199
Lipides	6,5 g
saturés	0,9 g
polyinsaturés	1,0 g
monoinsaturés	4,1 g
Cholestérol	16 mg
Sodium	169 mg
Glucides	32,1 g
Fibres	1,7 g
Protéines	4,0 g

Choix

2	Glucides
1 ½	Matières grasses

Pain aux dattes et à la citrouille

Donne 1 pain de 10 tranches

CONVIENT AU VÉGÉTARIEN

Tout le monde raffole de ce pain qui est à la fois dense et très moelleux. Placez les restes au réfrigérateur et servez-les froids ou réchauffez-les au micro-ondes.

Grandeur de la mijoteuse : une grande mijoteuse ovale d'au moins 5 litres (20 tasses)
Moule : moule à pain graissé d'environ 20 x 10 cm (8 x 4 po) ou moule à soufflé ou plat allant au four de 1,5 litre (6 tasses) (voir Les conseils du jour)

130 g (1 tasse) de farine tout usage non blanchie, de préférence
1 c. à café (1 c. à thé) de bicarbonate de soude
½ c. à café (½ c. à thé) de sel
5 à 6 dattes tendres, dénoyautées et finement hachées comme les Medjool
55 g (½ tasse) de pacanes finement hachées
2 œufs
100 g (½ tasse) de sucre muscovado bien tassé ou de sirop de sucre de canne concentré
2 c. à soupe d'huile d'olive
120 g (1 tasse) de purée de citrouille (et non de garniture à tarte)
1 c. à café (1 c. à thé) de cannelle moulue
½ c. à café (½ c. à thé) de muscade fraîchement râpée
¼ c. à café (¼ c. à thé) de gingembre moulu

1. Dans un grand bol, mélanger la farine, le bicarbonate de soude et le sel. Ajouter les dattes puis, avec les doigts, séparer les morceaux qui sont collés ensemble. S'assurer que les dattes sont couvertes de farine. Ajouter les pacanes et bien mélanger. Faire un puits au centre des ingrédients.
2. Dans un autre bol, battre les œufs avec le sucre et l'huile d'olive, jusqu'à ce que le mélange soit onctueux. Ajouter la citrouille, la cannelle, la muscade et le gingembre. Bien mélanger. Ajouter ce mélange au centre du puits, dans les ingrédients secs, et brasser seulement jusqu'à ce que ce soit mélangé, en prenant garde de ne pas trop mélanger.
3. Verser la pâte dans le moule préparé. Couvrir de papier d'aluminium, bien tendre le papier, puis attacher avec une ficelle. Déposer le moule dans la cocotte de la mijoteuse et verser suffisamment d'eau bouillante pour qu'il y ait 2,5 cm (1 po) au fond de la cocotte. Couvrir et cuire à température élevée pendant 3 h, jusqu'à ce que la pointe d'un couteau insérée au milieu du pain en ressorte propre. Démouler et servir chaud ou laisser refroidir.

Les conseils du jour

Ce pain, comme les autres pains qui figurent dans ce livre, peut être fait dans presque n'importe quel plat allant au four qui entre dans votre mijoteuse. Je possède quelques moules qui font du bon travail : un petit moule à pain d'environ 20 x 10 cm (8 x 4 po) pour les pains de forme traditionnelle ; un moule à soufflé rond de 1,5 litre (6 tasses) ou un plat carré allant au four de 17,5 cm (7 po). Ces moules vous donneront des tranches de formes différentes, mais le pain sera toujours aussi savoureux.

Si vous préférez de petits pains ronds, utilisez comme moules 3 boîtes de conserve vides de 540 ml (19 oz). Lavez-les, séchez-les, puis vaporisez-les d'huile d'olive. Recouvrez le dessus de papier d'aluminium et serrez bien, puis réduisez le temps de cuisson à 2 h.

J'aime bien utiliser des sucres moins transformés comme le sucre muscovado ou le sirop de sucre de canne concentré.

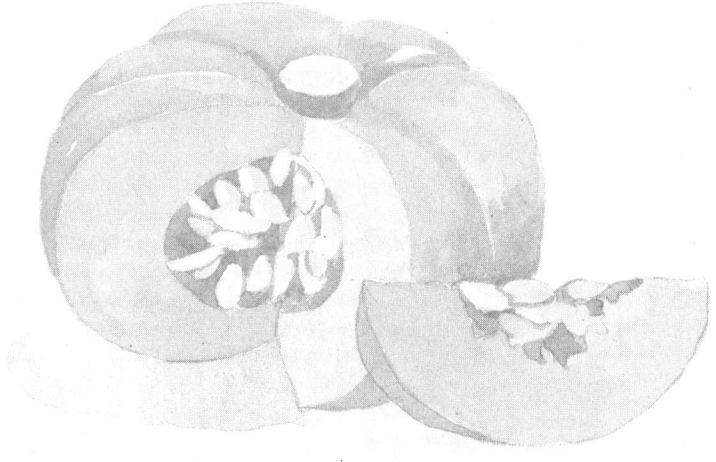

Valeur nutritive par tranche	
Calories	200
Lipides	8,2 g
saturés	1,1 g
polyinsaturés	1,7 g
monoinsaturés	4,8 g
Cholestérol	38 mg
Sodium	250 mg
Glucides	30,0 g
Fibres	2,3 g
Protéines	3,5 g

Choix

2	Glucides
1 ½	Matières grasses

Trempette de haricots noirs et salsa

Donne environ 750 ml (3 tasses), soit 60 ml (¼ tasse) par portion
CONVIENT AU VÉGÉTARIEN

Grandeur de la mijoteuse : une petite mijoteuse d'au plus 3,5 litres (14 tasses)

Cette savoureuse trempette d'inspiration cubaine est un plaisir tout au long de la journée. Servez-la avec des chips tortillas, des tostadas ou des craquelins (assurez-vous de calculer les choix correspondants) ou avec des crudités (calculez un Extra).

Truc santé
Recherchez les variétés de croustilles cuites au four et faibles en matières grasses (moins de 3 g de lipides par 50 g), puis évaluez le poids d'une croustille en consultant le tableau de la valeur nutritive sur l'emballage. Une portion de 20 g de croustilles cuites au four et faibles en gras équivaut à un choix de Glucides. Comme elles contiennent habituellement beaucoup de sodium, les croustilles doivent être consommées avec modération.

370 g (2 tasses) de haricots noirs secs, cuits, égouttés, ou en conserve, égouttés et rincés *(voir Les conseils du jour)*
1 paquet de 250 g (8 oz) de fromage à la crème léger, coupé en cubes
125 ml (½ tasse) de salsa aux tomates
60 g (¼ tasse) de crème sure ou de crème aigre, légère
2 c. à café (2 c. à thé) de graines de cumin grillées et moulues
   (voir Les conseils du jour)
1 c. à café (1 c. à thé) de chili en poudre
1 c. à café (1 c. à thé) de poivre noir fraîchement moulu
1 piment jalapeño finement haché (facultatif) *(voir Les conseils du jour)*
Oignon vert finement haché (facultatif)
Coriandre finement hachée (facultatif)

1. Dans la cocotte de la mijoteuse, mélanger les haricots, le fromage à la crème, la salsa, la crème sure, les graines de cumin grillées, le chili en poudre et le poivre. Ajouter le piment jalapeño, si désiré. Couvrir et cuire à température élevée pendant 1 h. Brasser de nouveau et cuire à température élevée pendant encore 30 min, jusqu'à ce que ce soit très chaud et que ça fasse des bulles. Servir immédiatement ou régler à basse température jusqu'au moment de servir. Garnir d'oignon vert et/ou de coriandre, si désiré.

LES CONSEILS DU JOUR
Pour obtenir une trempette onctueuse, passez les haricots au robot culinaire ou écrasez-les au pilon avant de les mettre dans la cocotte.

Pour faire griller les graines de cumin : mettez-les dans un poêlon, à sec, et faites-les griller pendant environ 3 min, à feu moyen, en brassant, jusqu'à ce qu'une bonne odeur s'en dégage. Mettez-les dans un mortier ou dans un moulin à épices, il faut alors les moudre sans tarder. Si vous préférez utiliser du cumin moulu, utilisez la moitié de la quantité de graines de cumin mentionnée dans la recette.

Si vous utilisez de la salsa très piquante, vous n'avez sans doute pas besoin d'y mettre le piment jalapeño, sinon ce serait trop épicé.

Valeur nutritive par portion	
Calories	42
Lipides	1,9 g
saturés	0 g
polyinsaturés	0,1 g
monoinsaturés	0 g
Cholestérol	0 mg
Sodium	145 mg
Glucides	9,1 g
Fibres	2,3 g
Protéines	4,2 g
Choix	
½	Glucides
½	Viandes et substituts

Trempette piquante aux épinards

Donne environ 875 ml (3 ½ tasses), soit 60 ml (¼ tasse) par portion

CONVIENT AU VÉGÉTARIEN

Grandeur de la mijoteuse : une petite mijoteuse d'au plus 3,5 litres (14 tasses)

Voici une excellente trempette qui a du caractère. Si vous aimez les plats piquants, utilisez les 2 piments jalapeños et mettez de la sauce extra-forte.

Truc santé
Les légumes colorés de cette trempette ne sont pas là seulement pour l'apparence. Une alimentation saine contenant de généreuses quantités de légumes pourrait aider à réduire les risques de certains types de cancer. Cet effet protecteur semble lié à certains pigments colorés comme le bêtacarotène et le lycopène et à leurs interactions avec les autres constituants des aliments que nous mangeons.

450 g (1 lb) d'épinards frais dont on a retiré les tiges ou 1 paquet de 300 g (10 oz) d'épinards, décongelés s'ils étaient surgelés *(voir Le conseil du jour)*
240 g (2 tasses) de fromage Monterey Jack allégé, râpé
125 ml (½ tasse) de salsa aux tomates
60 g (¼ tasse) de crème sure ou de crème aigre, légère
4 oignons verts, le blanc seulement, finement hachés
1 ou 2 piments jalapeños épépinés et finement hachés
¼ c. à café (¼ c. à thé) de poivre noir fraîchement moulu
Tostadas ou chips tortillas, faibles en matières grasses

1. Dans la cocotte de la mijoteuse, mettre les épinards, le fromage, la salsa, la crème sure, les oignons verts, les piments jalapeños et le poivre. Couvrir et cuire à température élevée pendant 2 h, jusqu'à ce que le mélange soit très chaud et fasse des bulles. Bien mélanger. Servir avec des tostadas ou avec des tortillas.

Le conseil du jour
Si vous utilisez des épinards frais, assurez-vous de bien les laver, car ils peuvent contenir du sable. Remplissez un évier d'eau tiède. Retirez les tiges, puis plongez les feuilles dans l'eau en les faisant tourbillonner pour enlever le sable. Dans une passoire, rincez-les sous l'eau froide en vous assurant qu'il ne reste plus de sable. Si vous utilisez des épinards surgelés, décongelez-les d'abord, puis essorez-les bien avant de les mettre dans la cocotte. Si les épinards restent humides, la trempette sera plus liquide, mais elle sera quand même savoureuse.

Valeur nutritive par portion	
Calories	66
Lipides	3,8 g
saturés	2,3 g
polyinsaturés	0,2 g
monoinsaturés	0,9 g
Cholestérol	10 mg
Sodium	153 mg
Glucides	2,4 g
Fibres	1 g
Protéines	5,9 g

Choix

1	Viandes et substituts
1	Extra

Irrésistible trempette aux épinards et aux artichauts

Donne environ 1 litre (4 tasses), soit 80 ml (⅓ tasse) par portion
CONVIENT AU VÉGÉTARIEN

Grandeur de la mijoteuse: une petite mijoteuse d'au plus 3,5 litres (14 tasses)

Cette trempette traditionnelle provient de la cuisine provençale. Les légumes sont cuits avec du fromage et servis gratinés. Accompagnez-la de crudités (des petits morceaux de légumes que vous y tremperez) – comptez un Extra – ou de chips tortillas cuites au four faibles en matières grasses (n'oubliez pas de calculer les choix correspondants).

Truc santé
Une portion de 95 g (½ tasse) d'épinards cuits ou d'un autre légume vert feuillu est une excellente source de folate, une vitamine B essentielle au bon développement de toutes les cellules de l'organisme.

120 g (1 tasse) de mozzarella partiellement écrémée, râpée
225 g (8 oz) de fromage à la crème léger coupé en cubes
30 g (¼ tasse) de parmesan fraîchement râpé
1 gousse d'ail hachée
¼ c. à café (¼ c. à thé) de poivre noir fraîchement moulu
1 boîte de 398 ml (14 oz) d'artichauts égouttés et finement hachés
450 g (1 lb) d'épinards frais dont on a retiré les tiges ou 1 paquet de 300 g (10 oz) d'épinards, décongelés s'ils étaient surgelés
(voir Les conseils du jour)

1. Dans la cocotte de la mijoteuse, mettre la mozzarella, le fromage à la crème, le parmesan, l'ail, le poivre, les artichauts et les épinards. Couvrir et cuire à température élevée pendant 2 h, jusqu'à ce que le mélange soit très chaud et que ça fasse des bulles. Bien mélanger.

Les conseils du jour
Si vous utilisez des épinards frais, assurez-vous de bien les laver, car ils peuvent contenir du sable. Remplissez un évier d'eau tiède. Retirez les tiges, puis plongez les feuilles dans l'eau en les faisant tourbillonner pour enlever le sable. Dans une passoire, rincez-les bien sous l'eau froide en vous assurant qu'il ne reste plus de sable. Si vous utilisez des épinards surgelés, décongelez-les d'abord, puis essorez-les bien avant de les mettre dans la cocotte.

Si vous préférez les trempettes plus onctueuses, passez les épinards et les artichauts séparément au robot culinaire, jusqu'à la consistance désirée. Mettez ensuite le tout avec le reste des ingrédients dans la cocotte de la mijoteuse.

Valeur nutritive par portion	
Calories	97
Lipides	6,1 g
saturés	3,6 g
polyinsaturés	0,2 g
monoinsaturés	1,8 g
Cholestérol	20 mg
Sodium	311 mg
Glucides	4,7 g
Fibres	2,0 g
Protéines	6,8 g

Choix
1	Viandes et substituts
1	Extra

Tartinade d'artichauts, de tomates séchées et de fromage de chèvre

Donne environ 500 ml (2 tasses), soit 2 c. à soupe par portion
CONVIENT AU VÉGÉTARIEN

Grandeur de la mijoteuse : une petite mijoteuse d'au plus 3,5 litres (14 tasses)

Servez cette appétissante tartinade sur des feuilles d'endive. Vous pouvez aussi déposer des cuillerées de tartinade dans un bol en céramique, puis les entourer de morceaux de pain plat (assurez-vous de les calculer dans les choix correspondants).

1 boîte d'artichauts de 398 ml (14 oz) égouttés et finement hachés
4 tomates séchées conservées dans l'huile d'olive, égouttées et finement hachées
2 gousses d'ail broyées
¼ c. à café (¼ c. à thé) de sel
¼ c. à café (¼ c. à thé) de poivre noir fraîchement moulu
225 g (8 oz) de fromage de chèvre faible en gras, émietté
Endive (facultatif)
40 g (¼ tasse) de pignons grillés (facultatif)

1. Dans la cocotte de la mijoteuse, mettre les artichauts, les tomates séchées, l'ail, le sel et le poivre. Couvrir et cuire à température élevée pendant 1 h.
2. Ajouter le fromage de chèvre et bien mélanger. Couvrir et cuire à température élevée pendant 1 h, jusqu'à ce que ce soit très chaud et que ça fasse des bulles. Bien mélanger. Verser dans un bol ou étendre sur des feuilles d'endive, puis garnir de pignons grillés, si désiré.

Le conseil du jour
Pour faire griller les pignons : mettez-les dans un poêlon, à sec. Faites-les griller de 3 à 4 min, à feu moyen, en brassant sans arrêt, jusqu'à ce qu'ils commencent à dorer. Retirez-les du feu et mettez-les immédiatement dans un petit bol. Attention : quand les pignons commencent à brunir, ils peuvent brûler rapidement.

Valeur nutritive par portion

Calories	49
Lipides	3,1 g
saturés	2,1 g
polyinsaturés	0,1 g
monoinsaturés	0,8 g
Cholestérol	7 mg
Sodium	148 mg
Glucides	2,4 g
Fibres	1 g
Protéines	3,3 g

Choix

½	Viandes et substituts

Trempette à l'aubergine

Donne environ 1 litre (4 tasses) soit 60 ml (¼ tasse) par portion
CONVIENT AU VÉGÉTALIEN

Grandeur de la mijoteuse : une petite mijoteuse d'au plus 3,5 litres (14 tasses)

Voici une recette polyvalente, savoureuse en trempette avec des légumes crus ou sur des triangles de pita, ou encore, servie comme tartinade sur du pain croûté. Vous pouvez aussi la servir en *mezze* ou en tapas. Elle est bonne chaude, mais elle est aussi délicieuse froide, car la saveur s'améliore quand on la fait refroidir.

Vous pouvez faire à l'avance…
Vous obtiendrez de meilleurs résultats si vous préparez ce plat la veille et si vous le faites bien refroidir avant de le servir. Vous pouvez aussi le cuire pendant la nuit et, le lendemain matin, le mettre en purée et le placer au frigo.

3 c. à soupe d'huile d'olive
2 grosses aubergines pelées, coupées en cubes de 2,5 cm (1 po), puis égouttées *(voir Le conseil du jour)*
2 oignons hachés
4 gousses d'ail hachées
1 c. à café (1 c. à thé) d'origan séché
1 c. à café (1 c. à thé) de sel
½ c. à café (½ c. à thé) de poivre noir fraîchement moulu
1 c. à soupe de vinaigre balsamique ou de vinaigre de vin rouge
25 g (½ tasse) d'aneth frais, haché
Brins d'aneth frais (facultatif)

1. Dans un poêlon, chauffer 2 c. à soupe de l'huile d'olive, à feu moyen-élevé, pendant 30 secondes. Ajouter une partie des aubergines et cuire pendant environ 3 min, en brassant, jusqu'à ce qu'elles commencent à dorer. Répéter l'opération pour le reste des aubergines. Les déposer ensuite dans la cocotte de la mijoteuse.

2. Réduire à feu moyen. Ajouter de l'huile au poêlon, au besoin, et cuire les oignons pendant environ 3 min, en brassant, jusqu'à ce qu'ils soient ramollis. Ajouter l'ail, l'origan, le sel et le poivre. Cuire pendant 1 min, en brassant. Les mettre ensuite dans la cocotte de la mijoteuse. Bien mélanger. Couvrir et cuire de 7 à 8 h à basse température ou pendant 4 h à température élevée, jusqu'à ce que l'aubergine soit tendre.

3. Verser une partie du contenu de la cocotte dans un mélangeur ou un robot culinaire. Ajouter le vinaigre et l'aneth, puis réduire en purée jusqu'à ce que le mélange soit homogène, en raclant les côtés du récipient au milieu de l'opération. Répéter l'opération pour le reste du mélange. Goûter et rectifier l'assaisonnement, au besoin. Verser dans un petit bol de service et placer le mélange au réfrigérateur pour bien le refroidir. Garnir de brins d'aneth et d'olives noires, si désiré.

Le conseil du jour

L'aubergine qui a été cuite correctement est généralement délicieuse, mais certaines variétés peuvent être amères. Je la pèle avant de l'utiliser, car l'amertume se concentre sous la peau. Quand on saupoudre l'aubergine de sel et qu'on la laisse dégorger pendant 1 ou 2 h, le liquide amer s'écoule. Si vous manquez de temps, faites blanchir les morceaux d'aubergine pendant 1 ou 2 min dans de l'eau très salée. Dans un cas comme dans l'autre, rincez-les bien à l'eau froide courante et pressez-les avec vos mains pour faire sortir le surplus d'humidité. Asséchez-les ensuite avec du papier essuie-tout. L'aubergine est alors prête à cuire.

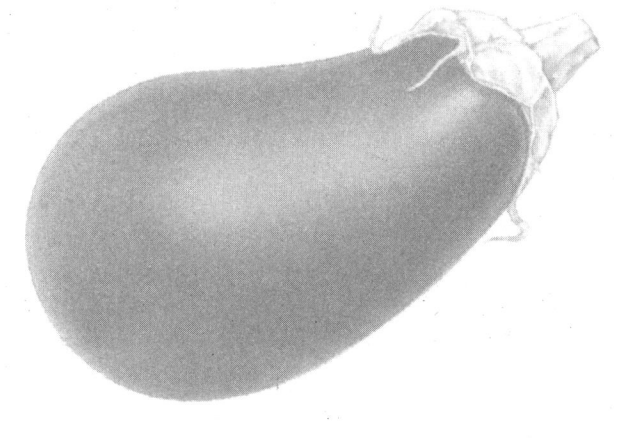

Valeur nutritive par portion	
Calories	47
Lipides	2,7 g
saturés	0,4 g
polyinsaturés	0,3 g
monoinsaturés	1,9 g
Cholestérol	0 mg
Sodium	148 mg
Glucides	5,9 g
Fibres	1,8 g
Protéines	0,8 g
Choix	
½	Matières grasses
1	Extra

Caponata

Donne environ 1 litre (4 tasses), soit 60 ml (¼ tasse) par portion

CONVIENT AU VÉGÉTALIEN

Grandeur de la mijoteuse : une petite mijoteuse d'au plus 3,5 litres (14 tasses)

Cette tartinade est un cadeau qui nous provient de la Sicile. Servez-la sur des croûtons ou sur des craquelins, sur du pain pita ou avec des crudités comme des bâtonnets de céleri. Une fois couverte, la tartinade se conserve au frigo jusqu'à 1 semaine.

Vous pouvez faire à l'avance…
Vous obtiendrez d'excellents résultats si vous préparez la Caponata la veille et si vous la placez au frigo pendant toute la nuit.

LE CONSEIL DU JOUR
Pour couper le basilic en chiffonnade, empilez 4 feuilles à la fois, roulez-les en forme de cigare, puis tranchez-les le plus finement possible.

(Voir cahier photos)

- 2 c. à soupe de vinaigre balsamique
- 1 c. à café (1 c. à thé) de cassonade bien tassée
- 3 c. à soupe d'huile d'olive
- 1 aubergine moyenne, pelée et coupée en cubes de 2,5 cm (1 po), puis égouttée de son surplus de liquide *(voir Le conseil du jour, p. 43)*
- 1 oignon finement haché
- 2 branches de céleri finement hachées
- 4 gousses d'ail broyées
- 1 c. à café (1 c. à thé) d'origan séché
- ½ c. à café (½ c. à thé) de poivre noir fraîchement moulu
- 1 boîte de 398 ml (14 oz) de tomates en dés, avec le jus
- 70 g (½ tasse) d'olives noires dénoyautées, hachées
- 1 c. à soupe de câpres égouttées
- 2 c. à soupe de pignons grillés *(voir Le conseil du jour, p. 41)*
- 2 c. à soupe de feuilles de basilic en chiffonnade (facultatif) *(voir Le conseil du jour)*

1. Dans un petit bol, mettre le vinaigre et la cassonade. Mélanger jusqu'à ce que la cassonade se dissolve. Réserver.
2. Dans un poêlon, chauffer 2 c. à soupe de l'huile à feu moyen-élevé, pendant 30 secondes. Ajouter une partie de l'aubergine et cuire, en brassant, pendant environ 3 min, jusqu'à ce qu'elle commence à dorer. Mettre dans la cocotte de la mijoteuse. Répéter l'opération, jusqu'à ce que toute l'aubergine soit cuite.
3. Dans le même poêlon, à feu moyen et en ajoutant de l'huile, au besoin, cuire l'oignon et le céleri pendant environ 5 min, en brassant, jusqu'à ce qu'ils soient ramollis. Ajouter l'ail, l'origan et le poivre. Cuire, en brassant, pendant 1 min. Ajouter les tomates avec leur jus et le mélange de vinaigre et de cassonade réservé, puis porter à ébullition. Faire bouillir pendant 1 min pour que le liquide réduise. Mettre dans la cocotte de la mijoteuse et bien brasser.
4. Couvrir et cuire à basse température de 7 à 8 h ou à température élevée pendant 4 h, jusqu'à ce que l'aubergine soit tendre. Incorporer les olives et les câpres. Mettre dans un bol de service. Couvrir et mettre au réfrigérateur pendant au moins 2 h ou même pendant toute la nuit. Garnir de pignons et de basilic, si désiré.

Valeur nutritive par portion

Calories	54
Lipides	3,6 g
saturés	0,5 g
polyinsaturés	0,5 g
monoinsaturés	2,4 g
Cholestérol	0 mg
Sodium	100 mg
Glucides	5,3 g
Fibres	1,4 g
Protéines	1,0 g

Choix

1	Matières grasses
1	Extra

Les soupes

Bouillon de légumes de base. 46
Bouillon de poulet maison. 47
Soupe aux haricots noirs sud-américaine 48
Soupe aux deux haricots et au pistou 50
Ribollita. 52
Soupe harira 54
Caldo Verde 56
Soupe aux champignons et aux lentilles 58
Soupe aux lentilles et aux épinards à la méditerranéenne 60
Soupe aux pois cassés à la grecque 61
Soupe aux betteraves, à la citronnelle et au citron vert 62
Borscht au chou. 63
Soupe aux carottes, au gingembre, à l'orange et au persil 64
Potage Crécy 65
Soupe aux marrons. 66
Soupe au maïs et aux poivrons rouges grillés 68
Soupe aux légumes verts à feuilles. 70
Crème d'oignon et de chou frisé 71
Soupe du Nouveau Monde 72
Soupe aux champignons et au millet 74
Vichyssoise au céleri-rave et au cresson 76
Soupe aux panais et aux pois verts parfumée au cari. 77
Soupe à la citrouille à la thaïlandaise 78
Soupe aux patates douces. 80
Gombo aux légumes 82
Soupe Mulligatawny 84
Soupe de poisson. 86
Succulente soupe de poisson. 88
Soupe au poulet et aux poireaux 90
Soupe à la dinde, au maïs et à l'orge 92
Soupe à la dinde et aux haricots noirs 94
Potage écossais 96
Soupe à la courge musquée et aux pommes 98

Bouillon de légumes de base

Donne environ 3 litres (12 tasses), soit 250 ml (1 tasse) par portion
CONVIENT AU VÉGÉTALIEN

Grandeur de la mijoteuse : une grande mijoteuse d'au moins 6 litres (24 tasses)

Ces recettes de bouillon peuvent être faites à l'avance et congelées. Pour vous simplifier la tâche, faites-les cuire dans la mijoteuse pendant toute la nuit. Si votre mijoteuse n'est pas assez grande pour que vous y mettiez une recette complète, coupez la recette en 2. Chaque recette donne suffisamment de bouillon pour faire environ 2 recettes de soupe.

Truc santé
Le Bouillon de légumes de base équivaut à un Extra. Si vous faites votre propre bouillon de légumes, vous réduisez votre consommation de sodium : 250 ml (1 tasse) de ce bouillon, si on n'y ajoute pas de sel, contient très peu de sodium. La même quantité d'un bouillon du commerce contient sans doute de 500 à 800 mg de sodium.

8 carottes brossées et grossièrement hachées
6 branches de céleri grossièrement hachées
3 oignons grossièrement hachés
3 gousses d'ail grossièrement hachées
6 brins de persil
3 feuilles de laurier
10 grains de poivre noir
1 c. à café (1 c. à thé) de thym séché
3 litres (12 tasses) d'eau

1. Dans la cocotte de la mijoteuse, mettre les carottes, le céleri, les oignons, l'ail, le persil, les feuilles de laurier, le poivre et l'eau. Couvrir et cuire à basse température pendant 8 h ou à température élevée pendant 4 h. Filtrer le bouillon et jeter les éléments solides. Couvrir et placer au réfrigérateur jusqu'à 5 jours ou congeler dans un contenant hermétique.

Variante
Bouillon de légumes amélioré
Versez 2 litres (8 tasses) de Bouillon de légumes de base dans une grande casserole, à feu moyen, puis ajoutez 2 carottes pelées et grossièrement hachées, 1 c. à soupe de pâte de tomate, 1 c. à café (1 c. à thé) de graines de céleri, 1 c. à café (1 c. à thé) de poivre noir fraîchement moulu, ½ c. à café (½ c. à thé) de feuilles de thym, 4 brins de persil, 1 feuille de laurier et 250 ml (1 tasse) de vin blanc. Portez à ébullition. Réduisez à feu doux et laissez mijoter, à couvert, pendant 30 min, puis filtrez le bouillon et jetez les éléments solides.

Le conseil du jour
Pour congeler le bouillon, versez-le dans des contenants hermétiques de 500 ml (2 tasses) ou de 1 litre (4 tasses), faciles à utiliser, et laissez un espace libre d'au moins 2,5 cm (1 po) dans le haut du contenant. Placez le bouillon au frigo jusqu'à ce qu'il soit froid, couvrez-le et mettez-le au congélateur. Il se conservera alors jusqu'à 3 mois. Décongelez-le au frigo ou au micro-ondes avant de l'utiliser.

Valeur nutritive par portion	
Calories	10
Lipides	0 g
saturés	0 g
polyinsaturés	0 g
monoinsaturés	0 g
Cholestérol	0 mg
Sodium	5 mg
Glucides	2 g
Fibres	0 g
Protéines	0 g

Choix
1	Extra

Bouillon de poulet maison

Donne environ 3 litres (12 tasses), soit 250 ml (1 tasse) par portion

Grandeur de la mijoteuse : une grande mijoteuse d'au moins 6 litres (24 tasses)

Il n'y a rien comme la saveur d'un bouillon de poulet maison. Il est facile à faire – vous pouvez le cuire pendant la nuit, le filtrer le matin et le laisser au réfrigérateur pendant la journée. Avant que vous reveniez à la maison, le gras aura eu le temps de se figer sur le bouillon et vous pourrez le dégraisser.

LE CONSEIL DU JOUR
Les parties les plus économiques du poulet comme le cou, le dos et les ailes font les meilleurs bouillons.

1,8 kg (4 lb) de morceaux de poulet avec les os et la peau
   (voir Le conseil du jour)
3 oignons grossièrement hachés
4 carottes brossées et grossièrement hachées
4 branches de céleri grossièrement hachées
6 brins de persil
3 feuilles de laurier
10 grains de poivre noir
1 c. à café (1 c. à thé) de thym séché
3 litres (12 tasses) d'eau

1. Dans la cocotte de la mijoteuse, mettre le poulet, les oignons, les carottes, le céleri, le persil, les feuilles de laurier, le poivre, le thym et l'eau. Couvrir et cuire à température élevée pendant 8 h. Filtrer le bouillon dans un grand bol et jeter les éléments solides. Placer au réfrigérateur pendant environ 6 h, jusqu'à ce que le gras se fige à la surface. Dégraisser. Couvrir et placer au réfrigérateur jusqu'à 5 jours.

FOND ET BOUILLON
Quelle est la différence entre un fond et un bouillon ? Vous obtiendrez sans doute diverses réponses selon la personne à qui vous vous adressez. En général, un fond se prépare en faisant mijoter de la viande, du poisson ou de la volaille (souvent seulement les os) avec des légumes et des assaisonnements dans de l'eau, pendant plusieurs heures. Le fond est ensuite filtré. Le bouillon est le liquide dans lequel une viande a été cuite, la partie claire d'une soupe qui comporte d'autres ingrédients ou une soupe comme telle, habituellement assaisonnée.

Dans ce livre, le « bouillon de poulet » pauvre en sel et le « bouillon de légumes » pauvre en sel font référence à des produits vendus dans le commerce (habituellement un concentré auquel on doit ajouter de l'eau). Recherchez les produits qui contiennent moins de 600 mg de sodium par 250 ml (1 tasse) de bouillon. Ces produits sont habituellement étiquetés comme étant « pauvres en sel » ou « faibles en sodium », mais d'autres produits peuvent fort bien faire l'affaire. La quantité de sodium indiquée sur le tableau de la valeur nutritive vous aidera à faire votre choix.

Lorsque vous préparez un Bouillon de poulet maison ou un Bouillon de légumes de base, n'ajoutez pas de sel.

Valeur nutritive par portion	
Calories	21
Lipides	1,1 g
saturés	0,3 g
polyinsaturés	0,2 g
monoinsaturés	0,4 g
Cholestérol	20 mg
Sodium	21 mg
Glucides	0,1 g
Fibres	0,1 g
Protéines	2,7 g
Choix	
1	Extra

Soupe aux haricots noirs sud-américaine

8 portions | *Grandeur de la mijoteuse : une grande mijoteuse d'au moins 5 litres (20 tasses)*

Cet appétissant mélange de haricots noirs, de jus de citron vert et de coriandre agrémenté d'une touche de piment fort est l'un de mes plats tout-en-un préférés. Pour obtenir un plat plus relevé, ajoutez un piment jalapeño haché avec le cayenne. Cette soupe est encore meilleure quand on la prépare la veille et qu'on la réchauffe. Garnissez-la de coriandre finement hachée, de crème sure ou de crème aigre, légère, ou encore de salsa. Une portion de 1 c. à soupe de crème sure légère équivaut à un Extra, tout comme 60 ml (¼ tasse) de salsa.

Vous pouvez faire à l'avance…
Vous pouvez préparer une partie de la soupe avant de la faire cuire. Faites les étapes 1 et 2 de la méthode. Couvrez les mélanges et placez-les au frigo jusqu'à 2 jours. Quand vous serez prêt à cuire la soupe, continuez selon les directives de la recette.

6 tranches de bacon hachées
1 c. à soupe d'huile d'olive
2 oignons finement hachés
2 branches de céleri finement hachées
2 carottes pelées et finement hachées
2 gousses d'ail hachées
2 c. à soupe de graines de cumin grillées et moulues
   (voir Les conseils du jour)
1 c. à soupe d'origan séché
1 c. à café (1 c. à thé) de thym séché
1 c. à café (1 c. à thé) de grains de poivre noir concassés
2 c. à soupe de pâte de tomate
1,5 litre (6 tasses) de bouillon de poulet pauvre en sel
740 g (4 tasses) de haricots noirs secs, cuits, ou de haricots noirs en conserve, égouttés et rincés *(voir Les conseils du jour)*
80 ml (⅓ tasse) de jus de citron vert, fraîchement pressé
¼ c. à café (¼ c. à thé) de cayenne
1 piment jalapeño haché (facultatif)

1. Dans un poêlon, cuire le bacon, à feu moyen-élevé, jusqu'à ce qu'il soit croustillant. L'égoutter sur du papier essuie-tout. Couvrir et placer au réfrigérateur jusqu'au moment de servir. Égoutter tout le gras du poêlon. Ajouter l'huile d'olive.
2. Réduire à feu moyen. Ajouter les oignons, le céleri et les carottes au poêlon et cuire pendant environ 7 min, en brassant, jusqu'à ce qu'ils soient ramollis. Ajouter l'ail, les graines de cumin, l'origan, le thym et le poivre. Cuire pendant 1 min, en brassant. Ajouter la pâte de tomate et bien mélanger. Mettre dans la cocotte de la mijoteuse. Incorporer le bouillon.

3. Ajouter les haricots et le bacon réservé. Bien mélanger. Couvrir et cuire à basse température de 8 à 10 h ou à température élevée de 4 à 6 h, jusqu'à ce que les légumes soient tendres. Incorporer le jus de citron vert, le cayenne et le piment jalapeño, si désiré. Couvrir et cuire à température élevée pendant 10 min, jusqu'à ce que le tout soit cuit. Réduire une partie de la soupe en purée dans un mélangeur ou un robot culinaire. (On peut aussi réduire la soupe en purée dans la cocotte de la mijoteuse, en utilisant un mélangeur à immersion.) Répéter l'opération pour le reste de la soupe. Verser dans des bols et garnir, au goût.

Les conseils du jour

Pour faire griller les graines de cumin : mettez-les dans un poêlon, à sec, et faites-les griller pendant environ 3 min, à feu moyen, en brassant, jusqu'à ce qu'une bonne odeur s'en dégage. Mettez-les dans un mortier ou dans un moulin à épices, il faut alors les moudre sans tarder. Si vous préférez utiliser du cumin moulu, utilisez la moitié de la quantité de graines de cumin mentionnée dans la recette.

Une portion de 160 g (¾ tasse) de haricots secs donne environ 360 g (2 tasses) de haricots cuits, soit l'équivalent de la quantité contenue dans une boîte de conserve ordinaire, égouttée et rincée.

Truc santé

Les légumes secs, comme les haricots noirs, les haricots rouges, les lentilles et les pois cassés, sont très nutritifs. Ils fournissent des protéines, mais ils ont aussi la particularité de libérer lentement les glucides, ce qui provoque une faible hausse de la glycémie, contrairement à la plupart des autres aliments qui contiennent des glucides. Une portion de 65 g (½ tasse) de haricots cuits contient environ 7 g de protéines (et habituellement moins de 1 g de lipides), ce qui en fait un bon substitut de viande, et contient une très grande quantité de fibres et de folate (une vitamine du groupe B). Elle contient aussi de la thiamine, de la niacine, ainsi que 6 minéraux, dont le fer, le magnésium, le zinc et le manganèse. Quand vous préparez les légumes secs sans sel, ils ne contiennent pratiquement pas de sodium. Les aliments riches en fibres rassasient davantage, ils retarderont l'apparition de la faim.

Valeur nutritive par portion	
Calories	141
Lipides	4,9 g
saturés	1,2 g
polyinsaturés	0,7 g
monoinsaturés	2,5 g
Cholestérol	4 mg
Sodium	614 mg
Glucides	17,8 g
Fibres	5,2 g
Protéines	7,9 g
Choix	
1	Glucides
½	Viandes et substituts
½	Matières grasses

Soupe aux deux haricots et au pistou

8 portions
CONVIENT AU VÉGÉTALIEN

Grandeur de la mijoteuse : une grande mijoteuse d'au moins 6 litres (24 tasses)

J'aime les saveurs de cette traditionnelle soupe française campagnarde. Un soupçon de réglisse provenant du fenouil et une pincée de paprika contrebalancent la saveur des pommes de terre et des haricots.

Vous pouvez faire à l'avance...
Vous pouvez faire une partie de la soupe à l'avance. Faites l'étape 1 de la méthode. Couvrez les légumes et placez-les au frigo pendant toute la nuit ou même jusqu'à 2 jours. Quand vous serez prêt à cuire la soupe, passez aux étapes 2 et 3.

1 c. à soupe d'huile d'olive
3 oignons finement hachés
2 carottes pelées et coupées en dés
1 bulbe de fenouil, dont on a retiré la base et les tiges couvertes
    de feuilles, coupé en tranches fines à la verticale,
    puis en morceaux de 1 cm (½ po) de longueur *(voir Les conseils du jour)*
1 c. à café (1 c. à thé) de graines de fenouil grillées *(voir Les conseils du jour)*
1 boîte de 796 ml (28 oz) de tomates en dés, en conserve, avec le jus
1,5 litre (6 tasses) de Bouillon de légumes de base ou de
    Bouillon de poulet maison (voir recettes, p. 46 et 47) ou
    de bouillon du commerce pauvre en sel
2 pommes de terre pelées et râpées
2 boîtes de 398 ml (14 oz) de haricots blancs, en conserve,
    égouttés et rincés, ou 420 g (2 tasses) de haricots blancs secs qui ont trempé
    dans l'eau, cuits et égouttés – voir Haricots secs (recette de base), p. 256
280 g (2 tasses) de haricots verts, coupés, surgelés *(voir Les conseils du jour)*
2 c. à café (2 c. à thé) de paprika dissous dans 1 c. à soupe d'eau
Poivre noir fraîchement moulu

LE PISTOU

45 g (1 tasse) de basilic frais, bien tassé
4 gousses d'ail émincées
60 g (½ tasse) de parmesan finement râpé
60 ml (¼ tasse) d'huile d'olive

1. Dans un poêlon, chauffer l'huile d'olive à feu moyen pendant 30 secondes. Ajouter les oignons, les carottes et le bulbe de fenouil. Cuire pendant environ 7 min, en brassant, jusqu'à ce que les légumes soient ramollis. Ajouter les graines de fenouil grillées et cuire pendant 1 min, en brassant. Ajouter les tomates avec leur jus et porter à ébullition. Mettre le tout dans la cocotte de la mijoteuse.

2. Ajouter le bouillon, les pommes de terre, les haricots blancs et les haricots verts. Couvrir et cuire à basse température pendant 8 h ou à température élevée pendant 4 h, jusqu'à ce que les légumes soient tendres. Incorporer le mélange de paprika et du poivre, au goût. Couvrir et cuire à température élevée pendant 20 min.

3. Pour faire le pistou : dans un robot culinaire muni d'une lame en métal, mettre le basilic, l'ail et le parmesan. Mélanger jusqu'à consistance onctueuse. Pendant que l'appareil est en marche, ajouter lentement l'huile d'olive par l'orifice d'alimentation jusqu'à ce qu'elle soit incorporée. Servir la soupe dans des bols et garnir chaque portion d'une cuillerée de pistou.

LES CONSEILS DU JOUR
Vous pouvez remplacer le fenouil par 6 tiges de céleri coupées en dés.

Pour faire griller les graines de fenouil : mettez-les dans un poêlon, à sec, et faites-les griller à feu moyen pendant environ 3 min, en brassant, jusqu'à ce qu'une bonne odeur s'en dégage. Il faut alors les moudre immédiatement dans un mortier ou dans un moulin à épices.

Ajoutez les haricots verts lorsqu'ils sont encore surgelés pour éviter qu'ils ne soient en bouillie quand la soupe sera cuite. Si vous préférez utiliser des haricots verts frais, coupez-les en morceaux de 5 cm (2 po) et faites-les cuire dans une casserole d'eau bouillante salée pendant 4 min, jusqu'à ce qu'ils soient al dente. Ajoutez-les à la mijoteuse après y avoir incorporé le paprika.

Truc santé

Les haricots secs en conserve contiennent beaucoup de sodium. Dans cette recette, ils fournissent 250 mg de sodium par portion. Il est préférable de se procurer des haricots faibles en sodium ou sans sel ou de préparer des haricots secs maison sans y mettre de sel – voir Haricots secs (recette de base, p. 256). Le fait de rincer les haricots contribue aussi à en réduire la teneur en sel.

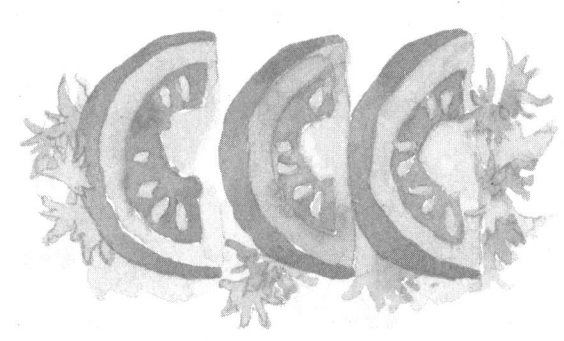

Valeur nutritive par portion	
Calories	270
Lipides	11,1 g
saturés	2,4 g
polyinsaturés	1,1 g
monoinsaturés	6,8 g
Cholestérol	5 mg
Sodium	549 mg
Glucides	35,2 g
Fibres	10,0 g
Protéines	10,4 g

Choix

1 ½	Glucides
1	Viandes et substituts
1	Matières grasses

Ribollita

8 portions
CONVIENT AU VÉGÉTARIEN

Grandeur de la mijoteuse : une grande mijoteuse d'au moins 5 litres (20 tasses)

À l'origine, la *ribollita*, qui signifie cuite deux fois, servait à utiliser les restes de minestrone. Par la suite, cette soupe italienne consistante s'est fait un nom bien à elle. Ce qui la caractérise, c'est le pain de campagne qu'on lui ajoute et qu'on fait cuire dans le bouillon. Avec un filet d'huile d'olive et un peu de parmesan râpé, la *ribollita* constitue un plat léger, mais nourrissant.

Vous pouvez faire à l'avance...
Vous pouvez cuire la soupe la veille ou la nuit avant le moment où vous planifiez de la servir. Placez-la au frigo jusqu'au moment de servir, puis réchauffez-la au four. Mettez la soupe dans des bols à l'épreuve de la chaleur, versez l'huile d'olive en filet, puis parsemez de parmesan. Mettez les bols dans un four préchauffé à 180 °C (350 °F) pendant 30 min, jusqu'à ce que la surface soit légèrement dorée.

370 g (2 tasses) de haricots blancs secs, cuits – voir Haricots secs (recette de base), p. 256 ou de haricots blancs en conserve, égouttés et rincés
1,25 litre (5 tasses) de bouillon de légumes ou de bouillon de poulet, pauvre en sel, au total
3 c. à soupe d'huile végétale, au total
2 oignons finement hachés
2 carottes pelées et coupées en dés
2 branches de céleri coupées en dés
4 gousses d'ail hachées
15 g (¼ tasse) de persil frais, finement haché
1 c. à soupe de zeste de citron râpé
1 c. à café (1 c. à thé) de romarin frais, finement haché, ou de romarin séché, émietté
¼ c. à café (¼ c. à thé) de sel
½ c. à café (½ c. à thé) de grains de poivre noir concassés
2 pommes de terre pelées et râpées
240 g (4 tasses) de feuilles de bettes à cardes déchiquetées, bien tassées *(voir Le conseil du jour)*
1 long piment rouge, émincé (facultatif)
3 tranches épaisses de pain de campagne rassis
60 g (½ tasse) de parmesan fraîchement râpé

1. Mettre les haricots dans un mélangeur ou un robot culinaire avec 250 ml (1 tasse) du bouillon. Réduire en purée jusqu'à ce que le mélange soit onctueux. Réserver.
2. Dans un poêlon, chauffer 1 c. à soupe d'huile, à feu moyen. Ajouter les oignons, les carottes et le céleri. Cuire pendant environ 7 min, en brassant, jusqu'à ce que les carottes soient ramollies. Ajouter l'ail, le persil, le zeste de citron, le romarin, le sel et le poivre. Cuire, en brassant, pendant 1 min. Ajouter le mélange de haricots et porter à ébullition. Mettre dans la cocotte de la mijoteuse.

3. Incorporer les pommes de terre et le reste du bouillon. Couvrir et cuire à basse température de 8 à 10 h ou à température élevée de 4 à 5 h, jusqu'à ce que les légumes soient tendres. Incorporer les bettes à cardes, le piment, si désiré, et le pain. Couvrir et cuire à température élevée pendant 30 min, jusqu'à ce que les bettes à cardes soient cuites.
4. Au moment de servir, verser la soupe dans des bols, et briser le pain en morceaux. Verser le reste de l'huile d'olive et parsemer de parmesan.

Le conseil du jour
Vous pouvez remplacer les bettes à cardes par la même quantité d'épinards. Assurez-vous de bien nettoyer les bettes à cardes et les épinards *(voir Le conseil du jour, p. 39)*.

Truc santé
Dans cette soupe traditionnelle, j'utilise de la bette à cardes, un légume de même espèce que la betterave (les tiges rouges de certaines variétés de bettes à cardes nous rappellent cette parenté). Une portion de 45 g (½ tasse) de bette à cardes cuite est une excellente source de bêtacarotène et contient aussi de la vitamine E, deux composés qui agissent comme antioxydants. On croit que les antioxydants, de concert avec d'autres constituants de l'alimentation, aident à réduire les risques d'avoir certains types de cancer.

Valeur nutritive par portion

Calories	228
Lipides	7,5 g
saturés	1,7 g
polyinsaturés	0,7 g
monoinsaturés	4,5 g
Cholestérol	4 mg
Sodium	585 mg
Glucides	31,6 g
Fibres	6,9 g
Protéines	9,3 g

Choix

1 ½	Glucides
½	Viandes et substituts
1	Matières grasses

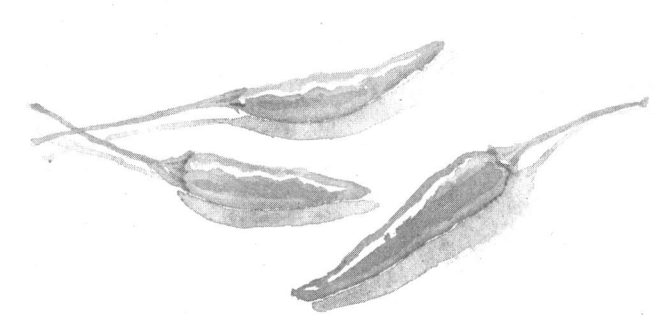

Soupe harira

8 portions
CONVIENT AU VÉGÉTALIEN

Grandeur de la mijoteuse : une grande mijoteuse d'au moins 5 litres (20 tasses)

Cette soupe marocaine traditionnelle, qui est souvent faite avec de l'agneau, est généralement servie durant le ramadan. La version végétarienne est garnie d'une cuillerée de harissa, une sauce nord-africaine qui ajoute du piquant. Servie avec du pain de grains entiers, cette soupe constitue un bon repas léger.

Vous pouvez faire à l'avance…
Vous pouvez préparer une partie de la soupe avant de la faire cuire. Faites l'étape 1 de la méthode. Couvrez le mélange de légumes et placez-le au frigo pendant toute la nuit ou même jusqu'à 2 jours. Quand vous serez prêt à cuire la soupe, passez à l'étape 2.

1 c. à soupe d'huile d'olive
2 oignons grossièrement hachés
4 branches de céleri coupées en dés
2 gousses d'ail émincées
1 c. à soupe de curcuma
1 c. à soupe de zeste de citron râpé
½ c. à café (½ c. à thé) de grains de poivre noir concassés
1 boîte de 796 ml (28 oz) de tomates en dés, en conserve, avec le jus
1 litre (4 tasses) de Bouillon de légumes de base ou de Bouillon de poulet maison (voir recettes, p. 46 et 47) ou de bouillon du commerce pauvre en sel
170 g (1 tasse) de lentilles rouges sèches, rincées
1 boîte de 398 ml (14 oz) de pois chiches, en conserve, égouttés et rincés, ou 105 g (½ tasse) de pois chiches secs qui ont trempé dans l'eau, cuits et égouttés (voir Variantes, p. 257)
30 g (½ tasse) de persil frais, finement haché
Sauce harissa (voir recette)

1. Dans un poêlon, chauffer l'huile d'olive à feu moyen pendant 30 secondes. Ajouter les oignons et le céleri. Cuire pendant environ 5 min, en brassant, jusqu'à ce que le céleri soit ramolli. Ajouter l'ail, le curcuma, le zeste de citron et le poivre. Cuire pendant 1 min, en brassant. Ajouter les tomates avec leur jus et porter à ébullition. Mettre dans la cocotte de la mijoteuse.
2. Ajouter le bouillon, les lentilles et les pois chiches. Bien mélanger. Couvrir et cuire à basse température de 6 à 8 h ou à température élevée de 3 à 4 h, jusqu'à ce que le mélange soit très chaud et fasse des bulles et que les lentilles soient tendres. Incorporer le persil. Verser dans des bols et déposer la Sauce harissa sur la table pour que les invités puissent se servir.

Sauce harissa — *Donne 80 ml (⅓ tasse)*

Dans un petit hachoir, mettez 3 piments rouges réhydratés *(voir Les conseils du jour)*, 2 c. à café (2 c. à thé) de graines de carvi grillées et 2 c. à café (2 c. à thé) de graines de coriandre grillées, 1 c. à café (1 c. à thé) de graines de cumin grillées *(voir Les conseils du jour)*, 2 tomates séchées réhydratées, 4 gousses d'ail, 1 ½ c. à soupe de jus de citron, 1 c. à soupe de paprika doux et ½ c. à café (½ c. à thé) de sel. Hachez le tout jusqu'à ce que ce soit bien mélangé. Ajoutez 3 c. à soupe d'huile d'olive extra-vierge et faites fonctionner l'appareil jusqu'à ce que le mélange soit onctueux. Couvrez et conservez au réfrigérateur jusqu'à 1 mois. Chaque fois que vous utilisez la sauce, couvrez-la d'un peu d'huile d'olive.

Les conseils du jour

Pour préparer les piments pour faire la harissa : équeutez les piments et mettez-les dans un petit bol, dans 250 ml (1 tasse) d'eau bouillante. Assurez-vous qu'ils sont bien immergés et laissez-les ainsi pendant 30 min, jusqu'à ce qu'ils soient ramollis. Égouttez-les et hachez-les grossièrement.

Pour faire griller les graines pour faire la harissa : mettez les graines de carvi, de coriandre et de cumin dans un poêlon, à feu moyen. Faites-les griller à sec pendant environ 3 min, en brassant, jusqu'à ce qu'une bonne odeur s'en dégage. Déposez-les dans un mortier ou dans un moulin à épices, il faut alors les moudre sans tarder.

Truc santé

Une portion de cette soupe est une excellente source de potassium. Le potassium et le sodium aident l'organisme à conserver son équilibre électrolytique, et même si plusieurs aliments contiennent du potassium, les réserves de potassium peuvent devenir très basses. Une alimentation riche en aliments raffinés est liée à des pertes de potassium, comme la surconsommation de café. Une diarrhée prolongée ou l'usage de diurétiques peuvent aussi mener à des déficiences en potassium. Les légumes bouillis dans de grandes quantités d'eau ne fournissent plus de potassium.

Valeur nutritive par portion

Calories	201
Lipides	4,2 g
saturés	0,6 g
polyinsaturés	0,8 g
monoinsaturés	2,4 g
Cholestérol	0 mg
Sodium	314 mg
Glucides	33,3 g
Fibres	7,0 g
Protéines	10,2 g

Choix

2	Glucides
1	Viandes et substituts

Caldo Verde

8 portions — *Grandeur de la mijoteuse : une grande mijoteuse d'au moins 5 litres (20 tasses)*

Cette soupe d'origine portugaise est généralement faite avec des haricots blancs et du chou frisé. Cette variante contient des pois chiches et des feuilles de chou vert. Elle est aussi savoureuse et elle se prête à de nombreuses autres variantes. Si vous ne trouvez pas de chou vert, utilisez du chou frisé et, si le cœur vous en dit, remplacez les pois chiches par des haricots blancs. Servez-la comme pièce maîtresse d'un repas soupe et salade. Ajoutez-y du pain croûté de grains entiers ou de la ciabatta et une salade de carottes râpées accompagnée d'une vinaigrette jus de citron et huile d'olive extra-vierge.

Vous pouvez faire à l'avance…
Vous pouvez préparer la soupe avant de la faire cuire. Faites les étapes 1 et 2 de la méthode. Couvrez les légumes et placez-les au frigo pendant toute la nuit ou même jusqu'à 2 jours. Quand vous serez prêt à cuire la soupe, passez à l'étape 3.

1 c. à café (1 c. à thé) de graines de cumin
1 c. à soupe d'huile d'olive
2 oignons finement hachés
2 carottes pelées et coupées en dés
2 gousses d'ail émincées
½ c. à café (½ c. à thé) de grains de poivre noir concassés
1,5 litre (6 tasses) de Bouillon de poulet maison (voir recettes, p. 47)
   ou de bouillon de poulet du commerce pauvre en sel
2 boîtes de 398 ou 540 ml (14 ou 19 oz) de pois chiches, en conserve,
   égouttés et rincés, ou environ 420 g (2 tasses) de pois chiches secs
   qui ont trempé dans l'eau, cuits et égouttés (voir Variantes, p. 257)
2 pommes de terre pelées et coupées en dés
2 c. à café (2 c. à thé) de paprika dissous dans 2 c. à soupe de jus de citron
460 g (4 tasses) de feuilles de chou vert coupées en lanières
   (voir Les conseils du jour)
Vinaigre de vin rouge (facultatif)

1. Dans un grand poêlon, à feu moyen, faire griller les graines de cumin à sec pendant environ 3 min, en brassant, jusqu'à ce qu'une bonne odeur s'en dégage et qu'elles commencent tout juste à dorer. Les déposer dans un mortier ou dans un moulin à épices, puis les moudre sans tarder. Réserver.

2. Dans le même poêlon, chauffer l'huile d'olive à feu moyen pendant 30 secondes. Ajouter les oignons et les carottes. Cuire pendant environ 7 min, en brassant, jusqu'à ce que les carottes soient ramollies. Ajouter l'ail, le poivre et les graines de cumin. Cuire pendant 1 min, en brassant. Mettre le tout dans la cocotte de la mijoteuse. Ajouter le bouillon de poulet et les pois chiches. Bien mélanger.

3. Ajouter les pommes de terre et bien mélanger. Couvrir et cuire à basse température pendant 8 h ou à température élevée pendant 4 h, jusqu'à ce que les pommes de terre soient tendres. Pour obtenir une soupe onctueuse, mettre une partie de la soupe en purée dans un mélangeur ou un robot culinaire. Remettre ensuite la soupe dans la mijoteuse. Répéter l'opération pour le reste de la soupe. (On peut aussi réduire la soupe en purée dans la cocotte de la mijoteuse en utilisant un mélangeur à immersion.) Incorporer le mélange de paprika. Ajouter une partie du chou, en brassant chaque fois pour immerger le chou avant d'en ajouter d'autre. Couvrir et cuire à température élevée pendant environ 30 min, jusqu'à ce que le chou soit tendre. Ajouter du vinaigre, au goût, si désiré.

LES CONSEILS DU JOUR

Déchiquetez les feuilles de chou vert comme si vous faisiez une chiffonnade de feuilles de basilic. Retirez la tige, y compris la côte centrale qui part du bas de la feuille, et lavez bien les feuilles en les faisant tourbillonner dans un évier rempli d'eau tiède. Sur une planche à découper, empilez 2 ou 3 feuilles à la fois. Roulez-les en forme de cigare et tranchez-les aussi fin que possible.

Pour la garniture, essayez de la saucisse de dinde kielbassa maigre (ou n'importe quelle autre saucisse cuite de viande maigre). Une quantité de 1 c. à soupe de saucisse coupée en fins dés équivaut à un Extra.

Truc santé

Une portion de cette soupe est une excellente source de vitamines A, B6 et K et une bonne source de folate, de potassium et de magnésium. Quand vous penserez à cette soupe, imaginez une bonne dose bien chaude de réconfort. Plusieurs des éléments nutritifs qu'elle contient, comme les glucides complexes, la vitamine B6, le folate et le magnésium, aident l'organisme à gérer le stress.

Valeur nutritive par portion	
Calories	190
Lipides	3,7 g
saturés	0,6 g
polyinsaturés	0,9 g
monoinsaturés	1,8 g
Cholestérol	5 mg
Sodium	243 mg
Glucides	33,0 g
Fibres	6,1 g
Protéines	7,9 g

Choix	
1 ½	Glucides
½	Viandes et substituts

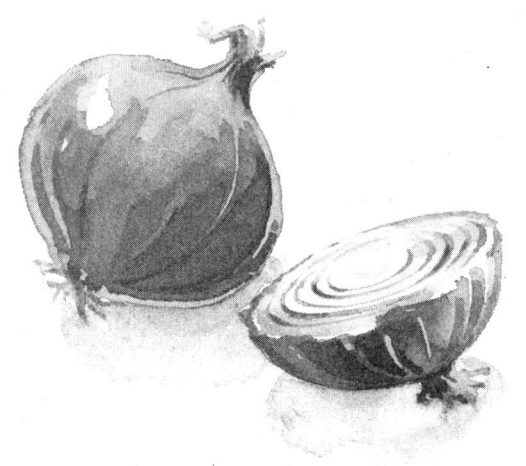

Soupe aux champignons et aux lentilles

8 portions
CONVIENT AU VÉGÉTALIEN

Grandeur de la mijoteuse : une grande mijoteuse d'au moins 5 litres (20 tasses)

Les lentilles et les champignons sont une combinaison traditionnelle, car chacun met en valeur les qualités de l'autre. Cette soupe copieuse constitue un bon plat principal dans un bol. Servez-la les soirs où les membres de la famille ont des horaires différents et qu'ils ne peuvent pas tous manger ensemble. Sortez un pain de grains entiers et ce qu'il faut pour faire la salade et laissez chacun se servir.

Vous pouvez faire à l'avance...
Vous pouvez préparer la soupe avant de la faire cuire. Faites les étapes 1 et 2 de la méthode. Couvrez-la et placez-la au frigo pendant toute la nuit ou même jusqu'à 2 jours. Quand vous serez prêt à la cuire, continuez et faites l'étape 3.

500 ml (2 tasses) d'eau chaude
2 c. à soupe de champignons sauvages séchés *(voir Les conseils du jour)*
1 c. à soupe d'huile d'olive
1 oignon finement haché
4 branches de céleri coupées en dés
2 carottes pelées et coupées en dés
1 c. à café (1 c. à thé) de chili en poudre
796 ml (28 oz) de tomates en conserve en dés, avec le jus
1 litre (4 tasses) de Bouillon de légumes de base ou de Bouillon de poulet maison (voir recettes, p. 46 et 47) ou de bouillon du commerce pauvre en sel
340 g (2 tasses) de lentilles brunes ou vertes *(voir Les conseils du jour)*
2 c. à soupe de jus de citron fraîchement pressé
Poivre noir fraîchement moulu
235 g (1 tasse) de yogourt nature faible en gras (facultatif)
30 g (½ tasse) de persil ou 20 g (½ tasse) de ciboulette, finement hachés

1. Dans un bol résistant à la chaleur, mettre l'eau chaude et les champignons séchés. Les laisser reposer pendant 30 min, les passer dans un tamis à mailles fines et conserver le liquide. Assécher les champignons, les hacher finement, puis réserver.
2. Dans un grand poêlon, chauffer l'huile d'olive à feu moyen pendant 30 secondes. Ajouter l'oignon, le céleri et les carottes. Cuire pendant environ 7 min, en brassant, jusqu'à ce que les carottes soient ramollies. Ajouter le chili en poudre et les champignons réservés, et cuire, en brassant, pendant 1 min. Ajouter les tomates avec leur jus et le liquide réservé des champignons, puis porter à ébullition. Mettre le tout dans la cocotte de la mijoteuse.

3. Ajouter le bouillon et les lentilles. Couvrir et cuire à basse température de 8 à 10 h ou à température élevée de 4 à 5 h, jusqu'à ce que les légumes soient tendres. Incorporer le jus de citron et le poivre moulu. Verser dans des bols et garnir chacun d'entre eux de 1 à 2 c. à soupe de yogourt, si désiré. Parsemer chaque portion de 1 c. à soupe de persil.

Les conseils du jour

Si vous utilisez des champignons séchés fortement aromatisés comme les cèpes, 2 c. à soupe suffiront. Mais si vous utilisez un mélange de champignons, vous devrez peut-être en ajouter environ 1 c. à soupe de plus, car certains d'entre eux peuvent être moins aromatisés.

Les lentilles achetées en vrac peuvent contenir des impuretés ou certaines peuvent être décolorées. Avant de les utiliser, rincez-les bien dans un contenant d'eau. Faites-les tourbillonner et enlevez toutes les impuretés, puis rincez-les sous l'eau froide.

Si vous préférez une consistance plus crémeuse, quand la soupe sera cuite, versez dans un robot culinaire environ 480 g (2 tasses) des éléments solides de la soupe et un peu de liquide, puis réduisez le tout en purée. Remettez la soupe dans la cocotte et continuez la recette.

Valeur nutritive par portion	
Calories	217
Lipides	2,5 g
saturés	0,4 g
polyinsaturés	0,5 g
monoinsaturés	1,4 g
Cholestérol	0 mg
Sodium	188 mg
Glucides	37,3 g
Fibres	7,9 g
Protéines	14,2 g
Choix	
2	Glucides
1	Viandes et substituts

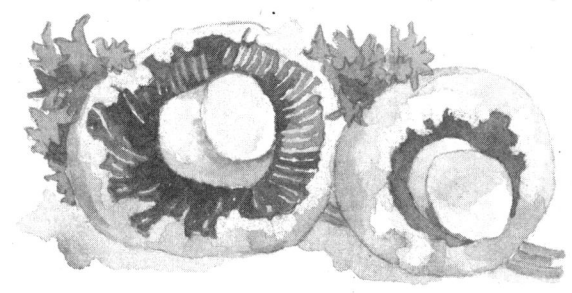

Soupe aux lentilles et aux épinards à la méditerranéenne

8 portions
CONVIENT AU VÉGÉTALIEN

Grandeur de la mijoteuse : une grande mijoteuse d'au moins 5 litres (20 tasses)

Cette savoureuse soupe délicatement parfumée au citron et au cumin me rappelle les journées passées sous le soleil méditerranéen. Servez-la en début de repas ou ajoutez-y une salade verte et du pain de campagne chaud. Vous aurez alors un repas léger nutritif et rafraîchissant.

Vous pouvez faire à l'avance…
Vous pouvez préparer une partie de la soupe avant de la faire cuire. Faites l'étape 1 de la méthode. Couvrez le mélange et placez-le au frigo jusqu'à 2 jours. Quand vous serez prêt à cuire la soupe, continuez selon les directives de la recette.

- 1 c. à soupe d'huile d'olive
- 2 oignons hachés
- 2 branches de céleri hachées
- 2 grosses carottes pelées et hachées
- 1 gousse d'ail hachée
- 1 c. à café (1 c. à thé) de graines de cumin grillées et moulues *(voir Les conseils du jour, p. 69)*
- 1 c. à café (1 c. à thé) de zeste de citron râpé
- 1,5 litre (6 tasses) de bouillon de légumes ou de bouillon de poulet, pauvre en sel
- 1 pomme de terre pelée et râpée
- 170 g (1 tasse) de lentilles vertes ou brunes, rincées
- 2 c. à soupe de jus de citron fraîchement pressé
- ½ c. à café (½ c. à thé) de cayenne (facultatif) *(voir Le conseil du jour)*
- 450 g (1 lb) d'épinards frais, dont on a retiré les tiges, ou 1 paquet de 300 g (10 oz) d'épinards, décongelés s'ils étaient surgelés *(voir Le conseil du jour, p. 39)*

1. Dans un poêlon, chauffer l'huile à feu moyen pendant 30 secondes. Ajouter les oignons, le céleri et les carottes. Cuire pendant environ 7 min, en brassant, jusqu'à ce que les carottes soient ramollies. Ajouter l'ail, les graines de cumin et le zeste de citron. Cuire, en brassant, pendant 1 min. Mettre dans la cocotte de la mijoteuse. Verser le bouillon.
2. Incorporer la pomme de terre et les lentilles. Couvrir et cuire de 8 à 10 h à basse température ou de 4 à 6 h à température élevée, jusqu'à ce que les légumes soient tendres. Ajouter le jus de citron et le cayenne, si désiré, et bien mélanger. Ajouter les épinards. Couvrir et cuire pendant 20 min à température élevée, jusqu'à ce que les épinards soient cuits et que le mélange soit très chaud et fasse des bulles.

LE CONSEIL DU JOUR
Si vous utilisez du cayenne, dissolvez-le dans le jus de citron avant de l'ajouter au contenu de la mijoteuse.

Valeur nutritive par portion	
Calories	157
Lipides	2,6 g
saturés	0,3 g
polyinsaturés	0,4 g
monoinsaturés	1,3 g
Cholestérol	0 mg
Sodium	396 mg
Glucides	26,0 g
Fibres	6,0 g
Protéines	9,2 g

Choix
1	Glucides
1	Viandes et substituts

Soupe aux pois cassés à la grecque

8 portions
CONVIENT AU VÉGÉTALIEN

Grandeur de la mijoteuse : une grande mijoteuse d'au moins 5 litres (20 tasses)

Voici une variante d'un hors-d'œuvre grec. Pour en rehausser la saveur, je vous suggère d'ajouter une persillade faite de vinaigre de vin rouge. Si vous voulez une soupe plus onctueuse, réduisez-la en purée après la cuisson.

Vous pouvez faire à l'avance…
Vous pouvez préparer une partie de la soupe avant de la faire cuire. Faites les étapes 1 et 2 de la méthode. Couvrez le mélange et placez-le au frigo pendant toute la nuit ou même jusqu'à 2 jours. Quand vous serez prêt à cuire la soupe, passez aux étapes 3 et 4.

Les conseils du jour
Selon la sagesse populaire, les pois cassés n'ont pas besoin de trempage avant la cuisson. J'ai toutefois remarqué que sans un bon trempage, ils sont un peu durs.

La persillade équivaut à un Extra.

440 g (2 tasses) de pois jaunes cassés *(voir Les conseils du jour)*
1 c. à soupe d'huile d'olive
2 oignons finement hachés
4 branches de céleri coupées en dés
4 carottes pelées et coupées en dés
4 gousses d'ail émincées
1 c. à café (1 c. à thé) d'origan séché, émietté
½ c. à café (½ c. à thé) de grains de poivre noir concassés
1,5 litre (6 tasses) de Bouillon de légumes amélioré (voir Variante, p. 46)
   ou de bouillon de légumes pauvre en sel

La persillade (facultatif)
60 g (1 tasse) de persil frais bien tassé, finement haché
4 gousses d'ail émincées
4 c. à café (4 c. à thé) de vinaigre de vin rouge

1. Dans une casserole, mettre les pois cassés dans 2 litres (8 tasses) d'eau froide. Porter à ébullition à feu moyen-élevé et laisser bouillir rapidement pendant 3 min. Éteindre le feu et laisser reposer pendant 1 h. Égoutter ensuite les pois et bien les rincer. Réserver.
2. Dans un poêlon, chauffer l'huile d'olive à feu moyen pendant 30 secondes. Ajouter les oignons, le céleri et les carottes. Cuire pendant environ 7 min, en brassant, jusqu'à ce que les carottes soient ramollies. Ajouter l'ail, l'origan et le poivre. Cuire pendant 1 min, en brassant. Mettre le tout dans la cocotte de la mijoteuse. Ajouter les pois cassés et le bouillon. Bien mélanger.
3. Couvrir et cuire à basse température de 8 à 10 h ou à température élevée de 4 à 5 h, jusqu'à ce que les pois soient tendres.
4. Pour faire la persillade (facultatif) : dans un bol, mettre le persil, l'ail et le vinaigre (on peut aussi utiliser un petit hachoir). Laisser reposer à la température de la pièce pendant 30 min pour que les saveurs se marient. Pour servir, verser dans des bols individuels et garnir de persillade, si désiré.

Variante
Plutôt que de garnir la soupe de persillade, garnissez chaque portion d'une cuillerée de sauce tomate chaude.

Valeur nutritive par portion	
Calories	230
Lipides	2,4 g
saturés	0,3 g
polyinsaturés	0,5 g
monoinsaturés	1,4 g
Cholestérol	0 mg
Sodium	47 mg
Glucides	39,5 g
Fibres	6,2 g
Protéines	13,4 g

Choix

2	Glucides
1	Viandes et substituts

Soupe aux betteraves, à la citronnelle et au citron vert

8 portions
CONVIENT AU VÉGÉTALIEN

Grandeur de la mijoteuse : une mijoteuse de 3,5 à 6 litres (14 à 24 tasses)

Cette soupe d'inspiration thaïlandaise, qui est servie froide, est rafraîchissante. Elle ressemble presque à un bijou et ses saveurs fascinantes en font l'entrée en matière parfaite de n'importe quel repas. J'aime particulièrement la servir l'été, dans le jardin.

Vous pouvez faire à l'avance…
Il est préférable de faire la soupe la veille. Elle pourra ainsi refroidir au frigo pendant toute la nuit.

1 c. à soupe d'huile d'olive
1 oignon haché
4 gousses d'ail émincées
2 c. à soupe de gingembre frais, émincé
2 branches de citronnelle parées, écrasées et coupées en 2 dans le sens de la largeur
2 c. à café (2 c. à thé) de grains de poivre noir concassés
6 betteraves moyennes, pelées et hachées
1,5 litre (6 tasses) de Bouillon de légumes de base (voir recette, p. 46) ou de bouillon de légumes du commerce pauvre en sel
1 poivron rouge, épépiné et coupé en dés
1 long piment rouge, épépiné et coupé en dés (facultatif)
Le zeste et le jus de 1 citron vert
Coriandre finement hachée

1. Dans un poêlon, à feu moyen, chauffer l'huile d'olive pendant 30 secondes. Ajouter l'oignon et cuire pendant environ 3 min, en brassant, jusqu'à ce qu'il soit ramolli. Ajouter l'ail, le gingembre, la citronnelle et le poivre. Cuire pendant 1 min, en brassant. Mettre le tout dans la cocotte de la mijoteuse.
2. Ajouter les betteraves et le bouillon. Couvrir et cuire à basse température pendant 8 h ou à température élevée pendant 4 h, jusqu'à ce que les betteraves soient tendres. Ajouter le poivron rouge et le piment, si désiré. Couvrir et cuire à température élevée pendant 30 min, jusqu'à ce que les poivrons soient tendres. Retirer la citronnelle et la jeter.
3. Mettre une partie de la soupe en purée dans un mélangeur ou un robot culinaire. Répéter l'opération jusqu'à ce qu'il ne reste plus de soupe. (On peut aussi réduire la soupe en purée dans la cocotte de la mijoteuse en utilisant un mélangeur à immersion.) Verser dans un grand bol. Incorporer le jus et le zeste de citron vert. Refroidir complètement, de préférence toute la nuit.
4. Au moment de servir, verser dans des bols individuels et garnir de coriandre.

Valeur nutritive par portion	
Calories	85
Lipides	2,0 g
saturés	0,3 g
polyinsaturés	0,3 g
monoinsaturés	1,3 g
Cholestérol	0 mg
Sodium	85 mg
Glucides	16,3 g
Fibres	2,9 g
Protéines	2,4 g

Choix

1	Glucides
½	Matières grasses

Borscht au chou

8 portions
CONVIENT AU VÉGÉTALIEN

Grandeur de la mijoteuse : une grande mijoteuse d'au moins 6 litres (24 tasses)

Cette soupe se marie bien avec le pain de seigle foncé. Je préfère la soupe faite avec un mélange de bouillon de bœuf et de bouillon de légumes, pauvres en sel. Si vous êtes végétarien, utilisez du bouillon de légumes pauvre en sel.

Vous pouvez faire à l'avance...
Faites les étapes 1 et 2 de la méthode. Couvrez le mélange de légumes et placez-le au frigo pendant toute la nuit ou même jusqu'à 2 jours. Au moment de cuire la soupe, passez à l'étape 3.

LE CONSEIL DU JOUR
Pour obtenir une soupe onctueuse, ne mettez pas les légumes en purée à l'étape 2. Attendez qu'ils soient cuits et mettez la soupe en purée dans la cocotte de la mijoteuse à l'aide d'un mélangeur à immersion avant d'ajouter le vinaigre et le chou. Laissez la soupe se réchauffer (cuire à température élevée de 10 à 15 min) avant d'ajouter le chou pour vous assurer qu'il est cuit.

1 c. à soupe d'huile d'olive
2 oignons finement hachés
4 branches de céleri coupées en dés
2 carottes pelées et coupées en dés
4 gousses d'ail émincées
1 c. à café (1 c. à thé) de graines de carvi
1 c. à café (1 c. à thé) de sel
½ c. à café (½ c. à thé) de grains de poivre noir concassés
1 boîte de 796 ml (28 oz) de tomates, en conserve, en dés, avec le jus
1 c. à soupe de cassonade
3 betteraves moyennes, pelées et coupées en dés
1 pomme de terre pelée et coupée en dés
1 litre (4 tasses) de Bouillon de légumes de base (voir recette, p. 46) ou
   500 ml (2 tasses) de bouillon de légumes du commerce pauvre en sel et
   500 ml (2 tasses) de bouillon de bœuf du commerce pauvre en sel
1 c. à soupe de vinaigre de vin rouge
460 g (4 tasses) de chou coupé en lanières
Crème sure ou crème aigre, légère (facultatif)
Aneth frais, finement haché

1. Dans un poêlon, chauffer l'huile d'olive à feu moyen pendant 30 secondes. Ajouter les oignons, le céleri et les carottes et cuire pendant environ 7 min, en brassant, jusqu'à ce que les carottes soient ramollies. Ajouter l'ail, les graines de carvi, le sel et le poivre. Cuire pendant 1 min, en brassant.
2. Mettre le tout dans un robot culinaire muni d'une lame en métal *(voir Le conseil du jour)*. Ajouter la moitié des tomates avec leur jus et mélanger jusqu'à l'obtention d'une texture onctueuse. Mettre dans la cocotte de la mijoteuse. Ajouter le reste des tomates, la cassonade, les betteraves et la pomme de terre au contenu du robot culinaire. Mélanger jusqu'à l'obtention d'une consistance onctueuse. Mettre dans la cocotte de la mijoteuse. Ajouter le bouillon.
3. Couvrir et cuire à basse température pendant 6 h ou à température élevée pendant 3 h, jusqu'à ce que les légumes soient tendres. Ajouter le vinaigre et le chou. Bien mélanger. Couvrir et cuire à température élevée de 20 à 30 min, jusqu'à ce que le chou soit tendre. Pour servir, verser dans des bols, ajouter une cuillerée de crème sure, si désiré, dans chacun des bols, puis garnir d'aneth.

Valeur nutritive par portion

Calories	98
Lipides	2,2 g
saturés	0,3 g
polyinsaturés	0,3 g
monoinsaturés	1,3 g
Cholestérol	0 mg
Sodium	487 mg
Glucides	19,2 g
Fibres	3,3 g
Protéines	2,8 g

Choix
1	Glucides
½	Matières grasses

Soupe aux carottes, au gingembre, à l'orange et au persil

8 portions
CONVIENT AU VÉGÉTALIEN

Grandeur de la mijoteuse : une mijoteuse de 3,5 à 6 litres (14 à 24 tasses)

À mon avis, les carottes et le gingembre ont toujours fait une combinaison du tonnerre. Ici, ils sont mis en valeur par le goût de l'orange et par une bonne dose de persil, ce qui nous donne une soupe savoureuse et polyvalente.

Vous pouvez faire à l'avance…
Vous pouvez préparer une partie de la soupe avant de la faire cuire. Faites l'étape 1 de la méthode, couvrez le mélange et placez-le au frigo pendant toute la nuit ou même jusqu'à 2 jours. Quand vous serez prêt à cuire la soupe, passez aux étapes 2 et 3.

1 c. à soupe d'huile d'olive
2 oignons hachés
2 à 3 c. à soupe de gingembre frais, émincé *(voir Le conseil du jour)*
1 c. à soupe de zeste d'orange finement râpé
1 c. à café (1 c. à thé) de grains de poivre noir concassés
2 feuilles de laurier
6 grosses carottes pelées, en tranches fines
1 litre (4 tasses) de Bouillon de légumes de base ou de Bouillon de poulet maison (voir recettes, p. 46 et 47) ou de bouillon du commerce pauvre en sel
375 ml (1 ½ tasse) de jus d'orange fraîchement pressé
60 g (1 tasse) de feuilles de persil, bien tassées

1. Dans un poêlon, à feu moyen, chauffer l'huile d'olive pendant 30 secondes. Ajouter les oignons et cuire pendant environ 3 min, en brassant, jusqu'à ce qu'ils soient ramollis. Ajouter le gingembre, le zeste d'orange, le poivre et les feuilles de laurier et cuire pendant 1 min, en brassant. Mettre le tout dans la cocotte de la mijoteuse. Ajouter les carottes et le bouillon. Bien mélanger.
2. Couvrir et cuire à basse température pendant 8 h ou à température élevée pendant 4 h, jusqu'à ce que les carottes soient tendres. Ajouter le jus d'orange et le persil. Couvrir et cuire à température élevée pendant 20 min, jusqu'à ce que ce soit bien chaud. Retirer les feuilles de laurier et les jeter.
3. Mettre une partie de la soupe en purée dans un mélangeur ou un robot culinaire. Répéter l'opération jusqu'à ce qu'il ne reste plus de soupe. (On peut aussi réduire la soupe en purée dans la cocotte de la mijoteuse en utilisant un mélangeur à immersion.) Verser dans des bols individuels et servir très chaud.

Le conseil du jour
Utilisez la quantité de gingembre qui vous convient. Si vous trouvez que le gingembre a une saveur prononcée, mettez-en moins. Mais si vous raffolez de cette saveur, mettez-en plus.

Valeur nutritive par portion	
Calories	88
Lipides	2,1 g
saturés	0,3 g
polyinsaturés	0,3 g
monoinsaturés	1,3 g
Cholestérol	0 mg
Sodium	58 mg
Glucides	16,8 g
Fibres	3,0 g
Protéines	1,8 g

Choix

1	Glucides
½	Matières grasses

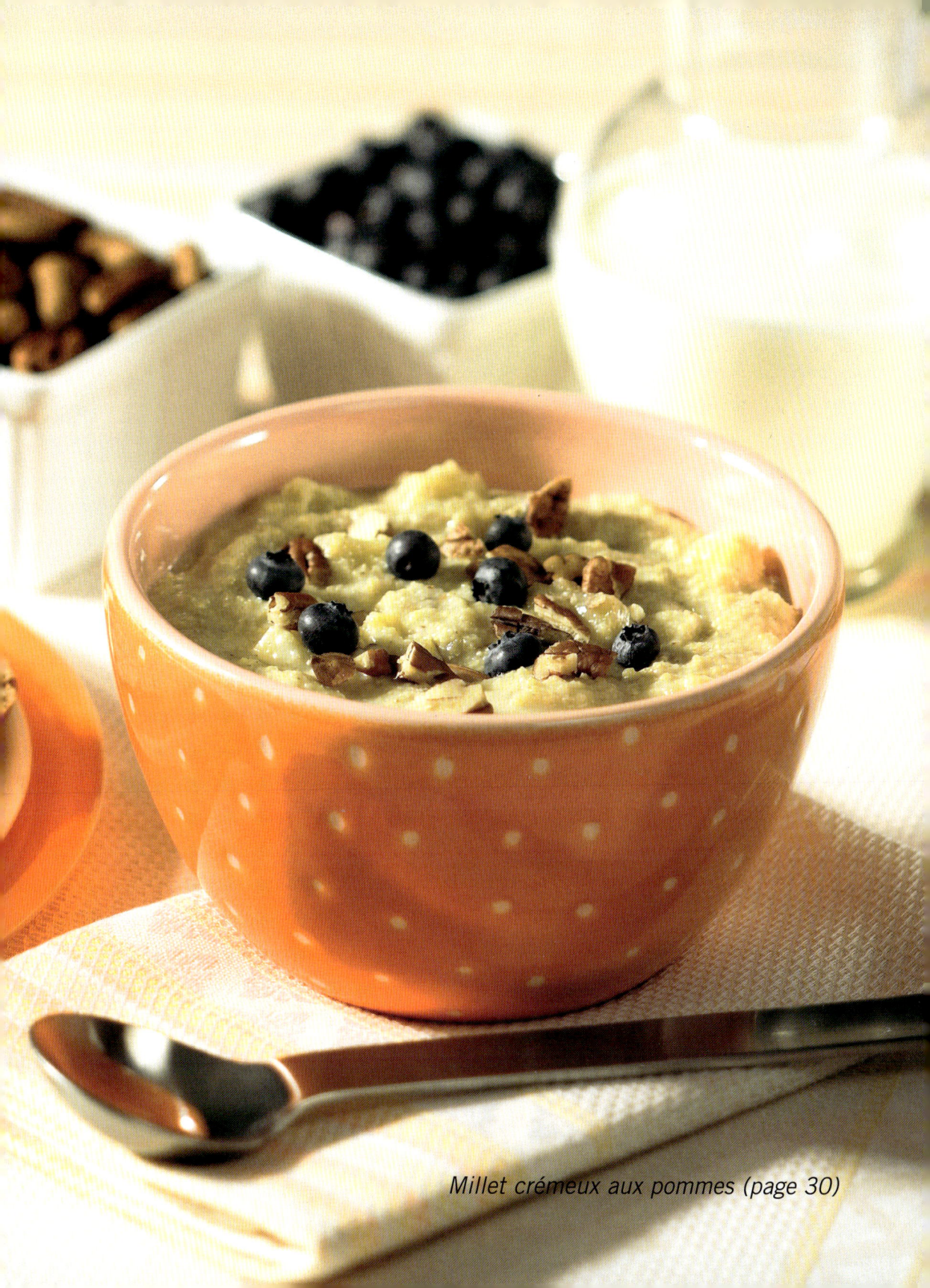

Millet crémeux aux pommes (page 30)

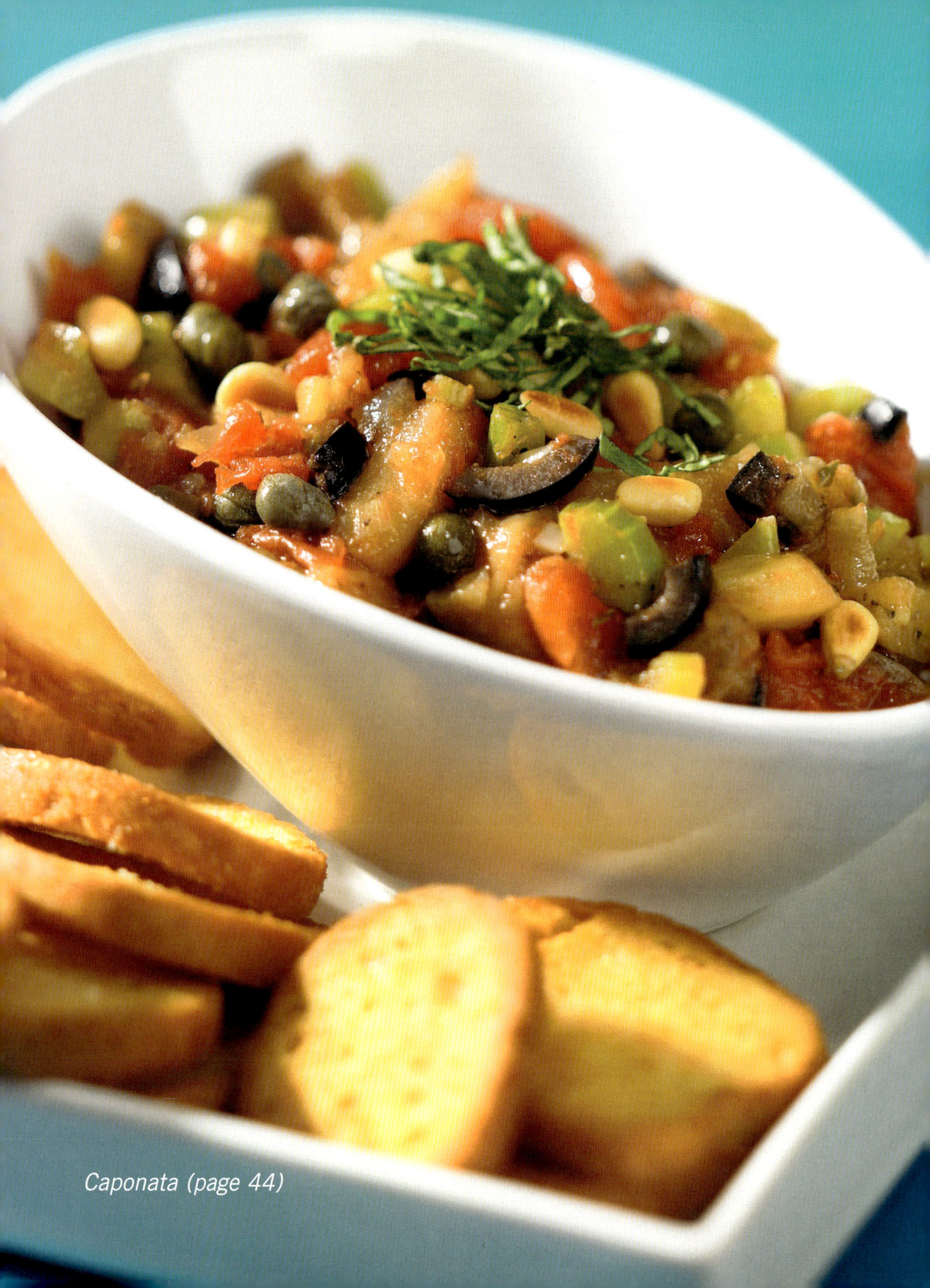
Caponata (page 44)

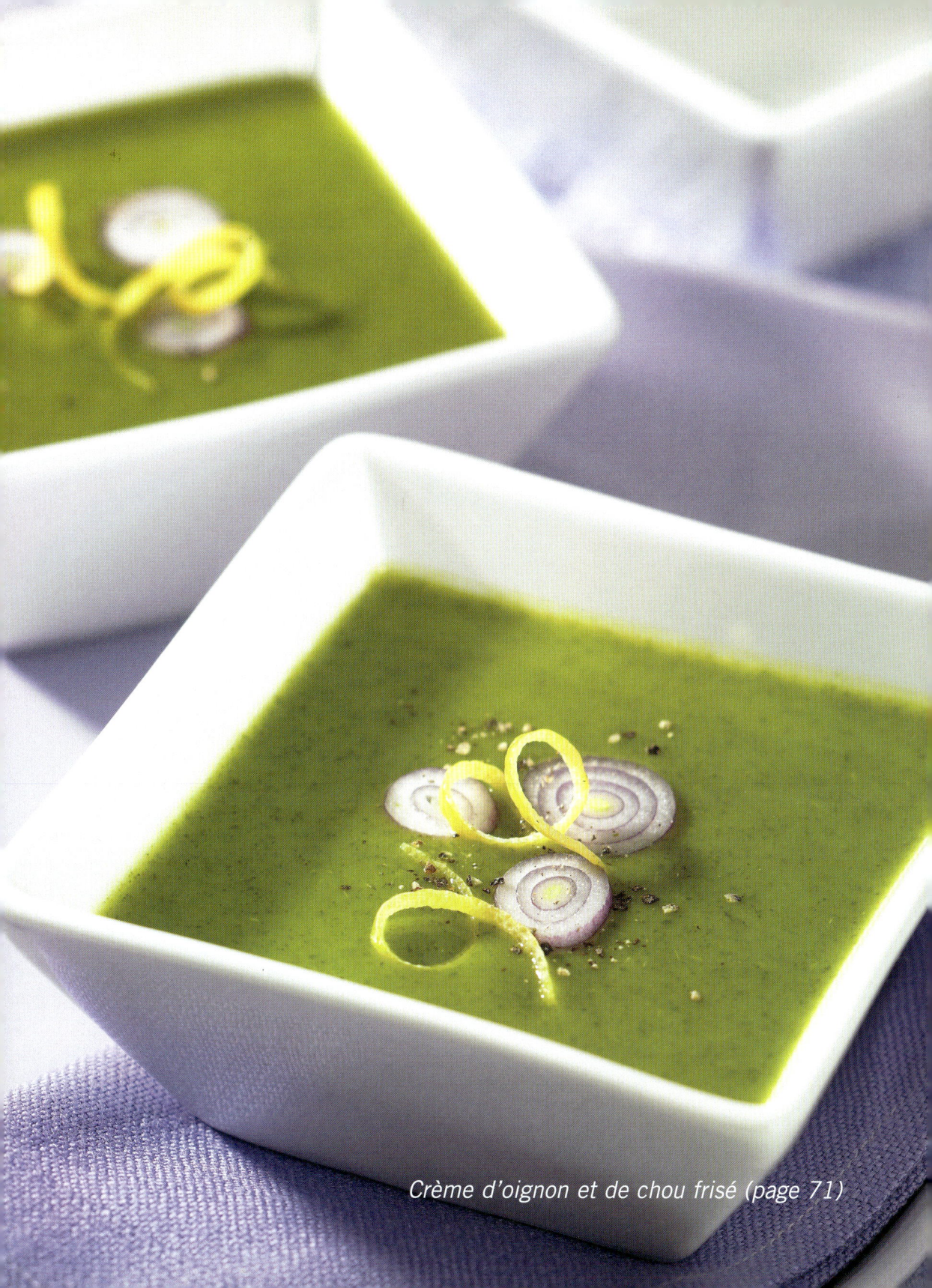

Crème d'oignon et de chou frisé (page 71)

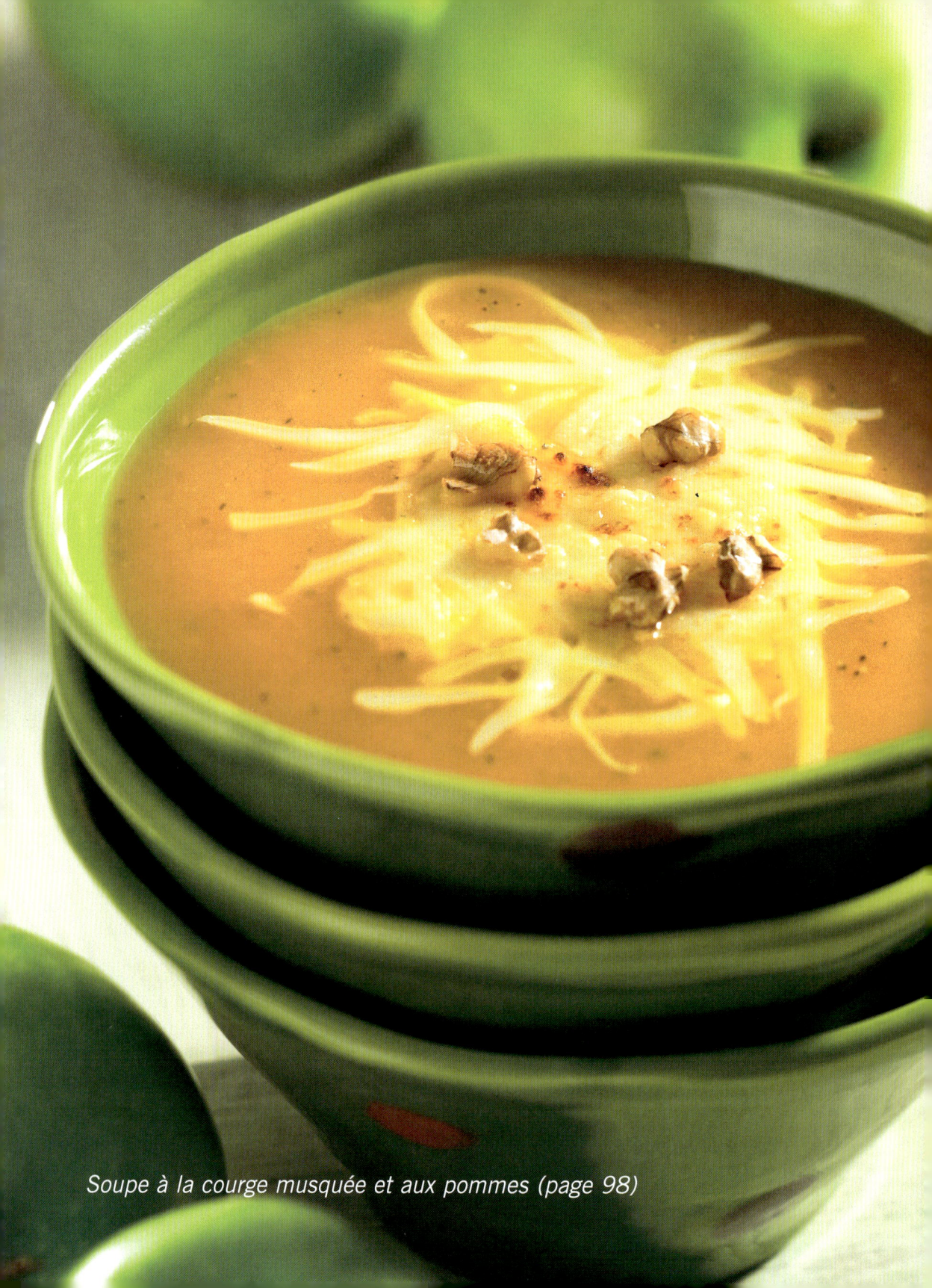
Soupe à la courge musquée et aux pommes (page 98)

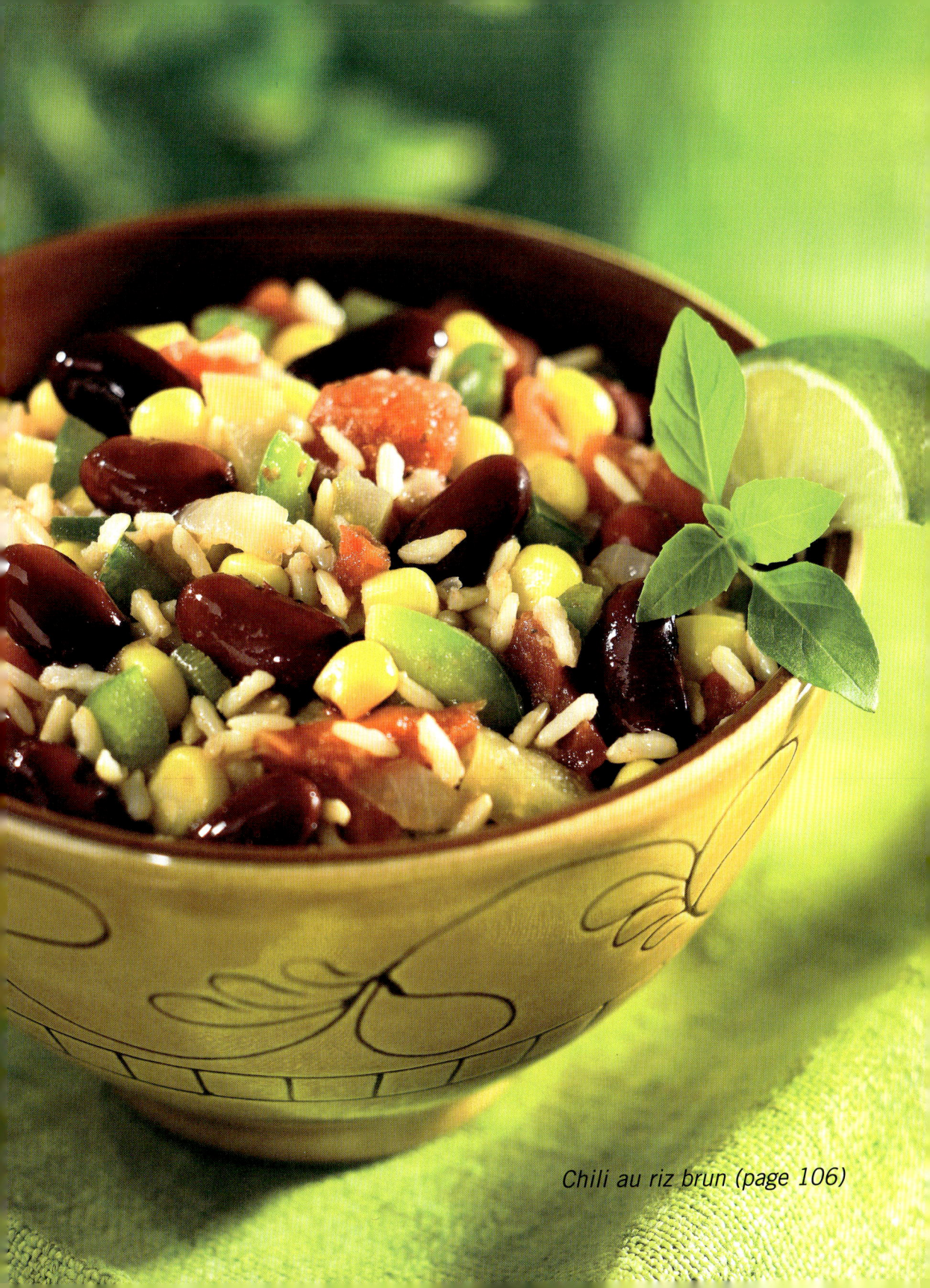

Chili au riz brun (page 106)

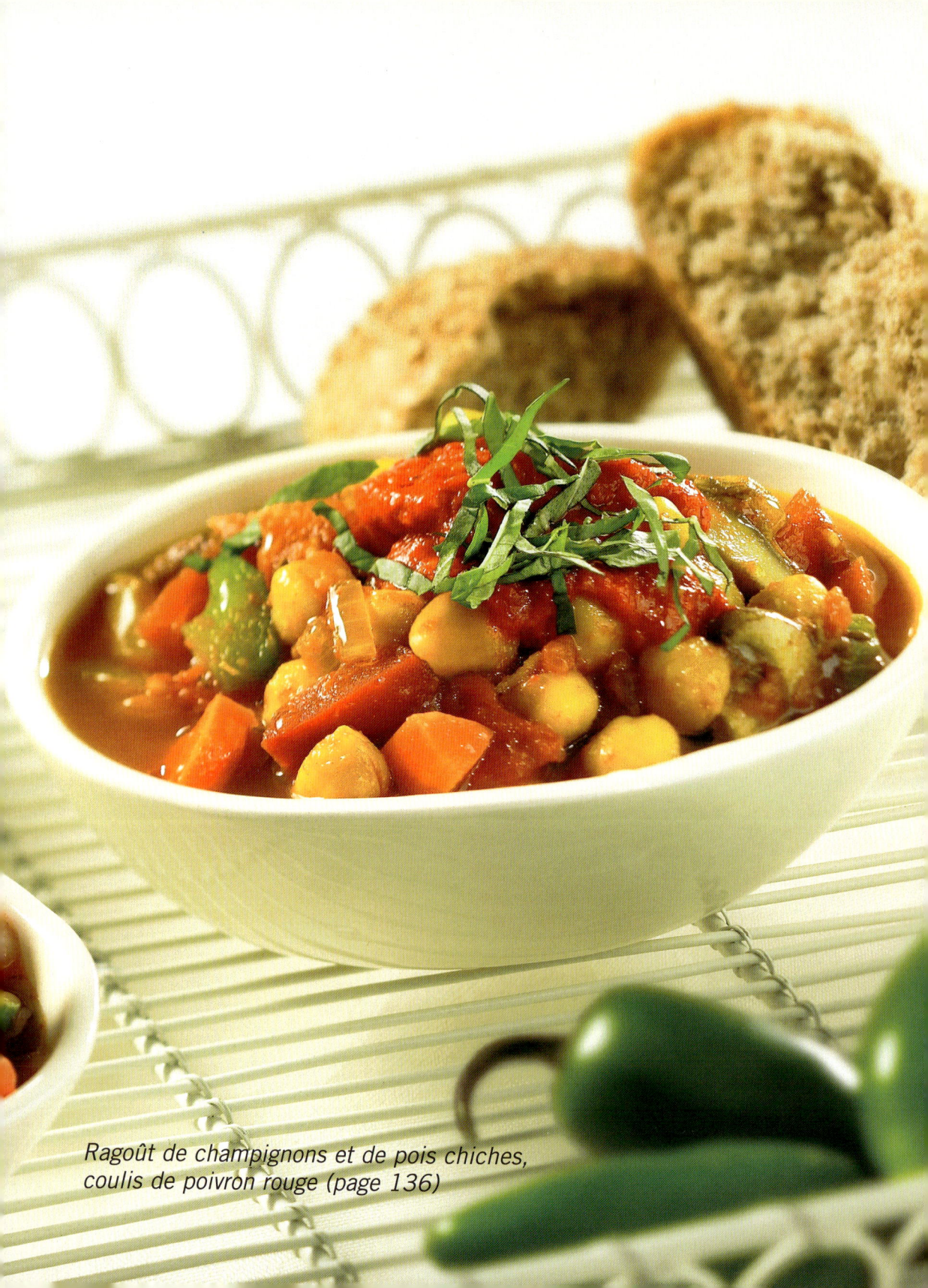

Ragoût de champignons et de pois chiches, coulis de poivron rouge (page 136)

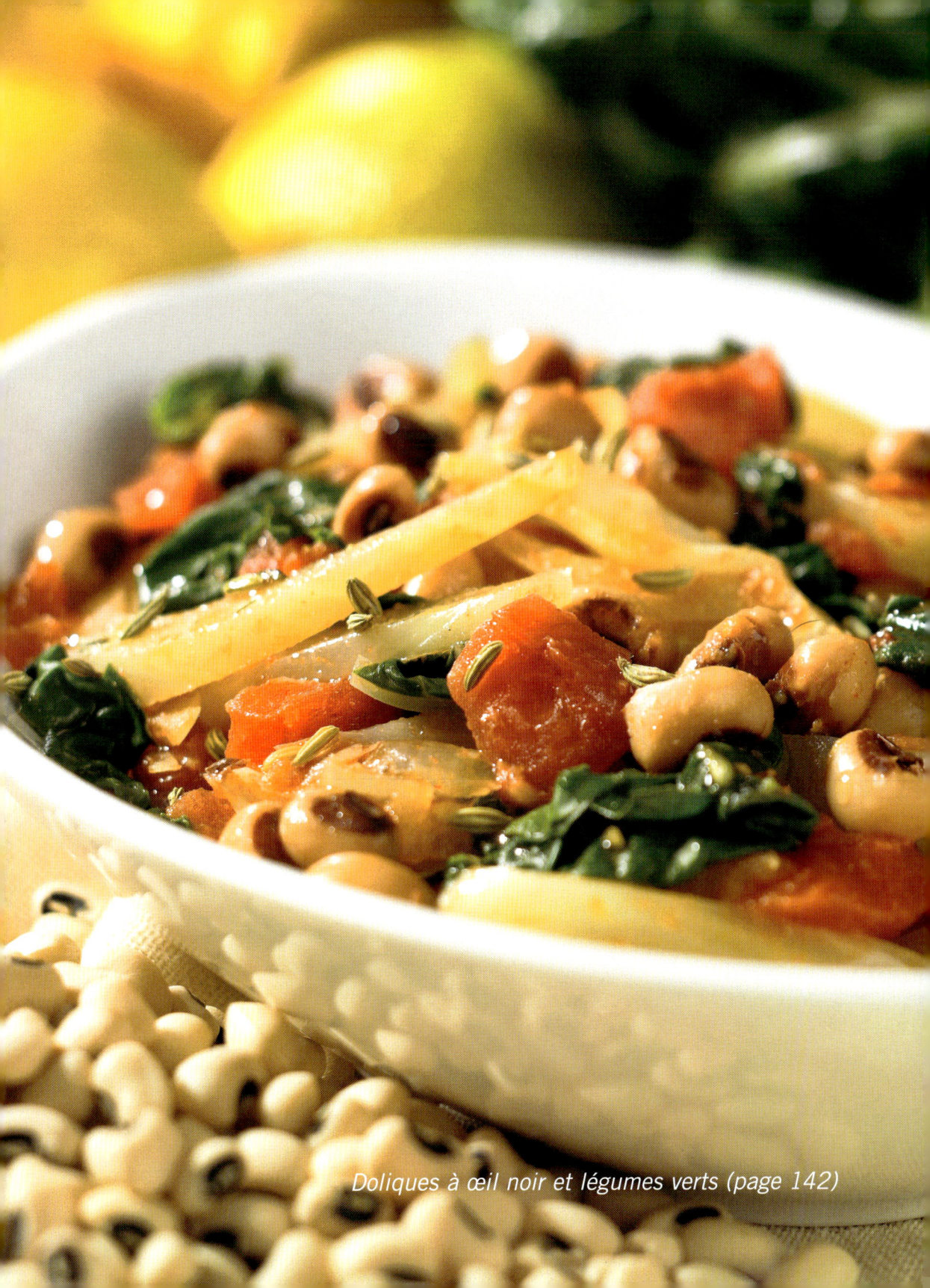

Doliques à œil noir et légumes verts (page 142)

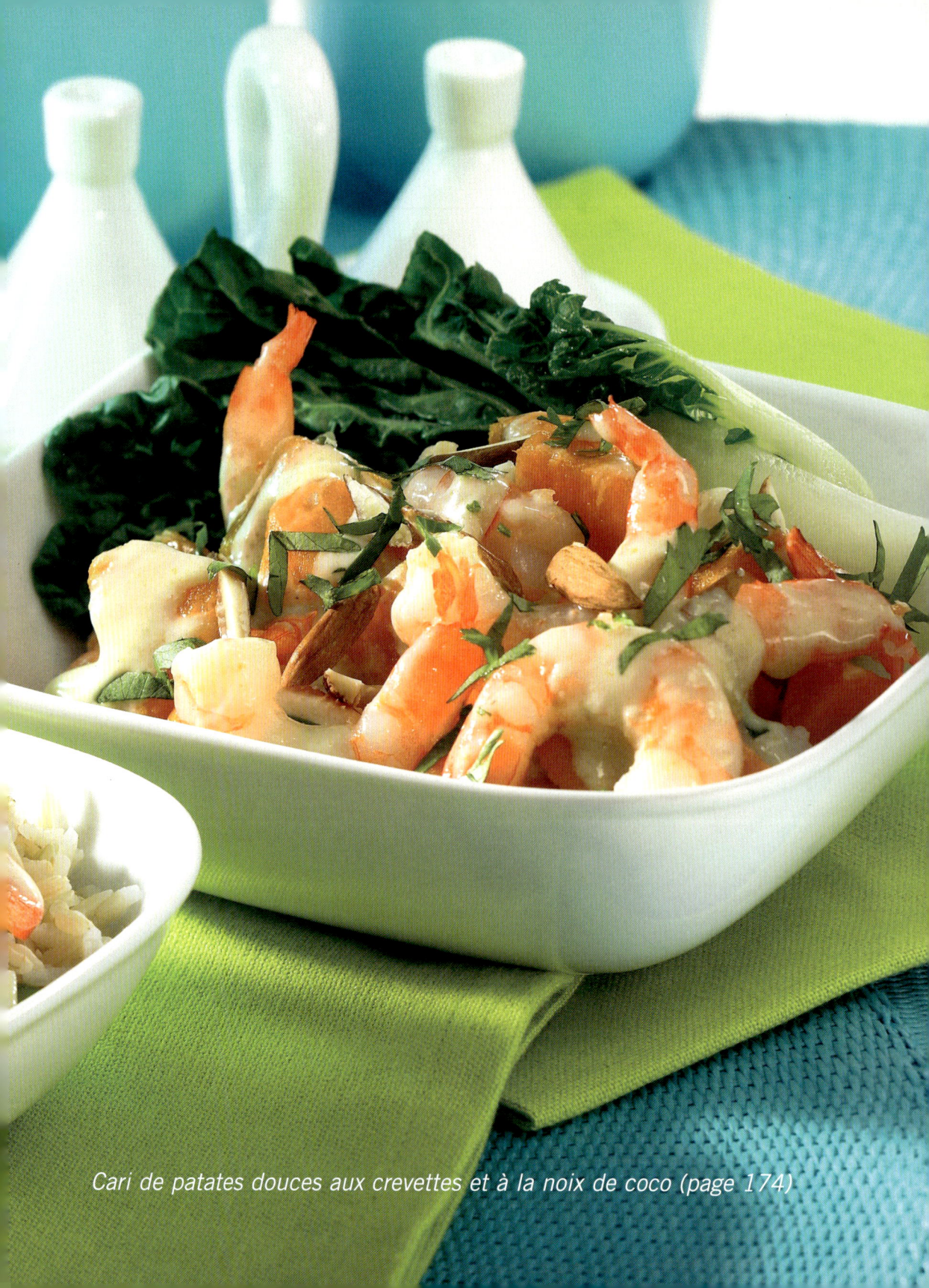

Cari de patates douces aux crevettes et à la noix de coco (page 174)

Potage Crécy

8 portions
CONVIENT AU VÉGÉTALIEN

Grandeur de la mijoteuse : une grande mijoteuse d'au moins 5 litres (20 tasses)

Dans la cuisine française, le mot « Crécy » indique que certains plats contiennent des carottes. À mon avis, ce potage, que l'on peut épaissir avec des pommes de terre ou du riz, est l'un des plus savoureux. Ce potage traditionnel peut constituer la pièce maîtresse d'un repas léger soupe et salade accompagné de pain de seigle. Vous pouvez également le servir au début d'un repas plus élaboré.

Vous pouvez faire à l'avance…
Vous pouvez préparer une partie de la soupe avant de la faire cuire. Faites l'étape 1 de la méthode. Couvrez la soupe et mettez-la au frigo jusqu'à 2 jours. Quand vous serez prêt à la cuire, continuez selon les directives de la recette.

1 c. à soupe d'huile d'olive
2 poireaux, le blanc et un peu de vert seulement, nettoyés et finement tranchés *(voir Les conseils du jour)*
Environ 450 g (1 lb) de carottes pelées et finement tranchées
2 c. à café (2 c. à thé) de thym séché
1 c. à café (1 c. à thé) de grains de poivre noir concassés
2 feuilles de laurier
1,5 litre (6 tasses) de bouillon de légumes ou de bouillon de poulet, pauvre en sel
80 g (½ tasse) de riz brun *(voir Les conseils du jour)*
30 g (½ tasse) de persil finement haché ou de ciboulette en petits morceaux

1. Dans un grand poêlon, chauffer l'huile à feu moyen pendant 30 secondes. Ajouter les poireaux et les carottes. Cuire pendant environ 7 min, en brassant, jusqu'à ce que les carottes soient ramollies. Ajouter le thym, le poivre et les feuilles de laurier. Cuire, en brassant, pendant 1 min. Mettre dans la cocotte de la mijoteuse. Verser le bouillon et bien mélanger.
2. Incorporer le riz. Couvrir et cuire à basse température pendant 8 h ou à température élevée pendant 4 h, jusqu'à ce que les carottes soient tendres. Jeter les feuilles de laurier.
3. Mettre une partie de la soupe en purée dans un mélangeur ou un robot culinaire. Répéter l'opération pour le reste de la soupe. (On peut aussi réduire la soupe en purée dans la cocotte de la mijoteuse en utilisant un mélangeur à immersion.) Verser dans des bols individuels. Garnir de persil et servir chaud.

LES CONSEILS DU JOUR
Pour nettoyer les poireaux : remplissez l'évier d'eau tiède. Coupez les poireaux en 2 dans le sens de la longueur et plongez-les dans l'eau, en les faisant tourbillonner pour enlever toute trace de saleté. Mettez-les ensuite dans une passoire, puis rincez-les bien sous l'eau froide.

Conservez le riz brun au réfrigérateur ou utilisez-le dans le mois qui suit l'achat. Le son contient du gras qui devient rance quand le riz demeure à la température de la pièce pendant une période prolongée.

Valeur nutritive par portion

Calories	123
Lipides	2,7 g
saturés	0,3 g
polyinsaturés	0,4 g
monoinsaturés	1,4 g
Cholestérol	0 mg
Sodium	393 mg
Glucides	22,7 g
Fibres	4,2 g
Protéines	2,9 g

Choix

1	Glucides
½	Matières grasses

Soupe aux marrons

6 portions
CONVIENT AU VÉGÉTALIEN

Grandeur de la mijoteuse : une mijoteuse de 3,5 à 6 litres (14 à 24 tasses)

Vous pouvez servir cette soupe, d'origine française, au début de n'importe quel repas un peu élaboré. En France, la soupe aux marrons est souvent relevée avec une herbe à saveur de réglisse, comme le cerfeuil ou l'estragon. Ici, je lui ai ajouté de l'anis étoilé, qui provient de Chine.

Vous pouvez faire à l'avance...
Vous pouvez préparer une partie de la soupe avant de la faire cuire. Faites les étapes 1 et 2 de la méthode. Couvrez les légumes et placez-les au frigo pendant toute la nuit ou même jusqu'à 2 jours. Quand vous serez prêt à cuire la soupe, passez à l'étape 3.

LES CROÛTONS À L'AIL
1 c. à soupe d'huile d'olive
2 gousses d'ail émincées
1 tranche de pain de campagne, coupée en cubes de 0,5 cm (¼ po)

1 c. à soupe d'huile d'olive
50 g (⅓ tasse) d'oignon émincé
2 carottes pelées et coupées en dés
2 branches de céleri coupées en dés
1 anis étoilé
¼ c. à café (¼ c. à thé) de poivre noir fraîchement moulu
1 litre (4 tasses) de Bouillon de légumes de base ou de Bouillon de poulet maison (voir recettes, p. 46 et 47) ou de bouillon du commerce pauvre en sel
100 g (1 tasse) de purée de marrons, non sucrée *(voir Le conseil du jour)*
1 c. à soupe d'estragon, de cerfeuil ou de persil, frais, haché
1 c. à soupe de porto (facultatif)

1. Pour faire les croûtons : dans un poêlon, chauffer l'huile à feu moyen pendant 30 secondes. Ajouter l'ail et cuire pendant 1 min, en brassant. Ajouter le pain et cuire pendant environ 2 min, en brassant, jusqu'à ce qu'il soit doré. Égoutter sur une assiette couverte de papier essuie-tout. Si l'on n'utilise pas les croûtons immédiatement, les mettre dans un contenant hermétique. Réserver jusqu'au moment de l'utilisation.
2. Dans un poêlon, chauffer l'huile d'olive à feu moyen pendant 30 secondes. Ajouter l'oignon, les carottes et le céleri. Cuire pendant environ 7 min, en brassant, jusqu'à ce qu'ils soient ramollis. Ajouter l'anis étoilé et le poivre noir. Cuire pendant 1 min, en brassant. Mettre le tout dans la cocotte de la mijoteuse. Incorporer le bouillon.

3. Couvrir et cuire à basse température de 6 à 8 h ou à température élevée de 3 à 4 h, jusqu'à ce que les légumes soient très tendres. Incorporer la purée de marrons et l'estragon. Couvrir et cuire pendant 30 min, jusqu'à ce que les saveurs se marient. Mettre une partie de la soupe en purée dans un mélangeur ou un robot culinaire. Répéter l'opération pour le reste de la soupe. (On peut aussi réduire la soupe en purée dans la cocotte de la mijoteuse en utilisant un mélangeur à immersion.) Incorporer le porto, si désiré. Verser dans des bols. Garnir de croûtons.

Le conseil du jour

Si vous utilisez de la purée de marrons en conserve, lisez l'étiquette pour vous assurer qu'elle ne contient pas de sucre. Certains types servent à faire des desserts, plutôt que des plats principaux. La purée en conserve est très épaisse et il vous faudra la ramollir un peu avant de l'ajouter au bouillon. Je vous suggère de la mettre dans un bol, de la briser en petits morceaux et de la mélanger avec un peu de bouillon chaud ou de la mettre en purée dans un robot culinaire.

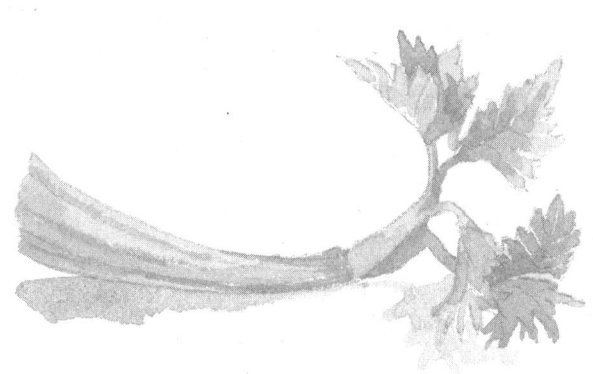

Valeur nutritive par portion	
Calories	156
Lipides	6,2 g
saturés	1,0 g
polyinsaturés	0,9 g
monoinsaturés	3,9 g
Cholestérol	13 mg
Sodium	83 mg
Glucides	21,8 g
Fibres	4,8 g
Protéines	4,0 g

Choix

1	Glucides
1	Matières grasses

Soupe au maïs et aux poivrons rouges grillés

8 portions
CONVIENT AU VÉGÉTARIEN

Grandeur de la mijoteuse : une grande mijoteuse d'au moins 5 litres (20 tasses)

Cette soupe de type Tex-Mex est assez raffinée pour que vous la serviez à un repas élaboré. Le pain chaud au levain est l'accompagnement idéal.

Vous pouvez faire à l'avance…
Vous pouvez préparer une partie de la soupe avant de la faire cuire. Faites l'étape 1 de la méthode. Couvrez le mélange et placez-le au frigo jusqu'à 2 jours. Quand vous serez prêt à cuire la soupe, continuez selon les directives de la recette.

1 c. à soupe d'huile d'olive
1 gros oignon finement haché
6 gousses d'ail hachées
1 c. à soupe de graines de cumin grillées et moulues *(voir Les conseils du jour)*
1 c. à soupe de romarin frais, haché, ou de romarin séché, émietté
1 feuille de laurier
½ c. à café (½ c. à thé) de sel
½ c. à café (½ c. à thé) de grains de poivre noir concassés
1,5 litre (6 tasses) de bouillon de légumes ou de bouillon poulet, pauvre en sel
1 piment séché ancho, guajillo ou du Nouveau-Mexique
250 ml (1 tasse) d'eau bouillante
1 piment jalapeño épépiné et grossièrement haché (facultatif)
730 g (4 tasses) de maïs en grains, décongelé s'il était surgelé
2 poivrons rouges grillés et coupés en cubes de 1 cm (½ po) *(voir Les conseils du jour)*
125 ml (½ tasse) de crème 35 % à fouetter
Persil frais, finement haché, ou coriandre finement hachée

1. Dans un poêlon, chauffer l'huile à feu moyen pendant 30 secondes. Ajouter l'oignon et cuire pendant environ 3 min, en brassant, jusqu'à ce qu'il soit ramolli. Ajouter l'ail, les graines de cumin, le romarin, la feuille de laurier, le sel et le poivre. Cuire, en brassant, pendant 1 min. Mettre dans la cocotte de la mijoteuse. Verser le bouillon et bien mélanger.

2. Couvrir et cuire à basse température de 6 à 8 h ou à température élevée de 3 à 4 h, jusqu'à ce que les saveurs se marient.

3. Une demi-heure avant la fin de la cuisson, faire tremper les piments séchés dans l'eau bouillante, dans un bol, pendant 30 min. Appuyer sur les piments avec une tasse pour qu'ils soient bien immergés. Les égoutter, jeter l'eau de trempage et les tiges, puis les hacher grossièrement. Les mettre dans un mélangeur. Ajouter 250 ml (1 tasse) du bouillon de la soupe et le piment jalapeño, si désiré, puis réduire le mélange en purée. Verser dans la mijoteuse et bien mélanger. Ajouter le maïs, les poivrons rouges grillés et la crème. Couvrir et cuire à température élevée pendant 30 min, jusqu'à ce que le maïs soit tendre. Jeter la feuille de laurier. Verser dans des bols individuels et garnir de persil ou de coriandre.

Les conseils du jour

Pour faire griller les graines de cumin : mettez-les dans un poêlon, à sec, et faites-les griller pendant environ 3 min, à feu moyen, en brassant, jusqu'à ce qu'une bonne odeur s'en dégage. Mettez-les dans un mortier ou dans un moulin à épices, il faut alors les moudre sans tarder. Si vous préférez utiliser du cumin moulu, utilisez la moitié de la quantité de graines de cumin mentionnée dans la recette.

Pour faire griller les poivrons : préchauffez le four à 200 °C (400 °F). Déposez les poivrons sur une tôle à biscuits et faites-les griller, en les retournant 2 ou 3 fois, jusqu'à ce que la peau soit presque carbonisée de tous les côtés. (Cela prend environ 25 min.) Mettez les poivrons dans un bol. Couvrez-les d'une assiette et laissez-les refroidir. Retirez-les du bol puis, à l'aide d'un couteau bien aiguisé, soulevez la peau. Jetez la peau, la tige et le cœur, puis tranchez les poivrons selon les indications de la recette.

Truc santé

La riche couleur des poivrons rouges nous indique que ce légume savoureux et polyvalent contient une grande quantité d'éléments nutritifs importants. Un poivron rouge de grosseur moyenne ne contient qu'environ 30 calories et est une excellente source de vitamine A (principalement sous forme de bêtacarotène) et de vitamine C. En fait, à poids égal, le poivron rouge contient plus de vitamine C qu'une orange. Le bêtacarotène ainsi que la vitamine C sont des antioxydants. Ces substances, consommées dans le cadre d'une alimentation santé, aident à prévenir certains problèmes liés au vieillissement.

Valeur nutritive par portion	
Calories	180
Lipides	8,1 g
saturés	3,6 g
polyinsaturés	0,7 g
monoinsaturés	2,9 g
Cholestérol	19 mg
Sodium	505 mg
Glucides	26,1 g
Fibres	3,7 g
Protéines	4,4 g

Choix

1 ½ Glucides
1 ½ Matières grasses

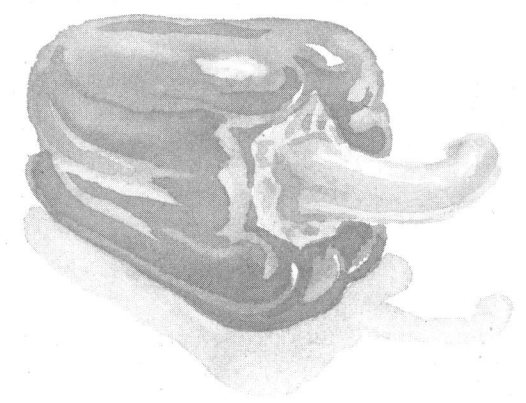

Soupe aux légumes verts à feuilles

8 portions
CONVIENT AU VÉGÉTALIEN

Grandeur de la mijoteuse : une grande mijoteuse d'au moins 5 litres (20 tasses)

Cette délicieuse soupe campagnarde a des origines françaises. La base de la soupe est le traditionnel mélange de poireaux et de pommes de terre, et je lui ai ajouté des légumes verts à feuilles qui sont très bons pour la santé. L'oseille ajoute de l'intensité à la saveur. Vous trouverez de l'oseille l'été dans les magasins de fruits et légumes ou au marché, mais la roquette et le persil peuvent la remplacer.

Vous pouvez faire à l'avance…
Vous pouvez préparer une partie de la soupe avant de la faire cuire. Faites l'étape 1 de la méthode. Couvrez le mélange et laissez-le au frigo pendant toute la nuit ou même jusqu'à 2 jours. Quand vous serez prêt à cuire la soupe, passez aux étapes 2 et 3.

1 c. à soupe de beurre ou d'huile d'olive
1 c. à soupe d'huile d'olive
6 petits poireaux, le blanc et les parties vert pâle seulement, nettoyés et coupés en tranches fines *(voir Les conseils du jour, p. 65)*
4 gousses d'ail émincées
1 c. à café (1 c. à thé) de sel
1 c. à café (1 c. à thé) d'estragon séché
½ c. à café (½ c. à thé) de grains de poivre noir concassés
1,5 litre (6 tasses) de Bouillon de légumes de base ou de Bouillon de poulet maison (voir recettes, p. 46 et 47) ou de bouillon du commerce pauvre en sel
3 pommes de terre moyennes, pelées et coupées en cubes de 1 cm (½ po)
240 g (4 tasses) de feuilles de bettes à cardes déchiquetées, bien tassées
Environ 60 g (1 tasse) de feuilles d'oseille, de roquette ou de persil, déchiquetées, bien tassées
Crème 10 % ou crème fleurette (facultatif)

1. Dans un grand poêlon, à feu moyen, faire fondre le beurre dans l'huile d'olive ou chauffer les 2 c. à soupe d'huile d'olive. Ajouter les poireaux. Cuire pendant environ 5 min, en brassant, jusqu'à ce qu'ils soient ramollis. Ajouter l'ail, le sel, l'estragon et le poivre. Cuire pendant 1 min, en brassant. Verser le bouillon et porter à ébullition. Mettre le tout dans la cocotte de la mijoteuse.
2. Incorporer les pommes de terre. Couvrir et cuire à basse température pendant 8 h ou à température élevée pendant 4 h, jusqu'à ce que les pommes de terre soient tendres. Ajouter une partie des bettes à cardes et de l'oseille, en brassant, pour immerger les feuilles dans le liquide. Répéter l'opération jusqu'à ce qu'il ne reste plus de bettes ni d'oseille. Couvrir et cuire à température élevée pendant 20 min, jusqu'à ce que les feuilles soient tendres.
3. Mettre une partie de la soupe en purée dans un mélangeur ou un robot culinaire. Répéter l'opération pour le reste de la soupe. (On peut aussi réduire la soupe en purée dans la cocotte de la mijoteuse en utilisant un mélangeur à immersion.) Verser dans des bols individuels et garnir chacun des bols de 1 c. à soupe de crème, si désiré.

Valeur nutritive par portion	
Calories	122
Lipides	3,5 g
saturés	1,2 g
polyinsaturés	0,4 g
monoinsaturés	1,7 g
Cholestérol	5 mg
Sodium	475 mg
Glucides	21,8 g
Fibres	5,1 g
Protéines	3,6 g
Choix	
1	Glucides
½	Matières grasses

Crème d'oignon et de chou frisé

6 portions | *Grandeur de la mijoteuse : une grande mijoteuse d'au moins 5 litres (20 tasses)*

Cette soupe ne contient pas de crème, à moins que vous n'en versiez un filet sur chaque portion.

Vous pouvez faire à l'avance...
Faites les étapes 1 et 2. Couvrez les mélanges et placez-les au frigo jusqu'à 2 jours. Quand vous voudrez cuire la soupe, continuez selon les directives de la recette.

Les conseils du jour
Pour les végétariens, omettez le bacon. Chauffez 1 c. à soupe d'huile d'olive dans un poêlon, à feu moyen, pendant 30 secondes. Ajoutez les oignons. Continuez selon les directives.

Utilisez du paprika ordinaire, piquant ou fumé. Pour un goût plus relevé, si vous utilisez du paprika ordinaire, dissolvez ¼ c. à café (¼ c. à thé) de cayenne dans le jus de citron avec le paprika.

(Voir cahier photos)

- 4 tranches de bacon *(voir Les conseils du jour)*
- 1 c. à soupe d'huile d'olive
- 4 oignons finement tranchés
- 2 gousses d'ail hachées
- 1 c. à café (1 c. à thé) de zeste de citron râpé
- ½ c. à café (½ c. à thé) de grains de poivre noir concassés
- 1 feuille de laurier
- 4 baies de piment de la Jamaïque entières
- 1 litre (4 tasses) de bouillon de légumes ou de bouillon de poulet, pauvre en sel
- 3 pommes de terre moyennes, pelées et coupées en dés
- 1 c. à café (1 c. à thé) de paprika, dissous dans 2 c. à soupe de jus de citron *(voir Les conseils du jour)*
- 480 g (4 tasses) de chou frisé, haché

1. Dans un poêlon, cuire le bacon à feu moyen-élevé, jusqu'à ce qu'il soit croustillant. L'égoutter sur du papier essuie-tout, puis l'émietter. Couvrir le bacon et le placer au réfrigérateur jusqu'au moment de l'utiliser. Égoutter tout le gras du poêlon.
2. Réduire à feu moyen, ajouter l'huile d'olive et chauffer pendant 30 secondes. Ajouter les oignons au poêlon et cuire pendant environ 5 min, en brassant, jusqu'à ce qu'ils soient ramollis. Ajouter l'ail, le zeste de citron, le poivre, la feuille de laurier et le piment de la Jamaïque. Cuire pendant 1 min, en brassant. Mettre dans la cocotte de la mijoteuse. Verser le bouillon et bien mélanger.
3. Incorporer les pommes de terre. Couvrir et cuire à basse température pendant 8 h ou à température élevée pendant 4 h, jusqu'à ce que les pommes de terre soient tendres. Jeter la feuille de laurier et le piment de la Jamaïque. Incorporer le mélange de paprika, le chou et le bacon réservé. Couvrir et cuire à température élevée pendant 20 min, jusqu'à ce que le chou soit tendre. Mettre une partie de la soupe en purée dans un mélangeur ou un robot culinaire. Répéter l'opération pour le reste de la soupe. (On peut aussi réduire la soupe en purée dans la cocotte de la mijoteuse en utilisant un mélangeur à immersion.) Servir immédiatement.

Valeur nutritive par portion	
Calories	155
Lipides	5,2 g
saturés	1,1 g
polyinsaturés	2,7 g
monoinsaturés	0,7 g
Cholestérol	4 mg
Sodium	404 mg
Glucides	23,8 g
Fibres	3,4 g
Protéines	5,1 g

Choix

1 ½	Glucides
1	Matières grasses

Soupe du Nouveau Monde

8 portions
CONVIENT AU VÉGÉTALIEN

Grandeur de la mijoteuse : une grande mijoteuse d'au moins 5 litres (20 tasses)

Voici une variante de la soupe française traditionnelle aux poireaux et aux pommes de terre. Si je lui ai donné le nom de Soupe du Nouveau Monde, c'est que je la prépare avec des patates douces et des poivrons, deux légumes que Christophe Colomb a ramenés en Europe de ses voyages en Amérique.

Vous pouvez faire à l'avance…
Vous pouvez faire une partie de la soupe avant de la faire cuire. Faites les étapes 1 et 2 de la méthode. Couvrez les deux mélanges et placez-les au frigo pendant toute la nuit ou même jusqu'à 2 jours. Quand vous serez prêt à cuire la soupe, passez aux étapes 3 et 4.

1 c. à soupe de graines de cumin
1 c. à soupe d'huile d'olive
4 gros poireaux, le blanc et un peu de vert seulement, nettoyés et finement tranchés *(voir Les conseils du jour)*
4 gousses d'ail émincées
½ c. à café (½ c. à thé) de grains de poivre noir concassés
1,5 litre (6 tasses) de Bouillon de légumes de base ou de Bouillon de poulet maison (voir recettes, p. 46 et 47) ou de bouillon du commerce pauvre en sel
Environ 3 patates douces, pelées et coupées en cubes de 2,5 cm (1 po)
2 poivrons verts, coupés en dés *(voir Les conseils du jour)*
1 long piment rouge, émincé (facultatif)
125 ml (½ tasse) de crème 35 % ou de boisson de soya
Lanières de poivron rouge, grillées (facultatif)
Ciboulette en petits morceaux

1. Dans un grand poêlon, à feu moyen, faire griller les graines de cumin à sec pendant environ 3 min, en brassant, jusqu'à ce qu'une bonne odeur s'en dégage et qu'elles commencent tout juste à dorer. Les déposer immédiatement dans un mortier ou dans un moulin à épices, puis les moudre. Réserver.
2. Dans le même poêlon, chauffer l'huile d'olive à feu moyen pendant 30 secondes. Ajouter les poireaux et cuire pendant environ 5 min, en brassant, jusqu'à ce qu'ils soient ramollis. Ajouter l'ail, le poivre et les graines de cumin. Cuire pendant 1 min, en brassant. Mettre le tout dans la cocotte de la mijoteuse. Ajouter le bouillon.

3. Ajouter les patates douces. Couvrir et cuire à basse température de 7 à 8 h ou à température élevée de 3 à 4 h, jusqu'à ce que les patates douces soient tendres. Ajouter les poivrons et le piment, si désiré. Couvrir et cuire à température élevée de 20 à 30 min, jusqu'à ce que les poivrons soient tendres.
4. Mettre une partie de la soupe en purée dans un mélangeur ou un robot culinaire. Répéter l'opération pour le reste de la soupe. (On peut aussi mettre la soupe en purée dans la cocotte de la mijoteuse en utilisant un mélangeur à immersion.) Pour servir, mettre la soupe dans des bols, y verser un filet de crème et garnir chacun des bols de 2 fines lanières de poivron rouge grillées, si désiré, et de ciboulette.

Les conseils du jour

Pour nettoyer les poireaux : remplissez l'évier d'eau tiède. Coupez les poireaux en 2 dans le sens de la longueur et plongez-les dans l'eau en les faisant tourbillonner pour enlever toute trace de saleté. Mettez-les ensuite dans une passoire, puis rincez-les bien sous l'eau froide.

Si vous préférez, utilisez un poivron rouge et un poivron vert.

Truc santé

Une portion de cette soupe est une excellente source de vitamine A, qui provient en grande partie de la patate douce. Les patates douces constituent l'une des meilleures sources de bêtacarotène, qui est transformé en vitamine A dans l'organisme. Plus un fruit ou un légume est coloré, plus il est riche en vitamines. Souvenez-vous que la plupart des légumes sont pauvres en calories et en glucides – 100 g (½ tasse) d'un légume cuit ou 60 g (1 tasse) de salade verte équivalent habituellement à un Extra. Fixez-vous comme objectif de manger au moins 7 portions de légumes et fruits par jour en prenant soin d'y inclure une portion de légume orange (comme la patate douce de cette recette) et une portion de légume vert foncé (comme le brocoli, la laitue romaine ou les épinards).

Valeur nutritive par portion	
Calories	222
Lipides	8,4 g
saturés	3,8 g
polyinsaturés	0,8 g
monoinsaturés	3,2 g
Cholestérol	34 mg
Sodium	44 mg
Glucides	33,5 g
Fibres	4,2 g
Protéines	5,1 g

Choix	
2	Glucides
1 ½	Matières grasses

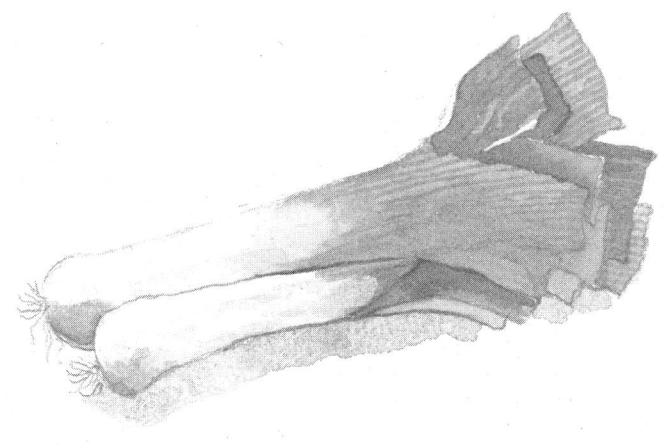

Soupe aux champignons et au millet

8 portions
CONVIENT AU VÉGÉTALIEN

Grandeur de la mijoteuse : une grande mijoteuse d'au moins 5 litres (20 tasses)

Si vous rehaussez la saveur de cette soupe en y mettant des champignons séchés et leur liquide de trempage, vous obtiendrez un délicieux bouillon. De plus, un soupçon de sauce soya donnera à la soupe une saveur asiatique. Si vous préférez une texture crémeuse, ajoutez un peu de yogourt nature faible en gras.

Vous pouvez faire à l'avance…
Vous pouvez préparer la soupe avant de la faire cuire. Faites les étapes 1 à 3 de la méthode. Couvrez le mélange et placez-le au frigo, vous pouvez même l'y laisser jusqu'à 2 jours. Quand vous serez prêt à cuire la soupe, passez à l'étape 4.

750 ml (3 tasses) d'eau chaude
2 c. à soupe de champignons sauvages séchés *(voir Les conseils du jour)*
110 g (½ tasse) de millet *(voir Les conseils du jour)*
1 c. à soupe d'huile d'olive
2 oignons finement hachés
6 gousses d'ail émincées
1 c. à soupe de gingembre frais, émincé
½ c. à café (½ c. à thé) de grains de poivre noir concassés
900 g (2 lb) de champignons de Paris nettoyés et tranchés finement
1,5 litre (6 tasses) de Bouillon de légumes de base (voir recette, p. 46)
    ou 750 ml (3 tasses) de bouillon de légumes du commerce pauvre en sel et 750 ml (3 tasses) d'eau
2 feuilles de laurier
60 ml (¼ tasse) de sauce soya ou de sauce tamari, légère ou faible en sodium
Yogourt nature faible en gras (facultatif)
50 g (½ tasse) d'oignons verts finement hachés ou
    30 g (½ tasse) de persil haché

1. Dans un bol résistant à la chaleur, mettre l'eau chaude et les champignons séchés. Les laisser reposer pendant 30 min, les passer dans un tamis à mailles fines et conserver le liquide. Assécher les champignons, les hacher finement, puis réserver.
2. Dans un grand poêlon, à feu moyen, faire griller le millet, en brassant, pendant environ 3 min, jusqu'à ce qu'une bonne odeur s'en dégage et qu'il commence à dorer. Mettre le millet dans la cocotte de la mijoteuse.
3. Dans le même poêlon, chauffer l'huile d'olive à feu moyen pendant 30 secondes. Ajouter les oignons et cuire pendant environ 3 min, en brassant, jusqu'à ce qu'ils soient ramollis. Ajouter les champignons réservés, l'ail, le gingembre et le poivre. Cuire pendant 1 min, en brassant. Verser le jus de trempage des champignons et porter à ébullition. Mettre le tout dans la cocotte de la mijoteuse.

4. Ajouter les champignons de Paris, le bouillon, les feuilles de laurier et la sauce soya. Couvrir et cuire à basse température de 6 à 8 h ou à température élevée de 3 à 4 h, jusqu'à ce que le millet soit tendre. Jeter les feuilles de laurier. Servir dans des bols individuels, garnir de yogourt, si désiré, et garnir chaque portion de 1 c. à soupe d'oignon vert.

Variante
SOUPE AUX CHAMPIGNONS ET AU RIZ

Remplacez le millet par 125 g (¾ tasse) de riz brun rincé ou d'un mélange de riz sauvage et de riz brun.

Les conseils du jour

2 c. à soupe de champignons séchés équivaut à environ la moitié d'un paquet de 14 g (½ oz).

On trouve du millet dans les magasins d'aliments naturels. Comme c'est le cas pour les lentilles, le millet peut contenir des impuretés ou des grains décolorés. S'il semble contenir des saletés, rincez-le bien dans un contenant d'eau avant de l'utiliser. Faites-le tourbillonner et enlevez toutes les impuretés, puis rincez-le sous l'eau froide. Si vous ne trouvez pas de millet, vous pouvez le remplacer par du riz brun ou par un mélange de riz sauvage et de riz brun *(voir Variante)* et vous tirerez quand même des avantages d'avoir ajouté des grains entiers à votre alimentation.

Si vous préférez, vous pouvez remplacer le bouillon de légumes par 1,25 litre (5 tasses) de bouillon de bœuf pauvre en sel et 250 ml (1 tasse) de vin blanc ou d'eau.

Truc santé

Le millet est un grain entier riche en éléments nutritifs, et la plupart des gens n'en mangent pas souvent, c'est pourquoi j'en ai mis dans cette recette. Une portion de 90 g (½ tasse) de millet cuit contient presque 3 g de fibres et moins de 1 g de lipides. Le millet est une bonne source de magnésium et il contient aussi de la thiamine, de la niacine, de la vitamine B6, du folate, du manganèse, du phosphore et du zinc. Les glucides contenus dans les grains entiers ont un faible indice glycémique, ils produisent donc une élévation moins rapide de la glycémie que plusieurs autres aliments contenant des glucides. Les grains entiers rassasient davantage que leurs versions raffinées. De plus, entre autres avantages, une alimentation riche en grains entiers est associée à une réduction des risques de maladies du cœur.

Valeur nutritive par portion	
Calories	108
Lipides	2,6 g
saturés	0,4 g
polyinsaturés	0,5 g
monoinsaturés	1,3 g
Cholestérol	0 mg
Sodium	307 mg
Glucides	18,8 g
Fibres	3,7 g
Protéines	4,2 g
Choix	
1	Glucides
½	Matières grasses

Vichyssoise au céleri-rave et au cresson

10 portions
CONVIENT AU VÉGÉTALIEN

Grandeur de la mijoteuse : une grande mijoteuse d'au moins 5 litres (20 tasses)

Cette soupe rafraîchissante est savoureuse, facile à préparer et peut constituer le début d'un repas des plus fins. Plus nutritive que la vichyssoise traditionnelle, elle possède un agréable goût de noisette. L'été, j'aime bien en avoir des restes au frigo et j'en mange parfois, l'après-midi, en guise de goûter.

Vous pouvez faire à l'avance...
Vous pouvez préparer une partie de la soupe avant de la faire cuire. Faites l'étape 1 de la méthode. Couvrez le mélange et placez-le au frigo pendant toute la nuit ou même jusqu'à 2 jours. Quand vous serez prêt à cuire la soupe, passez aux étapes 2 et 3.

1 c. à soupe d'huile d'olive
3 poireaux, le blanc et les parties vert pâle seulement,
   nettoyés et grossièrement hachés *(voir Les conseils du jour, p. 65)*
2 gousses d'ail émincées
½ c. à café (½ c. à thé) de grains de poivre noir concassés
1,5 litre (6 tasses) de Bouillon de légumes de base ou
   de Bouillon de poulet maison *(voir recettes, p. 46 et 47)* ou
   de bouillon du commerce pauvre en sel
1 gros céleri-rave pelé et coupé en tranches *(voir Les conseils du jour)*
2 bouquets de cresson d'environ 125 g (4 oz) chacun,
   dont on a retiré les tiges dures
125 ml (½ tasse) de crème 35 %
Brins de cresson (facultatif)

1. Dans un poêlon, chauffer l'huile d'olive à feu moyen pendant 30 secondes. Ajouter les poireaux et cuire pendant environ 5 min, en brassant, jusqu'à ce qu'ils soient ramollis. Ajouter l'ail et le poivre. Cuire pendant 1 min, en brassant. Mettre le tout dans la cocotte de la mijoteuse. Ajouter le bouillon et bien mélanger.
2. Ajouter le céleri-rave. Couvrir et cuire à basse température pendant 6 h ou à température élevée pendant 3 h, jusqu'à ce que le céleri-rave soit tendre. Incorporer le cresson et cuire jusqu'à ce qu'il soit tombé.
3. Mettre une partie de la soupe en purée dans un mélangeur ou un robot culinaire. Répéter l'opération pour le reste de la soupe. (On peut aussi réduire la soupe en purée dans la cocotte de la mijoteuse en utilisant un mélangeur à immersion.) Incorporer la crème et mettre au réfrigérateur pendant environ 4 h, jusqu'à ce que la soupe soit bien froide *(voir Les conseils du jour)*. Pour servir, verser dans des bols et garnir de brins de cresson, si désiré.

LES CONSEILS DU JOUR

Au contact de l'air, le céleri-rave s'oxyde rapidement, alors utilisez-le dès que vous l'avez pelé et haché, ou versez-y 1 c. à soupe de jus de citron et brassez pour éviter qu'il change de couleur.

Pour que la soupe refroidisse plus rapidement, mettez-la dans un grand bol avant de la placer au frigo.

Valeur nutritive par portion	
Calories	103
Lipides	6,4 g
saturés	3,0 g
polyinsaturés	0,4 g
monoinsaturés	2,5 g
Cholestérol	27 mg
Sodium	85 mg
Glucides	9,2 g
Fibres	2,4 g
Protéines	3,6 g

Choix

½	Glucides
1	Matières grasses

Soupe aux panais et aux pois verts parfumée au cari

8 portions
CONVIENT AU VÉGÉTALIEN

Grandeur de la mijoteuse : une grande mijoteuse d'au moins 5 litres (20 tasses)

Cette excellente soupe peut faire une merveilleuse entrée en matière d'un repas.

Vous pouvez faire à l'avance...
Vous pouvez préparer une partie de la soupe avant de la faire cuire. Faites les étapes 1 et 2 de la méthode. Couvrez le mélange et placez-le au frigo pendant toute la nuit ou même jusqu'à 2 jours. Quand vous serez prêt à cuire la soupe, passez aux étapes 3 et 4.

LE CONSEIL DU JOUR
Si vous utilisez de gros panais, enlevez le cœur fibreux et jetez-le.

- 2 c. à café (2 c. à thé) de graines de cumin
- 1 c. à café (1 c. à thé) de graines de coriandre
- 1 c. à soupe d'huile d'olive ou d'huile de noix de coco extra-vierge
- 2 oignons finement hachés
- 4 gousses d'ail émincées
- ½ c. à café (½ c. à thé) de grains de poivre noir concassés
- 1 bâton de cannelle de 2,5 cm (1 po)
- 1 feuille de laurier
- 1,5 litre (6 tasses) de Bouillon de légumes de base ou de Bouillon de poulet maison (voir recettes, p. 46 et 47) ou de bouillon du commerce pauvre en sel
- 450 g (1 lb) de panais pelés et tranchés *(voir Le conseil du jour)*
- 2 c. à café (2 c. à thé) de poudre de cari, dissoute dans 4 c. à café (4 c. à thé) de jus de citron fraîchement pressé
- 280 g (2 tasses) de pois verts, décongelés s'ils étaient surgelés
- 80 ml (⅓ tasse) de crème 35 % à fouetter

1. Dans un grand poêlon, à feu moyen, faire griller les graines de cumin et les graines de coriandre à sec pendant environ 3 min, en brassant, jusqu'à ce qu'une bonne odeur s'en dégage et que les graines de cumin commencent tout juste à dorer. Les déposer immédiatement dans un mortier ou dans un moulin à épices, puis les moudre. Réserver.
2. Dans le même poêlon, chauffer l'huile d'olive à feu moyen pendant 30 secondes. Ajouter les oignons et cuire pendant environ 3 min, en brassant, jusqu'à ce qu'ils soient ramollis. Ajouter l'ail, le poivre, la cannelle, la feuille de laurier et les graines de cumin et de coriandre. Cuire pendant 1 min, en brassant. Mettre le tout dans la cocotte de la mijoteuse. Ajouter le bouillon et les panais. Bien mélanger.
3. Couvrir et cuire à basse température pendant 6 h ou à température élevée pendant 3 h, jusqu'à ce que les panais soient tendres. Jeter la cannelle et la feuille de laurier.
4. Mettre une partie de la soupe en purée dans un mélangeur ou un robot culinaire. Remettre dans la cocotte de la mijoteuse. Répéter l'opération pour le reste de la soupe. (On peut aussi réduire la soupe en purée dans la cocotte de la mijoteuse en utilisant un mélangeur à immersion.) Ajouter le mélange de poudre de cari, les pois verts et la crème. Couvrir et cuire à température élevée pendant 20 min, jusqu'à ce que les pois soient tendres et que la crème soit bien chaude.

Valeur nutritive par portion	
Calories	146
Lipides	5,7 g
saturés	2,5 g
polyinsaturés	0,4 g
monoinsaturés	2,5 g
Cholestérol	13 mg
Sodium	40 mg
Glucides	22,2 g
Fibres	4,3 g
Protéines	3,4 g

Choix	
1	Glucides
1	Matières grasses

Soupe à la citrouille à la thaïlandaise

8 portions
CONVIENT AU VÉGÉTALIEN

Grandeur de la mijoteuse: une grande mijoteuse d'au moins 6 litres (24 tasses)

Cette soupe aux saveurs exotiques est à la fois délicieuse et polyvalente. Elle peut constituer le prélude d'un repas. Si vous préférez une soupe plus nutritive, garnissez chaque portion de crevettes cuites ou de pétoncles cuits.

Vous pouvez faire à l'avance…
Vous pouvez préparer une partie de la soupe avant de la faire cuire. Faites l'étape 1 de la méthode. Couvrez le mélange et placez-le au frigo pendant toute la nuit ou même jusqu'à 2 jours. Quand vous serez prêt à cuire la soupe, passez aux étapes 2 et 3.

1 c. à soupe d'huile d'olive ou d'huile de noix de coco extra-vierge
2 oignons finement hachés
4 gousses d'ail émincées
2 c. à soupe de gingembre frais, émincé
1 c. à café (1 c. à thé) de grains de poivre noir concassés
2 tiges de citronnelle parées, écrasées et coupées en 2 dans le sens de la largeur
1 c. à soupe de graines de cumin grillées et moulues *(voir Les conseils du jour)*
1,2 kg (8 tasses) de citrouille ou d'un autre type de courge orangée, pelée et coupée en dés de 5 cm (2 po)
1,5 litre (6 tasses) de Bouillon de légumes de base ou de Bouillon de poulet maison (voir recettes, p. 46 et 47) ou de bouillon du commerce pauvre en sel
250 ml (1 tasse) de lait de coco
1 c. à café (1 c. à thé) de pâte de cari rouge thaïe
Le zeste finement râpé et le jus de 1 citron vert
40 g (¼ tasse) de graines de citrouille grillées (facultatif)
Tomates cerises coupées en 2 (facultatif)
Coriandre fraîche, finement hachée

1. Dans un poêlon, à feu moyen, chauffer l'huile pendant 30 secondes. Ajouter les oignons et cuire pendant environ 3 min, en brassant, jusqu'à ce qu'ils soient ramollis. Ajouter l'ail, le gingembre, le poivre, la citronnelle et les graines de cumin grillées. Cuire pendant 1 min, en brassant. Mettre le tout dans la cocotte de la mijoteuse. Ajouter la citrouille et le bouillon.

2. Couvrir et cuire à basse température pendant 8 h ou à température élevée pendant 4 h, jusqu'à ce que la citrouille soit tendre. Retirer 1 c. à soupe de crème de coco *(voir Les conseils du jour)*. Dans un petit bol, mettre la crème de coco avec la pâte de cari et bien mélanger. Ajouter ce mélange à la mijoteuse avec le reste du lait de coco ainsi qu'avec le zeste et le jus de citron vert. Couvrir et cuire à température élevée pendant 20 min, jusqu'à ce que le tout soit bien chaud. Jeter la citronnelle.

3. Mettre une partie de la soupe en purée dans un mélangeur ou un robot culinaire. Répéter l'opération pour le reste de la soupe. (On peut aussi réduire la soupe en purée dans la cocotte de la mijoteuse à l'aide d'un mélangeur à immersion.) Verser dans des bols et garnir de graines de citrouille et/ou de tomates, si désiré, et de coriandre.

Les conseils du jour

La plupart des huiles végétales ont une faible teneur en lipides saturés et ont une teneur variable en lipides polyinsaturés et monoinsaturés. L'huile de noix de coco fait exception. Comme elle a une teneur élevée en lipides saturés, il faut l'utiliser avec modération et seulement lorsque son goût caractéristique est essentiel à la réalisation d'un plat. (Voir aussi p. 174).

Pour faire griller les graines de cumin : mettez-les dans un poêlon, à sec, et faites-les griller pendant environ 3 min, à feu moyen, en brassant, jusqu'à ce qu'une bonne odeur s'en dégage. Mettez-les dans un mortier ou dans un moulin à épices, il faut alors les moudre sans tarder. Si vous préférez utiliser du cumin moulu, utilisez la moitié de la quantité de graines de cumin mentionnée dans la recette.

La crème de coco est la partie épaisse qui s'accumule sur le lait de coco en conserve. Retirez 1 c. à soupe de crème de coco, puis bien brasser le reste de la quantité requise de lait de coco pour l'incorporer à la soupe.

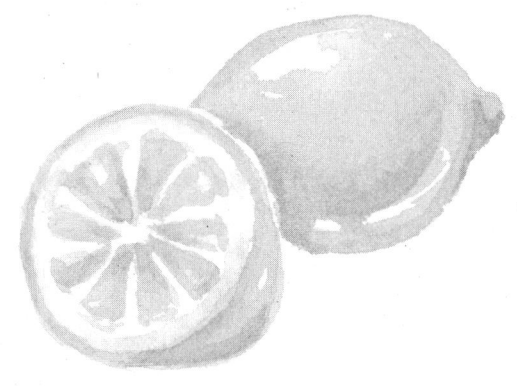

Valeur nutritive par portion	
Calories	130
Lipides	8,4 g
saturés	5,7 g
polyinsaturés	0,4 g
monoinsaturés	1,8 g
Cholestérol	0 mg
Sodium	9 mg
Glucides	14,3 g
Fibres	2,4 g
Protéines	2,5 g

Choix

1	Glucides
1 ½	Matières grasses

Soupe aux patates douces

10 portions
CONVIENT AU VÉGÉTARIEN

Grandeur de la mijoteuse : une grande mijoteuse d'au moins 5 litres (20 tasses)

Voici une soupe délicieuse qui a fière allure. Les piments du Nouveau-Mexique lui ajoutent une saveur légèrement fumée. Mais les piments anchos ou guajillos font aussi très bien l'affaire. Le citron vert, les poivrons grillés et la coriandre contrebalancent la saveur des patates douces. Si vous êtes amateur de plats relevés, ajoutez du piment jalapeño.

Vous pouvez faire à l'avance...
Vous pouvez préparer une partie de la soupe avant de la faire cuire. Faites l'étape 1 de la méthode. Couvrez le mélange et placez-le au frigo jusqu'à 2 jours. Quand vous serez prêt à cuire la soupe, continuez selon les directives de la recette.

1 c. à soupe d'huile d'olive
2 oignons finement hachés
4 gousses d'ail hachées
1 c. à café (1 c. à thé) de sel
1 c. à café (1 c. à thé) d'origan séché
1,5 litre (6 tasses) de bouillon de légumes ou de bouillon de poulet, pauvre en sel
480 g (4 tasses) de patates douces, pelées et coupées en dés de 1 cm (½ po)
2 piments séchés anchos, guajillos ou du Nouveau-Mexique
500 ml (2 tasses) d'eau bouillante
1 piment jalapeño finement haché (facultatif)
365 g (2 tasses) de maïs en grains, décongelé s'il était surgelé
1 c. à café (1 c. à thé) de zeste de citron vert, râpé
2 c. à soupe de jus de citron vert fraîchement pressé
2 poivrons rouges grillés, coupés en fines lanières *(voir Les conseils du jour, p. 69)*
Coriandre fraîche, finement hachée

1. Dans un poêlon, chauffer l'huile à feu moyen pendant 30 secondes. Ajouter les oignons et cuire pendant environ 3 min, en brassant, jusqu'à ce qu'ils soient ramollis. Ajouter l'ail, le sel et l'origan. Cuire, en brassant, pendant 1 min. Mettre dans la cocotte de la mijoteuse. Verser le bouillon et bien mélanger.

2. Ajouter les patates douces et bien mélanger. Couvrir et cuire à basse température de 8 à 10 h ou à température élevée de 4 à 6 h, jusqu'à ce que les patates douces soient tendres.

3. Une demi-heure avant la fin de la cuisson, faire tremper les piments séchés dans un bol d'eau bouillante pendant 30 min. Appuyer sur les piments avec une tasse pour qu'ils soient bien immergés. Les égoutter, puis jeter l'eau de trempage et les tiges. Les assécher, puis les hacher grossièrement. Les mettre dans la cocotte de la mijoteuse avec le piment jalapeño, si désiré. Réduire une partie de la soupe en purée dans un mélangeur ou un robot culinaire, puis la mettre dans la cocotte de la mijoteuse. Répéter l'opération pour le reste de la soupe. (On peut aussi réduire la soupe en purée dans la cocotte de la mijoteuse en utilisant un mélangeur à immersion.) Ajouter le maïs, le zeste et le jus de citron vert. Couvrir et cuire à température élevée pendant 30 min, jusqu'à ce que le maïs soit tendre. Au moment de servir, verser la soupe dans des bols, puis garnir de lanières de poivron et de coriandre.

Truc santé

Des doux et fruités en passant par les fumés et franchement épicés, les piments ajoutent du caractère et du piquant à n'importe quel plat. La substance qui leur donne ce côté piquant est la capsaïcine. Les amateurs de piments savent bien que s'ils en mangent, ils peuvent avoir le nez qui coule, c'est pourquoi les piments sont utilisés depuis longtemps comme remède naturel pour soulager la congestion du rhume. Des études ont démontré que la capsaïcine pouvait aussi être utile dans le traitement de certains maux. Des recherches sont aussi en cours concernant d'autres utilisations, la prévention de la maladie faisant partie de celles-ci.

Valeur nutritive par portion

Calories	157
Lipides	2,4 g
saturés	0,3 g
polyinsaturés	0,5 g
monoinsaturés	1,1 g
Cholestérol	0 mg
Sodium	525 mg
Glucides	32,4 g
Fibres	4,0 g
Protéines	3,6 g

Choix

2	Glucides
½	Matières grasses

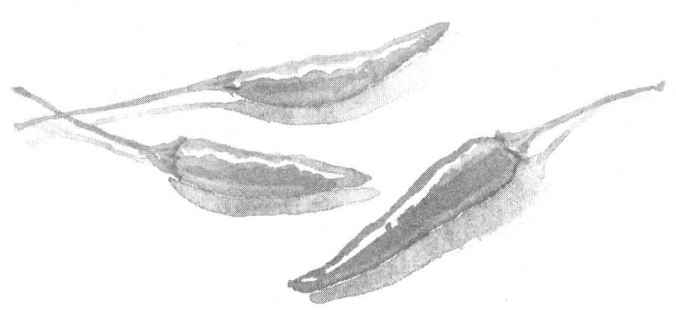

Gombo aux légumes

6 portions
CONVIENT AU VÉGÉTALIEN

Grandeur de la mijoteuse : une grande mijoteuse d'au moins 5 litres (20 tasses)

Cette délicieuse soupe me rappelle une version d'une de mes soupes en conserve favorites quand j'étais enfant. Servie avec du pain de grains entiers, elle constitue un bon repas du midi.

Vous pouvez faire à l'avance...
Vous pouvez préparer une partie de la soupe avant de la faire cuire. Faites l'étape 1 de la méthode. Couvrez le mélange de légumes et placez-le au frigo pendant toute la nuit ou même jusqu'à 2 jours. Quand vous serez prêt à cuire la soupe, passez à l'étape 2.

1 c. à soupe d'huile d'olive
2 oignons finement hachés
6 branches de céleri coupées en dés
4 gousses d'ail émincées
2 c. à café (2 c. à thé) de thym séché, émietté
½ c. à café (½ c. à thé) de grains de poivre noir concassés
1 feuille de laurier
1 boîte de 796 ml (28 oz) de tomates en dés, en conserve, avec le jus
85 g (½ tasse) de riz brun *(voir Les conseils du jour)*
1 litre (4 tasses) de Bouillon de légumes de base ou de Bouillon de poulet maison (voir recettes, p. 46 et 47) ou de bouillon du commerce pauvre en sel
2 c. à café (2 c. à thé) de paprika dissous dans
   4 c. à café (4 c. à thé) de jus de citron
320 g (2 tasses) de gombos ou okras, en tranches de 0,5 cm (¼ po)
   (voir Les conseils du jour)
1 poivron vert, coupé en dés

1. Dans un poêlon, chauffer l'huile d'olive à feu moyen pendant 30 secondes. Ajouter les oignons et le céleri. Cuire pendant environ 5 min, en brassant, jusqu'à ce que le céleri soit ramolli. Ajouter l'ail, le thym, le poivre et la feuille de laurier. Cuire pendant 1 min, en brassant. Ajouter les tomates avec leur jus et porter à ébullition. Mettre dans la cocotte de la mijoteuse.

2. Ajouter le riz brun et le bouillon. Couvrir et cuire à basse température pendant 6 h ou à température élevée pendant 3 h, jusqu'à ce que le riz soit tendre. Jeter la feuille de laurier. Bien incorporer le mélange de paprika. Incorporer les gombos et le poivron vert. Couvrir et cuire à température élevée pendant 20 min, jusqu'à ce que le poivron soit tendre.

Les conseils du jour

Le riz et les gombos donnent une soupe dense qui devient encore plus épaisse quand on la met au frigo pendant toute la nuit. Si vous préférez une soupe moins épaisse, ajoutez 250 ml (1 tasse) de bouillon.

Dans cette recette, le riz brun remplace le roux (farine cuite dans l'huile), qui est généralement utilisé pour épaissir le gombo. Cela réduit la quantité de matières grasses et le riz brun, un aliment de grains entiers, remplace la farine raffinée, ajoutant ainsi des fibres et d'autres éléments nutritifs à la soupe.

Le gombo ou okra, l'ingrédient traditionnel de cette soupe, donne plus de consistance aux bouillons, mais assurez-vous de ne pas trop cuire la soupe, car elle deviendrait trop collante. Choisissez de jeunes gombos de 5 à 10 cm (2 à 4 po) de longueur qui ne sont pas collantes au toucher, car elles seraient alors trop mûres. Brossez les gousses délicatement, coupez le haut du capuchon et la tige, puis tranchez-les.

Valeur nutritive par portion	
Calories	148
Lipides	3,2 g
saturés	0,5 g
polyinsaturés	0,6 g
monoinsaturés	1,9 g
Cholestérol	0 mg
Sodium	238 mg
Glucides	28,0 g
Fibres	4,7 g
Protéines	4,5 g
Choix	
1 ½ Glucides	
½ Matières grasses	

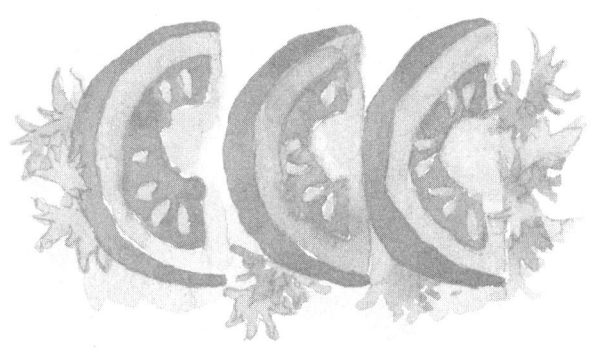

Soupe Mulligatawny

8 portions
CONVIENT AU VÉGÉTARIEN

Grandeur de la mijoteuse : une grande mijoteuse d'au moins 5 litres (20 tasses)

Ce sont des marins qui revenaient de l'Inde, qui ont ramené en Angleterre l'idée de cette soupe. On la prépare habituellement avec du poulet, mais Eliza Acton, la célèbre chef britannique, en donne une version végétarienne dans son livre *Modern Cookery*, qui a été publié en 1845. La soupe Mulligatawny, qui est consistante et savoureuse, peut se servir en de nombreuses occasions, tant au début d'un repas que comme plat principal d'un repas léger.

Vous pouvez faire à l'avance...
Vous pouvez préparer une partie de la soupe la veille. Faites l'étape 1 de la méthode. Couvrez le mélange et placez-le au frigo jusqu'à 2 jours. Quand vous serez prêt à cuire la soupe, continuez selon les directives de la recette.

- 1 c. à soupe d'huile d'olive
- 2 oignons finement hachés
- 2 carottes pelées, en tranches fines
- 4 branches de céleri, en tranches fines
- 4 gousses d'ail hachées
- 1 c. à café (1 c. à thé) de graines de cumin grillées et moulues *(voir Les conseils du jour, p. 69)*
- ½ c. à café (½ c. à thé) de sel
- ½ c. à café (½ c. à thé) de grains de poivre noir concassés
- 1,25 litre (5 tasses) de bouillon de légumes ou de bouillon de poulet, pauvre en sel
- 2 pommes de terre moyennes, pelées et coupées en dés
- 1 c. à soupe de poudre de cari
- 235 g (1 tasse) de yogourt nature faible en gras, au total
- 265 g (2 tasses) de bouquets de chou-fleur cuits *(voir Les conseils du jour)*
- Coriandre ou persil frais, finement haché

1. Dans un grand poêlon, chauffer l'huile, à feu moyen, pendant 30 secondes. Ajouter les oignons, les carottes et le céleri. Cuire pendant environ 7 min, en brassant, jusqu'à ce qu'ils soient ramollis. Ajouter l'ail, les graines de cumin, le sel et le poivre. Cuire pendant 1 min, en brassant. Mettre dans la cocotte de la mijoteuse. Verser le bouillon et bien mélanger.
2. Incorporer les pommes de terre. Couvrir et cuire à basse température de 8 à 10 h ou à température élevée de 4 à 5 h, jusqu'à ce que les légumes soient tendres. Réduire une partie de la soupe en purée dans un mélangeur ou un robot culinaire. Verser la soupe dans la mijoteuse. Répéter l'opération pour le reste de la soupe. (On peut aussi réduire la soupe en purée dans la cocotte de la mijoteuse en utilisant un mélangeur à immersion.)

3. Dans un petit bol, mettre la poudre de cari. Ajouter graduellement 60 g (¼ tasse) du yogourt, en fouettant jusqu'à ce qu'il soit onctueux. Ajouter le mélange de yogourt et de cari à la cocotte avec le reste du yogourt et avec le chou-fleur. Couvrir et cuire à température élevée pendant 30 min, jusqu'à ce que les saveurs se marient. Au moment de servir, verser la soupe dans les bols et garnir de coriandre.

Les conseils du jour
Pour faire griller les graines de cumin : mettez-les dans un poêlon, à sec, et faites-les griller pendant environ 3 min, à feu moyen, en brassant, jusqu'à ce qu'une bonne odeur s'en dégage. Mettez-les dans un mortier ou dans un moulin à épices, il faut alors les moudre sans tarder. Si vous préférez utiliser du cumin moulu, utilisez la moitié de la quantité de graines de cumin mentionnée dans la recette.

À mon avis, le chou-fleur doit être cuit rapidement dans de l'eau qui bout à gros bouillons. Cuisez-le jusqu'à ce qu'il soit al dente, soit pendant environ 3 min après que l'eau s'est remise à bouillir. Égouttez-le, puis mettez-le dans la mijoteuse.

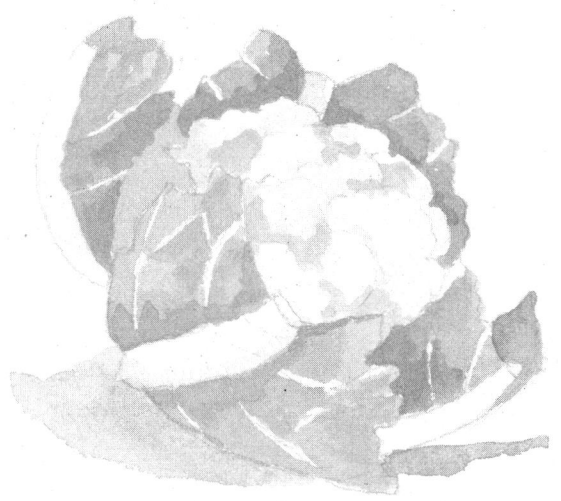

Valeur nutritive par portion	
Calories	102
Lipides	2,7 g
saturés	0,5 g
polyinsaturés	0,3 g
monoinsaturés	1,4 g
Cholestérol	1 mg
Sodium	487 mg
Glucides	16,5 g
Fibres	2,5 g
Protéines	3,9 g

Choix

1	Glucides
½	Matières grasses

Soupe de poisson

10 portions — *Grandeur de la mijoteuse : une mijoteuse de 6 litres (24 tasses)*

Même si on l'appelle soupe de poisson en France, ce plat au parfum exquis se rapproche davantage du ragoût. Accompagné de petits pains croûtés et d'une salade verte, il constitue un plat principal substantiel.

Vous pouvez faire à l'avance…
Vous pouvez préparer une partie de ce plat avant de le faire cuire. Faites l'étape 1 de la méthode. Couvrez le mélange et placez-le au frigo pendant toute la nuit ou même jusqu'à 2 jours. Quand vous serez prêt à cuire le plat, passez aux étapes 2 et 3.

2 c. à soupe d'huile d'olive
3 gros poireaux, le blanc et un peu de vert seulement, lavés et finement tranchés
1 oignon coupé en dés
1 bulbe de fenouil paré, dont on a retiré le cœur, haché, ou 6 branches de céleri hachées
4 brins de persil ou de cerfeuil
4 gousses d'ail émincées
1 c. à café (1 c. à thé) de graines de fenouil broyées
½ c. à café (½ c. à thé) de grains de poivre noir concassés
1 boîte de 796 ml (28 oz) de tomates, en conserve, avec le jus
1,5 litre (6 tasses) de bouillon de légumes pauvre en sel
900 g (2 lb) d'arêtes et de morceaux de poisson
2 pommes de terre coupées en dés
1 c. à soupe de Pernod (facultatif)
30 g (½ tasse) de persil frais, finement haché
Croûtons *(voir Les conseils du jour)*

La rouille
55 g (¼ tasse) de mayonnaise
1 poivron rouge grillé, pelé et haché
2 gousses d'ail émincées
Sauce aux piments rouges
Persil frais, finement haché

1. Dans un poêlon, chauffer l'huile d'olive à feu moyen pendant 30 secondes. Ajouter les poireaux, l'oignon et le fenouil. Cuire pendant environ 6 min, en brassant, jusqu'à ce que le fenouil soit ramolli. Ajouter le persil, l'ail, les graines de fenouil et le poivre. Cuire pendant 1 min, en brassant. Ajouter les tomates avec leur jus et le bouillon de légumes, puis porter à ébullition. Mettre dans la cocotte de la mijoteuse.

2. Ajouter les parures de poisson et les pommes de terre. Bien mélanger. Couvrir et cuire à basse température de 8 à 10 h ou à température élevée de 4 à 5 h, jusqu'à ce que les légumes soient très tendres. Déposer un tamis sur un grand bol ou sur une casserole. Mettre une partie de la soupe dans le tamis. Enlever et jeter toutes les arêtes. À l'aide d'une cuillère en bois, presser les éléments solides dans le tamis. Répéter l'opération pour le reste de la soupe. Si désiré, ajouter du Pernod à la soupe filtrée. Ajouter le persil et bien mélanger.
3. Pour faire la rouille : dans un petit hachoir, mettre la mayonnaise, le poivron rouge, l'ail et de la sauce au piment fort, au goût. Mélanger jusqu'à consistance onctueuse. Pour servir, verser la soupe chaude dans des bols individuels et déposer un croûton sur chaque portion. Garnir de persil et d'une cuillerée de rouille.

Les conseils du jour

Pour faire les croûtons : badigeonnez les 2 côtés de 10 tranches de baguette d'huile d'olive. Faites-les griller sous le gril préchauffé du four pendant environ 2 min de chaque côté, en les retournant une fois, jusqu'à ce qu'elles soient dorées.

Si vous préférez une saveur d'ail plus prononcée, badigeonnez les baguettes d'huile à l'ail.

Si vous n'avez pas de petit hachoir, vous pouvez hacher très finement le poivron rouge grillé et râper l'ail ou le passer dans un presse-ail. Mettez-les dans un bol et mélangez-les avec la mayonnaise et la sauce au piment fort.

Truc santé

Comme l'ail, les poireaux et les oignons appartiennent à la famille des liliacées. Ces légumes sont riches en soufre, c'est ce qui vous fait pleurer. Mais ces composés semblent aussi être associés à des avantages pour la santé. Selon certaines sources, une consommation régulière d'oignons augmente les lipoprotéines de haute densité (HDL), abaisse le taux de triglycérides et abaisse la tension artérielle. Assurez-vous que les oignons figurent parmi les légumes que vous consommez. Une portion de 110 g (½ tasse) d'oignons cuits contient environ 11 g de glucides, dont 2 g de fibres.

Valeur nutritive par portion

Calories	220
Lipides	9,7 g
saturés	1,2 g
polyinsaturés	2,2 g
monoinsaturés	5,8 g
Cholestérol	13 mg
Sodium	741 mg
Glucides	26,4 g
Fibres	3,5 g
Protéines	7,8 g

Choix

1 ½	Glucides
½	Viandes et substituts
1 ½	Matières grasses

Succulente soupe de poisson

10 portions | *Grandeur de la mijoteuse : une mijoteuse de 3,5 à 6 litres (14 à 24 tasses)*

Cette recette vous permet de faire une chaudrée bien relevée mais, si vous préférez les plats plus doux, ne mettez pas de cayenne. Vous obtiendrez de bons résultats en utilisant de l'eau, mais le jus de palourdes ou le fumet de poisson donnent une chaudrée beaucoup plus savoureuse.

Vous pouvez faire à l'avance...
Vous pouvez préparer une partie de la chaudrée avant de la faire cuire. Faites les étapes 1 et 2 de la méthode. Couvrez les mélanges et mettez-les au frigo jusqu'à 2 jours. Quand vous serez prêt à cuire le plat, continuez selon les directives de la recette.

2 tranches de bacon hachées
1 c. à soupe d'huile d'olive
3 poireaux, le blanc seulement, nettoyés et finement tranchés
   (voir *Les conseils du jour*)
3 branches de céleri, en tranches fines
½ c. à café (½ c. à thé) de thym séché
2 c. à soupe de farine tout usage
1,25 litre (5 tasses) de fumet de poisson ou d'eau, ou 500 ml (2 tasses) de jus de palourdes du commerce, dilué dans 750 ml (3 tasses) d'eau
1 feuille de laurier
1 pomme de terre moyenne, coupée en cubes de 1 cm (½ po)
¼ c. à café (¼ c. à thé) de cayenne moulu, ou au goût
   (voir *Les conseils du jour*)
250 ml (1 tasse) de lait 2 %
900 g (2 lb) de filets de poisson blanc à chair ferme, comme le flétan ou le vivaneau, sans la peau, coupés en cubes de 2,5 cm (1 po)
Persil ou ciboulette, frais, finement haché

1. Dans un poêlon, cuire le bacon à feu moyen-élevé, jusqu'à ce qu'il soit croustillant. À l'aide d'une écumoire, le retirer du poêlon et le mettre sur du papier essuie-tout. Couvrir et mettre au réfrigérateur jusqu'au moment de servir. Égoutter le gras du poêlon. Ajouter l'huile.

2. Réduire à feu moyen. Ajouter les poireaux et le céleri. Cuire pendant environ 5 min, en brassant, jusqu'à ce qu'ils soient ramollis. Incorporer le thym et la farine. Cuire, en brassant, pendant 1 min. Ajouter le fumet de poisson et la feuille de laurier. Porter à ébullition et cuire, en brassant, jusqu'à ce que le mélange soit légèrement épais. Mettre dans la cocotte de la mijoteuse.

3. Ajouter la pomme de terre et brasser. Couvrir et cuire à basse température de 8 à 10 h ou à température élevée de 4 à 5 h, jusqu'à ce que les légumes soient tendres.

4. Incorporer le cayenne. Ajouter le lait, le poisson et le bacon réservé. Couvrir et cuire à température élevée pendant 30 min ou jusqu'à ce que le poisson soit cuit. Jeter la feuille de laurier. Verser dans des bols individuels, puis garnir généreusement de persil.

Les conseils du jour

Pour nettoyer les poireaux : remplissez l'évier d'eau tiède. Coupez les poireaux en 2 dans le sens de la longueur et plongez-les dans l'eau en les faisant tourbillonner pour enlever toute trace de saleté. Mettez-les ensuite dans une passoire, puis rincez-les bien sous l'eau froide.

Vous pouvez remplacer le cayenne moulu par 1 piment frais, finement haché, comme le jalapeño ou le cayenne.

Valeur nutritive par portion	
Calories	164
Lipides	4,7 g
saturés	1,0 g
polyinsaturés	1,0 g
monoinsaturés	2,1 g
Cholestérol	33 mg
Sodium	275 mg
Glucides	9,0 g
Fibres	1,7 g
Protéines	21,2 g

Choix

½	Glucides
3	Viandes et substituts

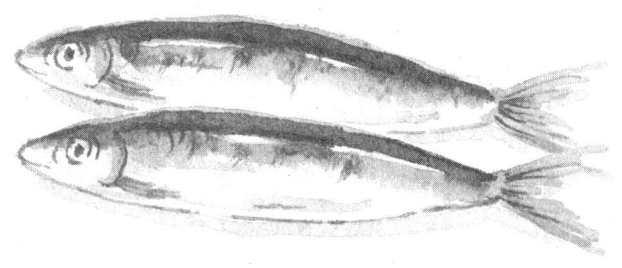

Soupe au poulet et aux poireaux

8 portions

Grandeur de la mijoteuse : une grande mijoteuse d'au moins 6 litres (24 tasses)

Cette soupe d'origine écossaise est connue depuis des centaines d'années. Je l'ai déjà préparée avec et sans pruneaux, mais je préfère la version contenant des pruneaux. Ils ajoutent au bouillon une douceur agréable.

Vous pouvez faire à l'avance...
Vous pouvez préparer une partie de la soupe avant de la faire cuire. Faites les étapes 1 à 3 de la méthode. Couvrez le mélange et placez-le au frigo pendant toute la nuit ou même jusqu'à 2 jours. Quand vous serez prêt à cuire la soupe, passez à l'étape 4.

20 pruneaux dénoyautés, finement hachés (facultatif)
   (voir Les conseils du jour)
375 ml (1 ½ tasse) d'eau
900 g (2 lb) de cuisses de poulet désossées, sans la peau
1 c. à soupe d'huile d'olive
4 gros poireaux, le blanc et un peu de vert seulement,
   nettoyés et finement tranchés *(voir Les conseils du jour, p. 89)*
4 branches de céleri coupées en dés
4 carottes pelées et coupées en dés
1 c. à café (1 c. à thé) de thym séché, émietté
½ c. à café (½ c. à thé) de grains de poivre noir concassés
4 clous de girofle
1 bâton de cannelle de 2,5 cm (1 po)
1,5 litre (6 tasses) de Bouillon de poulet maison *(voir recette, p. 47)*
   ou de bouillon de poulet du commerce pauvre en sel
195 g (1 tasse) d'orge mondé, rincé *(voir Les conseils du jour)*
30 g (½ tasse) de persil frais, finement haché

1. Dans un petit bol, mettre les pruneaux et l'eau. Bien mélanger. Couvrir et réserver.
2. Disposer le poulet au fond de la cocotte de la mijoteuse.
3. Dans un grand poêlon, chauffer l'huile d'olive à feu moyen pendant 30 secondes. Ajouter les poireaux, le céleri et les carottes. Cuire pendant environ 7 min, en brassant, jusqu'à ce qu'ils soient ramollis. Ajouter le thym, le poivre, les clous de girofle et la cannelle. Cuire pendant 1 min, en brassant. Mettre le tout dans la cocotte de la mijoteuse.

4. Ajouter le bouillon et l'orge. Couvrir et cuire à basse température pendant 6 h ou à température élevée pendant 3 h, jusqu'à ce que le poulet se défasse et que l'orge soit tendre. Jeter les clous de girofle et le bâton de cannelle. Ajouter les pruneaux et l'eau de trempage, si désiré. Bien mélanger. Couvrir et cuire à température élevée pendant 30 min, jusqu'à ce que les saveurs se marient. Verser dans des bols et garnir de persil.

Les conseils du jour

Si vous utilisez des pruneaux dans cette recette, calculez ½ choix de Glucides de plus et 1 choix de Fruits.

Si vous n'utilisez pas de pruneaux, ajoutez 250 ml (1 tasse) de bouillon de poulet pauvre en sel supplémentaire avec l'orge.

Même si l'orge perlé est plus facile à trouver et qu'il a bon goût dans cette soupe, essayez d'utiliser de l'orge mondé pour faire les recettes de ce livre. L'orge mondé contient plus d'éléments nutritifs, dont des fibres, que son petit frère raffiné, car il contient encore une partie du son.

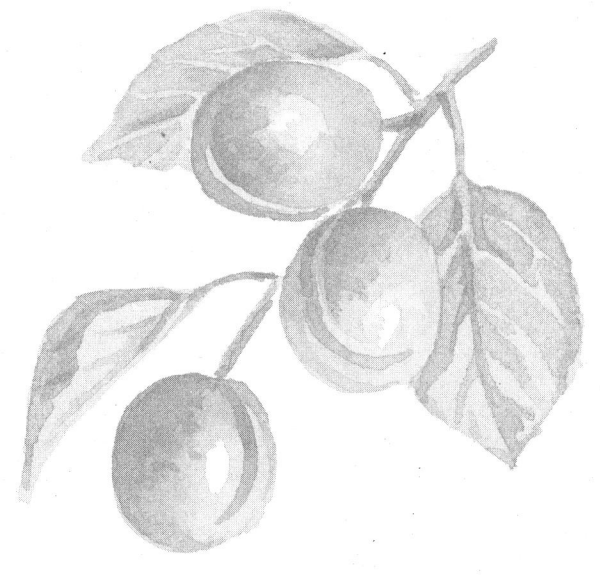

Valeur nutritive par portion	
Calories	299
Lipides	7,5 g
saturés	1,7 g
polyinsaturés	1,7 g
monoinsaturés	3,0 g
Cholestérol	109 mg
Sodium	166 mg
Glucides	31,2 g
Fibres	5,1 g
Protéines	27,2 g

Choix

1 ½	Glucides
3	Viandes et substituts

Soupe à la dinde, au maïs et à l'orge

10 portions — *Grandeur de la mijoteuse : une grande mijoteuse d'au moins 6 litres (24 tasses)*

Un bol fumant de ce chowder relevé saura satisfaire même les plus difficiles. Préparez-le avec de la dinde crue ou avec des restes de dinde cuite. Ajoutez des petits pains de grains entiers et une salade verte ou une salade de tomates en tranches, et vous aurez un repas léger délicieux.

Vous pouvez faire à l'avance…
Vous pouvez préparer une partie de ce plat avant de le faire cuire. Faites les étapes 1 et 2 de la méthode. Couvrez le mélange et placez-le au frigo pendant toute la nuit ou même jusqu'à 2 jours. Quand vous serez prêt à cuire le plat, passez à l'étape 3.

1 c. à soupe de graines de cumin
1 c. à soupe d'huile d'olive
2 oignons finement hachés
6 branches de céleri coupées en dés
4 gousses d'ail émincées
2 c. à café (2 c. à thé) d'origan séché, émietté
½ c. à café (½ c. à thé) de grains de poivre noir concassés
2 litres (8 tasses) de Bouillon de poulet maison (voir recette, p. 47) ou de bouillon de poulet ou de dinde, pauvre en sel
145 g (¾ tasse) d'orge mondé, rincé
900 g (2 lb) de dinde désossée, sans la peau, coupée en cubes de 1 cm (½ po)
365 g (2 tasses) de maïs en grains, surgelé
1 c. à café (1 c. à thé) de chili en poudre à base de piment ancho ou provenant du Nouveau-Mexique, dissous dans 2 c. à soupe de jus de citron fraîchement pressé *(voir Les conseils du jour)*
1 poivron vert épépiné et coupé en dés
1 piment jalapeño ou 1 piment chipotle dans la sauce adobo, coupé en dés (facultatif) *(voir Les conseils du jour)*
Coriandre finement hachée (facultatif)

1. Dans un poêlon, à feu moyen, faire griller les graines de cumin à sec pendant environ 3 min, en brassant, jusqu'à ce qu'une bonne odeur s'en dégage et qu'elles commencent tout juste à dorer. Les déposer immédiatement dans un mortier ou dans un moulin à épices, puis les moudre. Réserver.

2. Dans le même poêlon, chauffer l'huile d'olive à feu moyen pendant 30 secondes. Ajouter les oignons et le céleri. Cuire pendant environ 5 min, en brassant, jusqu'à ce que le céleri soit ramolli. Ajouter l'ail, l'origan, le poivre et le cumin. Cuire pendant 1 min, en brassant. Mettre le tout dans la cocotte de la mijoteuse. Ajouter le bouillon et bien mélanger.

3. Ajouter l'orge, la dinde et le maïs. Couvrir et cuire à basse température pendant 8 h ou à température élevée pendant 4 h, jusqu'à ce que la dinde et l'orge soient tendres. Incorporer le mélange de chili en poudre. Ajouter le poivron vert et le piment jalapeño, si désiré, et bien mélanger. Couvrir et cuire à température élevée pendant 20 min, jusqu'à ce que le poivron soit tendre. Servir dans des bols et garnir de coriandre, si désiré.

Les conseils du jour

Vous pouvez aussi faire cette soupe avec des restes de dinde cuite. Utilisez 420 g (3 tasses) de dinde déchiquetée et ajoutez-les en même temps que le poivron vert quand la soupe est cuite.

Vous pouvez remplacer le chili en poudre à base de piment ancho ou de piment provenant du Nouveau-Mexique par votre chili en poudre favori.

Si vous aimez les plats épicés, ajoutez du piment jalapeño. Et si vous préférez un goût légèrement fumé, utilisez du piment chipotle.

Truc santé

Une portion de cette savoureuse soupe est une excellente source de vitamine B6. Les poivrons et la dinde sont une source de cette importante vitamine. La vitamine B6 contribue au bon fonctionnement du système nerveux en aidant votre organisme à combattre le stress. Elle aide également votre organisme à fabriquer des protéines qui sont nécessaires pour produire de nouvelles cellules.

Valeur nutritive par portion	
Calories	216
Lipides	4,3 g
saturés	1,0 g
polyinsaturés	0,9 g
monoinsaturés	2,1 g
Cholestérol	56 mg
Sodium	97 mg
Glucides	23,1 g
Fibres	2,8 g
Protéines	22,3 g

Choix

1	Glucides
2	Viandes et substituts

Soupe à la dinde et aux haricots noirs

8 portions | *Grandeur de la mijoteuse : une mijoteuse de 6 litres (24 tasses)*

Cette soupe consistante est un repas servi dans un bol. Au milieu de la semaine, j'aime bien la servir avec une salade verte ou une salade de carottes râpées et un pain croûté de grains entiers. Le chili en poudre et le chipotle donnent du piquant à cette soupe. Si vous ne raffolez pas des aliments relevés, diminuez la quantité de chili en poudre et remplacez le chipotle par du jalapeño.

Vous pouvez faire à l'avance…
Vous pouvez préparer une partie de la soupe avant de la faire cuire. Faites l'étape 1 de la méthode, couvrez le mélange et placez-le au frigo pendant toute la nuit ou même jusqu'à 2 jours. Quand vous serez prêt à cuire la soupe, passez aux étapes 2 et 3.

1 c. à soupe d'huile d'olive
2 oignons finement hachés
2 carottes pelées et coupées en dés
2 branches de céleri coupées en dés
4 gousses d'ail émincées
1 c. à soupe d'origan séché, émietté
1 c. à café (1 c. à thé) de grains de poivre noir concassés
1 c. à café (1 c. à thé) de zeste de citron vert, finement râpé
2 c. à soupe de graines de cumin grillées et moulues *(voir Les conseils du jour)*
60 ml (¼ tasse) de pâte de tomate
1,5 litre (6 tasses) de Bouillon de poulet maison (voir recette, p. 47) ou de bouillon de poulet ou de dinde, du commerce, pauvre en sel
2 boîtes de 398 ml (14 oz) de haricots noirs en conserve, égouttés et rincés, ou 555 g (3 tasses) de haricots noirs secs qui ont trempé dans l'eau, cuits et égouttés — voir Haricots secs (recette de base), p. 256
680 g (1 ½ lb) de poitrine de dinde avec les os, sans la peau, puis désossée et coupée en cubes de 1 cm (½ po) *(voir Les conseils du jour)*
2 c. à café (2 c. à thé) de chili en poudre à base de piment ancho dissous dans 2 c. à soupe de jus de citron vert fraîchement pressé *(voir Les conseils du jour)*
1 piment jalapeño ou 1 piment chipotle dans la sauce adobo, émincé
1 poivron vert coupé en dés
1 poivron rouge coupé en dés

1. Dans un poêlon, à feu moyen, chauffer l'huile d'olive pendant 30 secondes. Ajouter les oignons, les carottes et le céleri. Cuire pendant environ 7 min, en brassant, jusqu'à ce qu'ils soient ramollis. Ajouter l'ail, l'origan, le poivre, le zeste de citron vert et les graines de cumin grillées. Cuire pendant 1 min, en brassant. Ajouter la pâte de tomate et bien mélanger. Mettre le tout dans la cocotte de la mijoteuse. Incorporer le bouillon et les haricots.
2. Ajouter la dinde et bien mélanger. Couvrir et cuire à basse température pendant 6 h ou à température élevée pendant 3 h, jusqu'à ce que la dinde soit cuite et que le mélange fasse des bulles.

3. Ajouter le mélange de chili en poudre et bien mélanger. Ajouter le piment jalapeño et les poivrons vert et rouge. Bien mélanger. Couvrir et cuire à température élevée pendant 20 min, jusqu'à ce que les poivrons soient tendres.

Les conseils du jour
Pour faire griller les graines de cumin : mettez-les dans un poêlon, à sec, et faites-les griller pendant environ 3 min, à feu moyen, en brassant, jusqu'à ce qu'une bonne odeur s'en dégage et qu'elles commencent tout juste à dorer. Mettez-les dans un mortier ou dans un moulin à épices, il faut alors les moudre sans tarder.

Si vous préférez une soupe plus épaisse, réduisez les haricots égouttés en purée dans un robot culinaire ou mettez-les en purée avec un pilon avant de les mettre dans la cocotte.

Vous pouvez aussi ajouter des restes de dinde cuits. Utilisez alors 350 g (2 ½ tasses) de dinde déchiquetée et ajoutez-la en même temps que les poivrons.

Vous pouvez remplacer le chili en poudre à base de piment ancho par la même quantité de chili en poudre provenant du Nouveau-Mexique, par votre chili en poudre favori ou par ¼ c. à café (¼ c. à thé) de cayenne.

Truc santé
Une portion de cette soupe est une excellente source de vitamines A, C et B6, de potassium et de fer. Les glucides contenus dans les haricots sont digérés lentement, ce qui favorise un meilleur contrôle de la glycémie. Après les repas, les haricots ne provoquent qu'une légère augmentation de la glycémie, comparativement à bien d'autres aliments qui contiennent la même quantité de glucides.

Valeur nutritive par portion	
Calories	231
Lipides	4,8 g
saturés	1,0 g
polyinsaturés	1,0 g
monoinsaturés	2,4 g
Cholestérol	52 mg
Sodium	364 mg
Glucides	23,6 g
Fibres	7,8 g
Protéines	24,7 g
Choix	
1	Glucides
3	Viandes et substituts

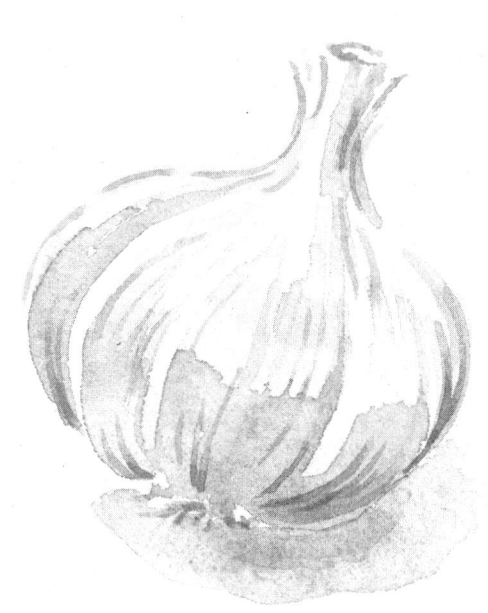

Potage écossais

10 portions — *Grandeur de la mijoteuse : une grande mijoteuse d'au moins 6 litres (24 tasses)*

Même si ce nourrissant repas tout-en-un est connu sous le nom de pot-au-feu écossais, un plat traditionnel, je l'ai appelé Potage écossais. On le fait généralement avec de l'agneau, mais j'ai une vieille recette écossaise qui suggère d'y mettre plutôt du bœuf ou un bon os à moelle. J'aime bien servir ce plat comme repas léger, accompagné d'une salade verte et de petits pains croûtés, chauds.

Vous pouvez faire à l'avance…
Vous pouvez faire une partie de la soupe avant de la faire cuire. Chauffez 1 c. à soupe d'huile et faites l'étape 2 de la méthode. Couvrez les légumes et placez-les au frigo pendant toute la nuit ou même jusqu'à 2 jours. Quand vous serez prêt à cuire la soupe, faites dorer l'agneau tel que mentionné à l'étape 1 ou mettez l'agneau dans la cocotte de la mijoteuse sans faire dorer. Mélangez bien, puis passez à l'étape 3.

1 c. à soupe d'huile d'olive
450 g (1 lb) d'épaule d'agneau ou de bœuf à ragoût, dont on a retiré le gras, coupé en dés
3 poireaux, le blanc et les parties vert pâle seulement, nettoyés et finement tranchés *(voir Les conseils du jour)*
4 branches de céleri coupées en dés
4 carottes pelées et coupées en dés
2 panais pelés et coupés en dés
2 c. à café (2 c. à thé) de thym séché, émietté
½ c. à café (½ c. à thé) de grains de poivre noir concassés
1 feuille de laurier
2 litres (8 tasses) de bouillon de bœuf pauvre en sel
195 g (1 tasse) d'orge mondé, rincé *(voir Les conseils du jour)*
140 g (1 tasse) de pois, décongelés s'ils étaient surgelés
30 g (½ tasse) de persil frais, finement haché

1. Dans un poêlon, chauffer la moitié de l'huile d'olive à feu moyen-élevé pendant 30 secondes. Ajouter une partie de l'agneau et cuire pendant environ 1 min, en brassant et en ajoutant le reste de l'huile, au besoin, jusqu'à ce qu'il soit doré. Répéter l'opération jusqu'à ce qu'il ne reste plus d'agneau. À l'aide d'une écumoire, mettre le tout dans la cocotte de la mijoteuse. Égoutter le gras.
2. Réduire à feu moyen. Ajouter les poireaux, le céleri, les carottes et les panais. Cuire pendant environ 7 min, en brassant, jusqu'à ce que les légumes soient ramollis. Ajouter le thym et le poivre. Cuire pendant 1 min, en brassant. Mettre le tout dans la cocotte de la mijoteuse. Incorporer la feuille de laurier et le bouillon. Incorporer l'orge.

3. Couvrir et cuire à basse température pendant 7 h ou à température élevée pendant 3 ½ h, jusqu'à ce que les légumes soient tendres. Incorporer les pois et cuire à température élevée pendant 20 min, jusqu'à ce qu'ils soient tendres. Jeter la feuille de laurier. Servir très chaud et garnir généreusement de persil.

LES CONSEILS DU JOUR

Pour nettoyer les poireaux : remplissez l'évier d'eau tiède. Coupez les poireaux en 2 dans le sens de la longueur et plongez-les dans l'eau en les faisant tourbillonner pour enlever toute trace de saleté. Mettez-les ensuite dans une passoire, puis rincez-les bien sous l'eau froide.

Même si l'orge perlé est plus facile à trouver, essayez d'utiliser de l'orge mondé pour faire les recettes de ce livre. L'orge mondé contient plus d'éléments nutritifs, dont des fibres, que son petit frère raffiné, car il contient encore une partie du son.

Valeur nutritive par portion	
Calories	210
Lipides	4,7 g
saturés	1,2 g
polyinsaturés	0,6 g
monoinsaturés	2,2 g
Cholestérol	26 mg
Sodium	465 mg
Glucides	30,4 g
Fibres	4,9 g
Protéines	13,0 g

Choix

1 ½	Glucides
1	Viandes et substituts

Soupe à la courge musquée et aux pommes

8 portions
CONVIENT AU VÉGÉTARIEN

Grandeur de la mijoteuse : une grande mijoteuse d'au moins 5 litres (20 tasses)

Cette soupe crémeuse et savoureuse, garnie de fromage fondu, est le remède idéal à une journée venteuse.

Vous pouvez faire à l'avance…
Vous pouvez préparer une partie de la soupe la veille. Faites l'étape 1 de la méthode. Couvrez le mélange et placez-le au frigo jusqu'à 2 jours. Quand vous serez prêt à cuire le plat, passez aux étapes 2 et 3.

(Voir cahier photos)

1 c. à soupe d'huile d'olive
2 oignons hachés
4 gousses d'ail broyées
2 c. à café (2 c. à thé) de romarin séché ou 1 c. à soupe de romarin frais, haché
½ c. à café (½ c. à thé) de grains de poivre noir concassés
1,25 litre (5 tasses) de bouillon de légumes ou de bouillon de poulet, pauvre en sel
1 courge musquée pelée, dont on a retiré les graines, coupée en cubes de 2,5 cm (1 po)
2 pommes acidulées comme les Granny Smith, évidées, pelées et grossièrement hachées
115 g (1 tasse) de fromage suisse léger, râpé
60 g (½ tasse) de noix finement hachées (facultatif)

1. Dans un poêlon, chauffer l'huile à feu moyen pendant 30 secondes. Ajouter les oignons et cuire pendant environ 3 min, en brassant, jusqu'à ce qu'ils soient ramollis. Ajouter l'ail, le romarin et le poivre. Cuire, en brassant, pendant 1 min. Mettre dans la cocotte de la mijoteuse. Verser le bouillon.
2. Incorporer la courge et les pommes. Couvrir et cuire à basse température pendant 8 h ou à température élevée pendant 4 h, jusqu'à ce que la courge soit tendre.
3. Préchauffer le gril du four. Mettre une partie de la soupe en purée dans un mélangeur ou un robot culinaire. Répéter l'opération pour le reste de la soupe. (On peut aussi réduire la soupe en purée dans la cocotte de la mijoteuse en utilisant un mélangeur à immersion.) Verser dans des bols à l'épreuve de la chaleur. Parsemer de fromage et mettre au four pendant environ 2 min, jusqu'à ce que le fromage fonde. (On peut aussi faire fondre le fromage au micro-ondes pendant 1 min, à température élevée, en y mettant seulement quelques bols à la fois.) Parsemer de noix, si désiré.

Valeur nutritive par portion	
Calories	158
Lipides	4,5 g
saturés	1,7 g
polyinsaturés	0,3 g
monoinsaturés	1,9 g
Cholestérol	9 mg
Sodium	329 mg
Glucides	25,7 g
Fibres	4,1 g
Protéines	6,2 g

Choix

1 ½	Glucides
½	Viandes et substituts
½	Matières grasses

Les chilis

Chili aux légumes 100
Chili léger 102
Chili à la courge musquée et aux haricots noirs. 103
Chili à l'orge et à la patate douce 104
Chili au riz brun. 106
Haricots noirs, maïs et tomates à la mexicaine 108
Chili con Carne 110
Chili à la courge musquée. 112
Chili aux haricots noirs 113
Chili au porc et aux haricots noirs 114
Chili blanc au poulet 116
Casserole de poulet au piment et à l'orge. 118
Chili à la dinde et aux deux haricots 120

Chili aux légumes

8 portions
CONVIENT AU VÉGÉTALIEN

Grandeur de la mijoteuse : une mijoteuse d'au moins 5 litres (20 tasses)

Voici un chili extra-savoureux qui contient beaucoup d'éléments nutritifs. Garnissez-le d'un mélange de poivrons rouges grillés, d'avocat en dés, d'oignon rouge finement haché et de coriandre. Ajoutez-y une salade verte et du pain de grains entiers et vous obtiendrez un repas de semaine formidable.

Vous pouvez faire à l'avance...
Vous pouvez préparer une partie de ce plat avant de le faire cuire. Faites les étapes 1 à 3 de la méthode. Couvrez le mélange de courgettes. Mettez ce mélange et le contenu de la cocotte séparément au frigo. Laissez-les au réfrigérateur pendant toute la nuit ou même jusqu'à 2 jours. Quand vous serez prêt à cuire le plat, continuez et passez aux étapes 4 et 5.

- 560 g (4 tasses) de courgettes, en tranches fines
- ½ c. à café (½ c. à thé) de sel
- 2 c. à soupe d'huile d'olive, au total
- 4 gousses d'ail émincées
- 2 gros poireaux, le blanc et le vert seulement, nettoyés et finement tranchés *(voir Les conseils du jour)*
- 4 branches de céleri coupées en dés
- 4 carottes pelées et coupées en dés
- 2 c. à café (2 c. à thé) d'origan séché, émietté
- ½ c. à café (½ c. à thé) de grains de poivre noir concassés *(voir Les conseils du jour)*
- 1 c. à soupe de graines de cumin grillées et moulues *(voir Les conseils du jour)*
- 1 boîte de 796 ml (28 oz) de tomates en dés, en conserve, avec le jus
- 1 boîte de 398 ml (14 oz) de haricots secs ordinaires ou de haricots pinto, en conserve, égouttés et rincés
- 200 g (1 tasse) de boulgour
- 1 c. à soupe de chili en poudre à base de piment ancho ou provenant du Nouveau-Mexique, dissous dans 2 c. à soupe de jus de citron fraîchement pressé *(voir Les conseils du jour)*
- 2 poivrons verts, coupés en dés
- 1 piment jalapeño ou 1 piment chipotle dans la sauce adobo, coupé en dés
- Crème sure ou crème aigre, légère (facultatif)

1. Dans une passoire, au-dessus de l'évier, déposer les courgettes et les parsemer de sel. Les laisser reposer pendant 20 min pour les faire dégorger. Bien les rincer sous l'eau froide, puis les assécher sur du papier essuie-tout. Réserver.
2. Dans un poêlon, chauffer 1 c. à soupe de l'huile pendant 30 secondes, à feu moyen. Ajouter les courgettes et cuire pendant 3 min, en brassant. Ajouter l'ail et cuire pendant environ 4 min, en brassant, jusqu'à ce que les courgettes soient ramollies et qu'elles commencent à dorer. Les mettre ensuite dans un bol, couvrir et réfrigérer.
3. Dans un poêlon, chauffer le reste de l'huile d'olive à feu moyen. Ajouter les poireaux, le céleri et les carottes. Cuire pendant environ 7 min, en brassant, jusqu'à ce que les carottes soient ramollies. Ajouter l'origan, le poivre et les graines de cumin grillées. Cuire pendant 1 min, en brassant. Ajouter les tomates avec leur jus et porter à ébullition. Mettre dans la cocotte de la mijoteuse.

4. Incorporer les haricots. Couvrir et cuire à basse température pendant 6 h ou à température élevée pendant 3 h, jusqu'à ce que les légumes soient tendres.
5. Dans un bol, mettre le boulgour et 250 ml (1 tasse) d'eau bouillante. Laisser reposer pendant 30 min, jusqu'à ce que l'eau soit absorbée. Entre-temps, ajouter le mélange de chili en poudre au contenu de la cocotte. Bien mélanger. Ajouter les poivrons, le piment jalapeño ou chipotle et les courgettes réservées. Bien mélanger. Couvrir et cuire à température élevée de 20 à 30 min, jusqu'à ce que les poivrons soient tendres. Incorporer le boulgour. Verser le chili dans des bols et garnir chacun d'entre eux de 1 c. à soupe de crème sure, si désiré.

Les conseils du jour

Si désiré, vous pouvez remplacer les poireaux par 2 oignons jaunes finement hachés.

Si vous préférez un chili plus poivré, utilisez jusqu'à 1 c. à café (1 c. à thé) de grains de poivre noir concassés.

Pour faire griller les graines de cumin : mettez-les dans un poêlon, à sec, et faites-les griller pendant environ 3 min, à feu moyen, en brassant, jusqu'à ce qu'une bonne odeur s'en dégage. Mettez-les dans un mortier ou dans un moulin à épices, il faut alors les moudre sans tarder.

Vous pouvez remplacer le chili en poudre à base de piment ancho ou de piment provenant du Nouveau-Mexique par votre chili en poudre favori.

Truc santé

Une portion de ce savoureux chili fournit plus de 100 % de l'apport quotidien recommandé en vitamine A. On sait que la vitamine A aide à conserver les yeux en bonne santé, mais elle possède aussi d'autres propriétés importantes. Elle contribue, par exemple, à assurer une bonne vision de nuit, elle favorise la croissance des os et assure le bon fonctionnement des cellules.

Valeur nutritive par portion	
Calories	204
Lipides	4,5 g
saturés	0,6 g
polyinsaturés	0,8 g
monoinsaturés	2,8 g
Cholestérol	0 mg
Sodium	480 mg
Glucides	37,9 g
Fibres	9,3 g
Protéines	7,2 g
Choix	
2 Glucides	
1 Matières grasses	

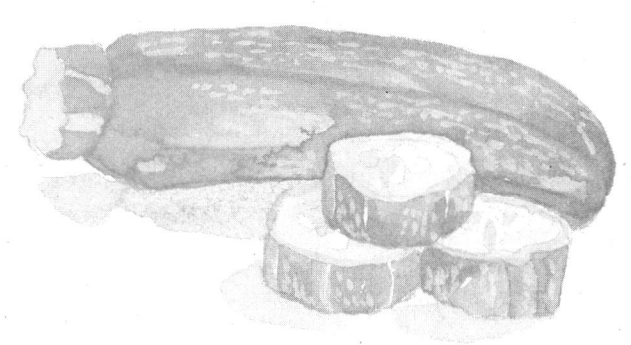

Chili léger

6 portions
CONVIENT AU VÉGÉTARIEN

Grandeur de la mijoteuse : une mijoteuse de 3,5 à 6 litres (14 à 24 tasses)

Voici mon chili léger préféré. J'adore la sauce crémeuse et les saveurs des diverses épices. Servez ce chili avec un peu de crème sure légère et avec votre salsa favorite, et parsemez-le de coriandre hachée.

Vous pouvez faire à l'avance…
Vous pouvez préparer une partie de ce plat avant de le faire cuire. Hachez les piments jalapeños et les poivrons verts, puis râpez le fromage. Couvrez le mélange et placez-le au frigo. Faites l'étape 1 de la méthode. Couvrez le mélange et placez-le au frigo jusqu'à 2 jours. Quand vous serez prêt à cuire le plat, continuez selon les directives de la recette.

1 c. à soupe d'huile d'olive
2 oignons finement hachés
6 gousses d'ail hachées
1 c. à soupe de graines de cumin grillées et moulues
   (voir *Les conseils du jour*, p. 101)
1 c. à soupe d'origan séché
½ c. à café (½ c. à thé) de sel
1 c. à café (1 c. à thé) de grains de poivre noir concassés
1 boîte de 796 ml (28 oz) de tomates en dés en conserve, avec le jus
500 ml (2 tasses) de bouillon de légumes pauvre en sel
225 g (8 oz) de champignons portobellos dont on a retiré les pieds et coupé les chapeaux en cubes de 2,5 cm (1 po)
1 boîte de 540 ml (19 oz) de haricots blancs, en conserve, égouttés et rincés
1 ou 2 piments jalapeños finement hachés
2 poivrons verts, coupés en dés
180 g (1 ½ tasse) de fromage Monterey Jack allégé, râpé
1 boîte de 127 ml (4 ½ oz) de piments verts doux, coupés en dés, puis égouttés
Salsa
Coriandre fraîche, finement hachée

1. Dans un poêlon, chauffer l'huile à feu moyen pendant 30 secondes. Ajouter les oignons et cuire pendant environ 3 min, en brassant, jusqu'à ce qu'ils soient ramollis. Ajouter l'ail, les graines de cumin, l'origan, le sel et le poivre. Cuire, en brassant, pendant 1 min. Ajouter les tomates avec leur jus et le bouillon, puis porter à ébullition. Cuire pendant environ 5 min, en brassant, jusqu'à ce que le liquide ait réduit du tiers. Mettre dans la cocotte de la mijoteuse.
2. Ajouter les champignons et les haricots. Bien mélanger. Couvrir et cuire à basse température de 6 à 8 h ou à température élevée de 3 à 4 h, jusqu'à ce que le mélange soit très chaud et fasse des bulles. Incorporer les piments jalapeños, les poivrons verts, le fromage et les piments verts doux. Couvrir et cuire à température élevée de 20 à 30 min, jusqu'à ce que les piments soient tendres et que le fromage soit fondu. Verser dans des bols et garnir de salsa et de coriandre hachée.

Valeur nutritive par portion

Calories	274
Lipides	9,8 g
saturés	4,4 g
polyinsaturés	0,9 g
monoinsaturés	3,4 g
Cholestérol	18 mg
Sodium	586 mg
Glucides	32,7 g
Fibres	10,0 g
Protéines	16,9 g

Choix

1 ½	Glucides
2	Viandes et substituts

Chili à la courge musquée et aux haricots noirs

6 portions
CONVIENT AU VÉGÉTALIEN

Grandeur de la mijoteuse : une mijoteuse de 3,5 à 6 litres (14 à 24 tasses)

Ce succulent chili, qui est parfumé au cumin, au chili en poudre et à la cannelle, constitue le repas idéal à servir pendant la semaine. Ajoutez-y une salade verte et un petit pain de grains entiers, détendez-vous… et savourez-le.

Vous pouvez faire à l'avance…
Vous pouvez préparer une partie de ce plat avant de le faire cuire. Faites l'étape 1 de la méthode. Couvrez le mélange et placez-le au frigo pendant toute la nuit ou même jusqu'à 2 jours. Quand vous serez prêt à cuire le plat, passez à l'étape 2.

1 c. à soupe d'huile d'olive
2 oignons finement hachés
4 gousses d'ail émincées
2 c. à café (2 c. à thé) de chili en poudre
1 c. à café (1 c. à thé) d'origan séché
1 c. à café (1 c. à thé) de graines de cumin grillées *(voir Les conseils du jour, p. 101)*
1 bâton de cannelle de 7,5 cm (3 po)
1 boîte de 796 ml (28 oz) de tomates en dés, en conserve, avec le jus
1 boîte de 398 à 540 ml (14 à 19 oz) de haricots noirs, en conserve, égouttés et rincés, ou 185 g (1 tasse) de haricots noirs secs qui ont trempé dans l'eau, cuits et égouttés (voir Variantes, p. 257)
600 g (4 tasses) de courge musquée, pelée et coupée en cubes de 2,5 cm (1 po)
2 poivrons verts, coupés en dés
1 boîte de 127 ml (4 ½ oz) de piments verts doux, en conserve, hachés
1 piment chipotle dans la sauce adobo, finement haché (facultatif)
Coriandre fraîche, finement hachée

1. Dans un poêlon, chauffer l'huile, à feu moyen, pendant 30 secondes. Ajouter les oignons et cuire pendant environ 3 min, en brassant, jusqu'à ce qu'ils soient ramollis. Ajouter l'ail, le chili en poudre, l'origan, les graines de cumin grillées et le bâton de cannelle. Cuire pendant 1 min, en brassant. Ajouter les tomates avec leur jus et porter à ébullition. Mettre dans la cocotte de la mijoteuse. Ajouter les haricots et la courge. Bien mélanger.
2. Couvrir et cuire à basse température pendant 8 h ou à température élevée pendant 4 h, jusqu'à ce que la courge soit tendre. Ajouter les poivrons, les piments verts et le piment chipotle, si désiré. Couvrir et cuire à température élevée pendant 20 min, jusqu'à ce que le poivron soit tendre. Jeter le bâton de cannelle. Pour servir, verser dans des bols et garnir de coriandre.

Le conseil du jour
Ajoutez du piment chipotle si vous aimez les plats épicés au goût un peu fumé.

Valeur nutritive par portion	
Calories	171
Lipides	3,1 g
saturés	0,4 g
polyinsaturés	0,6 g
monoinsaturés	1,8 g
Cholestérol	0 mg
Sodium	589 mg
Glucides	33,5 g
Fibres	8,1 g
Protéines	6,6 g

Choix

1 ½	Glucides
1	Viandes et substituts

Chili à l'orge et à la patate douce

6 portions
CONVIENT AU VÉGÉTALIEN

Grandeur de la mijoteuse : une grande mijoteuse d'au moins 5 litres (20 tasses)

Ce chili inhabituel possède une saveur extraordinaire. De plus, vous pouvez y ajouter différentes garnitures comme des lanières de poivrons grillés (du commerce ou fraîchement grillés) et de la coriandre, et créer des variantes qui plairont à des personnes aux goûts différents. J'aime servir ce plat avec une salade verte garnie de tranches d'avocat.

Vous pouvez faire à l'avance…
Vous pouvez préparer une partie de ce plat avant de le faire cuire. Faites les étapes 1 et 2 de la méthode. Couvrez le mélange et placez-le au frigo pendant toute la nuit ou même jusqu'à 2 jours. Quand vous serez prêt à cuire le plat, passez à l'étape 3.

1 c. à soupe de graines de cumin
1 c. à soupe d'huile d'olive
2 oignons finement hachés
2 gousses d'ail émincées
1 c. à café (1 c. à thé) d'origan séché, émietté
½ c. à café (½ c. à thé) de sel
½ c. à café (½ c. à thé) de grains de poivre noir concassés
95 g (½ tasse) d'orge mondé
1 boîte de 796 ml (28 oz) de tomates, en conserve, grossièrement hachées, avec le jus
250 ml (1 tasse) de bouillon de légumes pauvre en sel
2 patates douces moyennes, pelées et coupées en cubes de 2,5 cm (1 po)
1 boîte de 398 ou 540 ml (14 ou 19 oz) de haricots rouges ou noirs, en conserve, égouttés et rincés, ou 185 g (1 tasse) de haricots rouges ou noirs secs qui ont trempé dans l'eau, cuits et égouttés (voir Variantes, p. 257)
1 c. à soupe de chili en poudre dissous dans 2 c. à soupe de jus de citron vert *(voir Les conseils du jour)*
1 piment jalapeño émincé ou ½ ou 1 piment chipotle dans la sauce adobo, émincé *(voir Les conseils du jour)*
1 poivron vert, coupé en dés (facultatif)
Poivrons rouges grillés, en tranches (facultatif)
Coriandre fraîche, finement hachée

1. Dans un grand poêlon, à feu moyen, faire griller les graines de cumin à sec pendant environ 3 min, en brassant, jusqu'à ce qu'une bonne odeur s'en dégage et qu'elles commencent tout juste à dorer. Les déposer immédiatement dans un mortier ou dans un moulin à épices, puis les moudre. Réserver.

2. Dans le même poêlon, chauffer l'huile, à feu moyen, pendant 30 secondes. Ajouter les oignons et cuire pendant environ 3 min, en brassant, jusqu'à ce qu'ils soient ramollis. Ajouter l'ail, l'origan, le sel, le poivre et les graines de cumin. Cuire pendant 1 min, en brassant. Ajouter l'orge et bien mélanger. Ajouter les tomates avec leur jus et porter à ébullition. Mettre dans la cocotte de la mijoteuse. Ajouter le bouillon, les patates douces et les haricots.

3. Couvrir et cuire à basse température de 6 à 8 h ou à température élevée de 3 à 4 h, jusqu'à ce que l'orge et les patates douces soient tendres. Ajouter le mélange de chili en poudre, le piment jalapeño et le poivron vert, si désiré. Couvrir et cuire à température élevée de 20 à 30 min, jusqu'à ce que les saveurs se marient et que les poivrons verts soient tendres. Pour servir, verser dans des bols à soupe et garnir de lanières de poivron grillé, si désiré, et de coriandre.

Les conseils du jour

Utilisez votre mélange de chili en poudre favori ou, si vous préférez, du chili en poudre à base de piment ancho, guajillo ou provenant du Nouveau-Mexique.

Je préfère la saveur légèrement fumée que le piment chipotle dans la sauce adobo donne à cette recette, mais on n'a pas tous les mêmes goûts. Si cette saveur vous est inconnue, mettez seulement ½ piment et un peu de sauce adobo. Si vous êtes un amateur de plats relevés, utilisez un piment complet et mettez plus de sauce.

Truc santé

L'analyse nutritionnelle de cette recette a été faite avec un plat contenant de l'orge perlé. Pour obtenir plus de fibres et d'éléments nutritifs, utilisez de l'orge mondé.

Valeur nutritive par portion	
Calories	217
Lipides	3,4 g
saturés	0,5 g
polyinsaturés	0,7 g
monoinsaturés	1,9 g
Cholestérol	0 mg
Sodium	636 mg
Glucides	42,6 g
Fibres	7,3 g
Protéines	6,5 g
Choix	
2	Glucides
½	Matières grasses

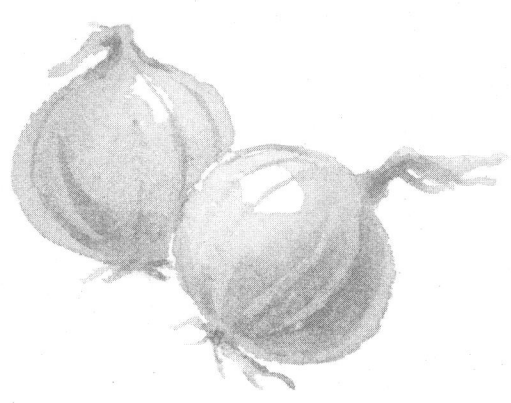

Chili au riz brun

10 portions
CONVIENT AU VÉGÉTALIEN

Grandeur de la mijoteuse : une grande mijoteuse d'au moins 5 litres (20 tasses)

Ce savoureux chili est le plat idéal pour les végétariens, car le mélange de riz et de haricots produit une protéine de haute valeur biologique. À mon avis, quand on le prépare avec des piments séchés réhydratés, on obtient une saveur exceptionnelle. Soyez prudent, toutefois, car les piments du Nouveau-Mexique peuvent être plus ou moins forts. Si vous utilisez ce type de piments, achetez des piments doux.

Vous pouvez faire à l'avance...
Vous pouvez préparer une partie de ce plat avant de le faire cuire. Faites les étapes 1 et 3 de la méthode. Couvrez les mélanges d'oignon et de piment et placez-les au frigo séparément, laissez-les ainsi pendant toute la nuit. (Pour de meilleurs résultats, réhydratez les piments pendant la cuisson du chili.) Quand vous serez prêt à cuire le plat, continuez selon les directives de la recette.

(Voir cahier photos)

1 c. à soupe d'huile d'olive
2 oignons hachés
4 branches de céleri hachées
165 g (1 tasse) de riz brun, rincé
4 gousses d'ail finement hachées
1 c. à soupe d'origan séché
1 c. à café (1 c. à thé) de cumin moulu
½ c. à café (½ c. à thé) de sel
½ c. à café (½ c. à thé) de grains de poivre noir concassés
1 boîte de 796 ml (28 oz) de tomates en dés, en conserve, avec le jus
370 g (2 tasses) de haricots rouges secs, cuits, ou de haricots rouges, en conserve, égouttés et rincés
500 ml (2 tasses) de bouillon de légumes pauvre en sel, au total
2 piments séchés anchos, guajillos ou piments doux du Nouveau-Mexique
500 ml (2 tasses) d'eau bouillante
75 g (½ tasse) de coriandre (les tiges et les feuilles), hachée
365 g (2 tasses) de maïs en grains, décongelé s'il était surgelé
1 poivron vert coupé en dés
1 piment jalapeño épépiné et coupé en dés (facultatif)

1. Dans un poêlon, chauffer l'huile à feu moyen pendant 30 secondes. Ajouter les oignons et le céleri et cuire, en brassant, pendant environ 5 min, jusqu'à ce que le céleri soit ramolli. Ajouter le riz, l'ail, l'origan, le cumin, le sel et le poivre. Cuire, en brassant, pendant 1 min. Ajouter les tomates avec leur jus, puis porter à ébullition. Mettre dans la cocotte de la mijoteuse. Ajouter les haricots et 375 ml (1 ½ tasse) du bouillon. Bien brasser.

2. Déposer 2 linges à vaisselle propres pliés en 2 (ce qui donne 4 épaisseurs) sur le dessus de la mijoteuse. Couvrir et cuire à basse température pendant 8 h ou à température élevée pendant 4 h, jusqu'à ce que le mélange soit très chaud et fasse des bulles.

3. Une demi-heure avant la fin de la cuisson, dans un bol, faire tremper les piments séchés dans de l'eau bouillante pendant 30 min, en appuyant sur les piments avec une tasse pour qu'ils soient bien immergés. Les égoutter, jeter l'eau de trempage et les tiges, puis les hacher grossièrement. Les mettre dans un mélangeur. Ajouter le reste du bouillon et la coriandre. Réduire en purée.
4. Ajouter au contenu de la cocotte le mélange de piment, le maïs, le poivron vert et le piment jalapeño, si désiré. Bien mélanger. Couvrir et cuire à température élevée pendant 30 min, jusqu'à ce que le poivron soit tendre et que les saveurs se marient.

Truc santé

Tout en étant pauvres en calories, les tomates sont extrêmement nutritives. Elles contiennent des vitamines A et C, du potassium et du folate. Elles contiennent aussi un grand nombre de phytochimiques, comme le lycopène, un puissant antioxydant qui aurait des propriétés anticancer.

Valeur nutritive par portion	
Calories	206
Lipides	3,0 g
saturés	0,4 g
polyinsaturés	0,8 g
monoinsaturés	1,3 g
Cholestérol	0 mg
Sodium	479 mg
Glucides	39,9 g
Fibres	7,7 g
Protéines	7,7 g
Choix	
2	Glucides
½	Viandes et substituts

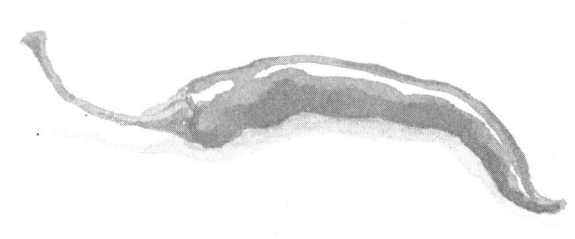

Haricots noirs, maïs et tomates à la mexicaine

10 portions
CONVIENT AU VÉGÉTARIEN

Grandeur de la mijoteuse : une grande mijoteuse de 6 litres (24 tasses)

Voici un plat savoureux que vous pouvez servir après les sports d'hiver ou au retour d'une journée fraîche passée à l'extérieur. Ajoutez-y une salade verte et mettez la salsa sur la table pour que chacun puisse se servir.

Vous pouvez faire à l'avance…
Vous pouvez préparer une partie de ce plat avant de le faire cuire. Faites l'étape 1 de la méthode. Couvrez le mélange et placez-le au frigo pendant toute la nuit ou même jusqu'à 2 jours. Quand vous serez prêt à cuire le plat, passez aux étapes 2 à 4.

1 c. à soupe d'huile d'olive
2 oignons finement hachés
4 branches de céleri, en tranches fines
4 gousses d'ail émincées
2 c. à café (2 c. à thé) d'origan séché, émietté
1 c. à café (1 c. à thé) de sel
½ c. à café (½ c. à thé) de grains de poivre noir concassés
1 c. à soupe de graines de cumin grillées et moulues
   (voir Les conseils du jour, p. 101)
2 boîtes de 398 ml (14 oz) de haricots noirs ou de haricots pinto, en conserve, égouttés et rincés
1 boîte de 796 ml (28 oz) de tomates en dés, en conserve, égouttées
365 g (2 tasses) de maïs en grains, surgelé
1 poivron vert, coupé en dés
1 piment jalapeño ou piment chipotle dans la sauce adobo, coupé en dés *(voir Le conseil du jour)*
Salsa (facultatif)

La garniture

220 g (1 tasse) de millet
750 ml (3 tasses) d'eau
Poivre noir fraîchement moulu
120 g (1 tasse) de fromage Monterey Jack allégé, râpé
1 boîte de 127 ml (4 ½ oz) de piments verts doux, hachés, avec le jus

1. Dans un poêlon, chauffer l'huile à feu moyen pendant 30 secondes. Ajouter les oignons et le céleri. Cuire pendant environ 5 min, en brassant, jusqu'à ce que le céleri soit ramolli. Ajouter l'ail, l'origan, le sel, le poivre et les graines de cumin. Cuire pendant environ 1 min, en brassant. Ajouter les haricots et les tomates, puis porter à ébullition. Mettre dans la cocotte de la mijoteuse.
2. Ajouter le maïs et bien mélanger. Couvrir et cuire à basse température pendant 3 h ou à température élevée pendant 1 ½ h.

3. Pour faire la garniture : dans une casserole, à feu moyen, faire griller le millet pendant environ 5 min, en brassant constamment, jusqu'à ce qu'il crépite et qu'une bonne odeur s'en dégage. Ajouter l'eau ainsi que du poivre, au goût, puis porter à ébullition. Réduire à feu doux, puis couvrir et cuire pendant environ 20 min, jusqu'à ce que le millet soit tendre et que toute l'eau soit absorbée. Incorporer le fromage et les piments verts doux avec leur jus. Réserver.

4. Ajouter le poivron vert et le piment jalapeño au contenu de la mijoteuse. Bien mélanger. Étendre la garniture de millet uniformément. Déposer 2 linges à vaisselle propres pliés en 2 (ce qui donne 4 épaisseurs) sur le dessus de la mijoteuse pour absorber l'humidité. Couvrir et cuire à température élevée de 1 ½ à 2 h jusqu'à ce que la garniture soit cuite. Servir avec de la salsa, si désiré.

Le conseil du jour
Si vous préférez les plats doux, utilisez du piment jalapeño. Mais les amateurs d'aliments relevés peuvent mettre un piment chipotle entier dans la sauce adobo.

Truc santé
Ce plat contient du folate, une vitamine du groupe B qui est essentielle au bon développement de toutes les cellules de l'organisme. Les bonnes sources de folate sont les pois et les haricots secs, le jus d'orange et certains légumes comme le brocoli, les asperges, les haricots verts et les tomates.

Valeur nutritive par portion	
Calories	235
Lipides	4,6 g
saturés	1,4 g
polyinsaturés	0,8 g
monoinsaturés	1,8 g
Cholestérol	6 mg
Sodium	665 mg
Glucides	39 g
Fibres	8,3 g
Protéines	11,6 g

Choix	
2	Glucides
1	Viandes et substituts

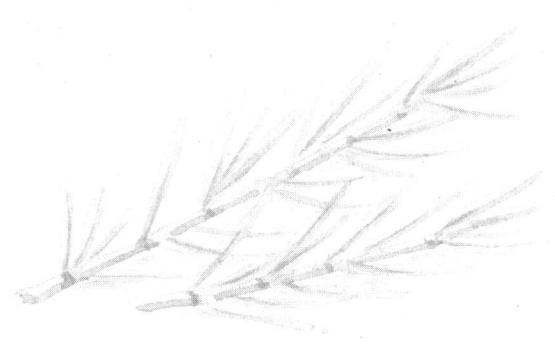

Chili con Carne

10 portions | *Grandeur de la mijoteuse : une mijoteuse de 3,5 à 6 litres (14 à 24 tasses)*

Ce chili est tout aussi savoureux que la version texane. Il est également beaucoup plus nutritif, car en plus de la viande rouge, il contient d'autres ingrédients sains comme les oignons, l'ail, les poivrons, les haricots rouges, le cumin et l'origan. Ajoutez-y une garniture riche en éléments nutritifs, comme des lanières de poivron rouge grillées, et assurez-vous de surveiller votre consommation de crème sure ou de crème aigre.

Vous pouvez faire à l'avance...
Vous pouvez préparer une partie de ce plat avant de le faire cuire. Chauffez 1 c. à soupe de l'huile et faites l'étape 2 de la méthode. Couvrez le mélange et placez-le au frigo pendant toute la nuit ou même jusqu'à 2 jours. Quand vous serez prêt à cuire le plat, faites dorer le bœuf tel que mentionné à l'étape 1. Mélangez bien et passez à l'étape 3.

45 g (⅓ tasse) de farine tout usage
1 c. à café (1 c. à thé) de sel
900 g (2 lb) de bœuf à ragoût paré et coupé en cubes de 2,5 cm (1 po)
Environ 2 c. à soupe d'huile d'olive, au total
2 oignons finement hachés
4 gousses d'ail émincées
1 c. à soupe d'origan séché, émietté
1 bâton de cannelle de 5 cm (2 po)
1 c. à café (1 c. à thé) de grains de poivre noir concassés
2 c. à soupe de graines de cumin grillées et moulues
(voir *Les conseils du jour*, p. 101)
250 ml (1 tasse) de bouillon de bœuf pauvre en sel
250 ml (1 tasse) de bière lager ou pilsen
2 boîtes de 398 ou 540 ml (14 ou 19 oz) de haricots rouges, en conserve, rincés et égouttés ou 370 g (2 tasses) de haricots rouges secs, qui ont trempé dans l'eau, cuits et égouttés (voir Variantes, p. 257)
1 c. à soupe de chili en poudre à base de piment ancho ou
½ c. à café (½ c. à thé) de cayenne dissous dans
2 c. à soupe de jus de citron vert
1 piment jalapeño ou 1 piment chipotle dans la sauce adobo, émincé
2 piments poblano ou piments Anaheim ou poivrons verts, coupés en dés
(voir *Le conseil du jour*)
Coriandre fraîche, finement hachée
Crème sure ou crème aigre
Oignon rouge, haché
Lanières de poivrons rouges grillés

1. Dans un sac en plastique refermable, mettre la farine et le sel. Ajouter le bœuf et remuer le sac jusqu'à ce que le bœuf soit bien couvert du mélange. Jeter tout excès de farine. Dans un poêlon, chauffer 1 c. à soupe de l'huile d'olive pendant 30 secondes, à feu moyen-élevé. Ajouter une partie du bœuf et le faire dorer pendant environ 4 min, en brassant et en ajoutant de l'huile, au besoin. Le mettre dans la cocotte de la mijoteuse. Répéter l'opération jusqu'à ce que tout le bœuf soit doré.

2. Réduire à feu moyen. Ajouter les oignons au poêlon et cuire pendant environ 3 min, en brassant, jusqu'à ce qu'ils soient ramollis. Ajouter l'ail, l'origan, la cannelle, le poivre et les graines de cumin grillées. Cuire, en brassant, pendant 1 min. Ajouter le bouillon et porter à ébullition. Mettre dans la cocotte de la mijoteuse. Ajouter la bière et les haricots. Bien mélanger.
3. Couvrir et cuire à basse température de 8 à 10 h ou à température élevée de 4 à 5 h, jusqu'à ce que le bœuf soit tendre. Ajouter le mélange de chili en poudre, le piment jalapeño et les piments poblano. Bien mélanger. Couvrir et cuire à température élevée pendant 20 min, jusqu'à ce que les piments ou les poivrons frais soient tendres. Jeter le bâton de cannelle. Servir avec des garnitures au choix.

Le conseil du jour

Dans cette recette, je vous ai suggéré différents types de piments frais. Choisissez-les selon vos goûts et ce que vous trouverez sur le marché. Les piments poblano et les piments Anaheim sont modérément forts. Les poivrons verts donnent un chili plus doux, mais tout aussi délicieux.

Truc santé
Vous pouvez réduire la quantité de sodium de ce plat en utilisant des haricots en conserve sans sel, en faisant cuire des haricots secs ou en réduisant la quantité de sel utilisée pour assaisonner le bœuf.

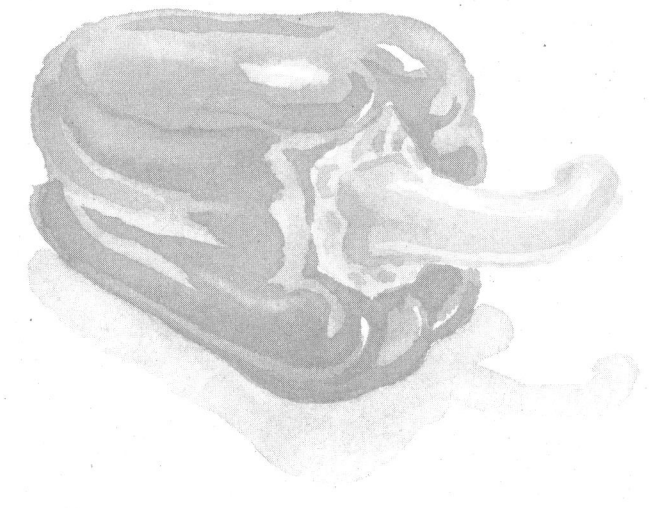

Valeur nutritive par portion	
Calories	263
Lipides	9,0 g
saturés	2,5 g
polyinsaturés	0,8 g
monoinsaturés	4,1 g
Cholestérol	38 mg
Sodium	580 mg
Glucides	22,1 g
Fibres	6,5 g
Protéines	23,5 g

Choix

1	Glucides
3	Viandes et substituts

Chili à la courge musquée

8 portions | *Grandeur de la mijoteuse : une grande mijoteuse d'au moins 5 litres (20 tasses)*

J'adore ce plat. Le mélange de bœuf, de courge musquée, de piments anchos et de coriandre plaira à tout le monde. N'hésitez surtout pas à en faire une plus grande quantité, car ce chili est aussi extraordinaire quand vous le réchauffez.

Vous pouvez faire à l'avance…
Vous pouvez préparer une partie de ce plat avant de le faire cuire. Faites les étapes 1 et 3 de la méthode. Couvrez les mélanges de tomates et de piment et réfrigérez-les séparément pendant toute la nuit. Le lendemain matin, continuez selon les directives de la recette.

LE CONSEIL DU JOUR
Si vous préférez, vous pouvez faire tremper les piments séchés et les réduire en purée pendant que vous préparez le chili, puis les mettre au frigo jusqu'au moment de les ajouter à la recette.

1 c. à soupe d'huile d'olive
450 g (1 lb) de bœuf haché maigre
2 oignons finement hachés
4 gousses d'ail hachées
1 c. à soupe de graines de cumin grillées et moulues
 (voir *Les conseils du jour*, p. 101)
2 c. à café (2 c. à thé) d'origan séché
1 c. à café (1 c. à thé) de sel
½ c. à café (½ c. à thé) de grains de poivre noir concassés
1 bâton de cannelle de 5 cm (2 po)
1 boîte de 796 ml (28 oz) de tomates en dés, en conserve, avec le jus
450 g (3 tasses) de courge musquée, pelée et coupée en cubes de 2,5 cm (1 po)
370 g (2 tasses) de haricots secs, cuits, ou de haricots égouttés et rincés
2 piments séchés anchos, guajillos ou du Nouveau-Mexique
500 ml (2 tasses) d'eau bouillante
75 g (½ tasse) de coriandre fraîche, grossièrement hachée

1. Dans un poêlon, chauffer l'huile à feu moyen-élevé pendant 30 secondes. Ajouter le bœuf et les oignons et cuire pendant environ 5 min, en brassant, jusqu'à ce que la viande ait perdu sa couleur rosée. Ajouter l'ail, les graines de cumin, l'origan, le sel, le poivre et le bâton de cannelle. Cuire pendant 1 min, en brassant. Ajouter les tomates avec leur jus et porter à ébullition.
2. Mettre la courge et les haricots dans la cocotte de la mijoteuse, puis les couvrir de sauce. Couvrir et cuire à basse température de 6 à 8 h ou à température élevée de 3 à 4 h, jusqu'à ce que la courge soit tendre.
3. Une demi-heure avant la fin de la cuisson, mettre les piments séchés dans un bol et les faire tremper pendant 30 min dans l'eau bouillante. Appuyer sur les piments avec une tasse pour qu'ils soient bien immergés. Les égoutter ensuite et conserver 125 ml (½ tasse) du liquide de trempage. Jeter les tiges et hacher grossièrement les piments. Mettre les piments réhydratés, la coriandre et le liquide de trempage réservé dans un mélangeur. Les réduire en purée. Ajouter le mélange au contenu de la cocotte et bien mélanger. Couvrir et cuire à température élevée pendant 30 min, jusqu'à ce que ce soit très chaud, que ça fasse des bulles et que les saveurs se marient.

Valeur nutritive par portion	
Calories	270
Lipides	10,6 g
saturés	3,5 g
polyinsaturés	0,9 g
monoinsaturés	4,8 g
Cholestérol	34 mg
Sodium	654 mg
Glucides	28,2 g
Fibres	8,2 g
Protéines	17,9 g

Choix

1 ½	Glucides
3	Viandes et substituts
1	Matières grasses

Chili aux haricots noirs

10 portions | *Grandeur de la mijoteuse : une grande mijoteuse d'au moins 5 litres (20 tasses)*

Voici un chili qui est parfait pour un repas en famille ou pour un repas à la bonne franquette avec des amis.

Vous pouvez faire à l'avance…
Vous pouvez préparer une partie de ce plat avant de le faire cuire. Faites les étapes 2 et 4, en chauffant 1 c. à soupe d'huile dans le poêlon avant d'attendrir les oignons. Couvrez et réfrigérez les mélanges de tomate et de piment séparément jusqu'à 2 jours en étant conscient que les piments perdront de leur force. (Pour obtenir les meilleurs résultats possible, réhydratez les piments pendant la cuisson du chili ou attendez la veille.) Quand vous serez prêt à cuire le plat, faites griller le bœuf ou, si vous manquez de temps, omettez cette étape. Continuez selon les directives de la recette.

Environ 1 c. à soupe d'huile d'olive
900 g (2 lb) de bœuf à ragoût, dont on a retiré le gras, coupé en cubes de 2,5 cm (1 po)
2 oignons finement hachés
4 gousses d'ail hachées
1 c. à soupe de graines de cumin grillées et moulues
1 c. à soupe d'origan séché, émietté
1 c. à café (1 c. à thé) de grains de poivre noir concassés
1 c. à café (1 c. à thé) de sel
1 boîte de 796 ml (28 oz) de tomates en dés, en conserve, avec le jus
375 ml (1 ½ tasse) de bière éventée ou de bouillon de bœuf pauvre en sel, au total
740 g (4 tasses) de haricots noirs cuits, égouttés et rincés
2 piments anchos séchés
2 piments séchés provenant du Nouveau-Mexique
150 g (1 tasse) de coriandre fraîche (les tiges et les feuilles), grossièrement hachée
1 ou 2 piments jalapeños hachés (facultatif)

1. Dans un poêlon, chauffer l'huile à feu moyen-élevé 30 secondes. Ajouter une partie du bœuf. Cuire 4 min, en brassant. Ajouter un peu d'huile, au besoin, jusqu'à ce que la viande soit dorée. Mettre le bœuf dans la cocotte de la mijoteuse. Cuire tout le bœuf.
2. Réduire à feu moyen. Cuire les oignons, en brassant, jusqu'à ce qu'ils soient ramollis. Ajouter l'ail, les graines de cumin, l'origan, le poivre et le sel. Cuire 1 min, en brassant. Ajouter les tomates avec leur jus et cuire, en les brisant avec le dos d'une cuillère, jusqu'à la consistance désirée. Ajouter 250 ml (1 tasse) de bière. Porter à ébullition.
3. Verser le mélange sur le bœuf. Ajouter les haricots. Mélanger. Couvrir et cuire à basse température de 8 à 10 h ou à température élevée de 4 à 5 h, jusqu'à ce que le bœuf soit tendre.
4. Une demi-heure avant la fin de la cuisson, faire tremper les piments séchés 30 min dans 1 litre (4 tasses) d'eau bouillante. Appuyer sur les piments avec une tasse pour qu'ils soient bien immergés. Les égoutter, jeter le liquide et les tiges, puis les hacher grossièrement. Les mettre dans un mélangeur. Ajouter la coriandre, le piment jalapeño, si désiré, et le reste de la bière. Réduire en purée.
5. Mettre les piments dans la cocotte. Mélanger. Couvrir et cuire à température élevée 30 min, jusqu'à ce que le mélange soit très chaud, qu'il fasse des bulles et que les saveurs se marient.

Valeur nutritive par portion

Calories	223
Lipides	7,6 g
saturés	2,3 g
polyinsaturés	0,7 g
monoinsaturés	3,1 g
Cholestérol	38 mg
Sodium	534 mg
Glucides	17,1 g
Fibres	4,4 g
Protéines	21,6 g

Choix

1	Glucides
3	Viandes et substituts

Chili au porc et aux haricots noirs

12 portions | *Grandeur de la mijoteuse : une grande mijoteuse d'au moins 5 litres (20 tasses)*

Voici un chili à servir les jours où vous avez le cœur à la fête. C'est le plat idéal pour terminer une journée au grand air. J'aime le servir avec du pain de maïs chaud, une salade verte croquante et un vin rouge corsé ou une bière froide.

Vous pouvez faire à l'avance…
Vous pouvez préparer une partie de ce plat avant de le faire cuire. Faites les étapes 2 et 4 de la méthode en faisant chauffer 1 c. à soupe d'huile dans un poêlon avant de ramollir les oignons. Couvrez les mélanges d'oignon et de piment et mettez-les au frigo séparément jusqu'à 2 jours, tout en étant conscient que le mélange de piment perdra alors une partie de son caractère. (Pour de meilleurs résultats, réhydratez les piments pendant que le chili cuit ou seulement la veille.) Quand vous serez prêt à cuire le plat, faites griller le porc ou, si vous manquez de temps, omettez cette étape et continuez selon les directives de la recette.

Environ 1 c. à soupe d'huile d'olive
900 g (2 lb) d'épaule de porc parée, sans les os, coupée en cubes de 2,5 cm (1 po), puis asséchée
2 oignons finement hachés
4 gousses d'ail hachées
1 c. à soupe de graines de cumin grillées et moulues
(voir Les conseils du jour, p. 101)
1 c. à soupe d'origan séché
1 c. à café (1 c. à thé) de sel
½ c. à café (½ c. à thé) de grains de poivre noir concassés
2 c. à soupe de pâte de tomate
375 ml (1 ½ tasse) de bière éventée
740 g (4 tasses) de haricots noirs secs, cuits, ou de haricots noirs, en conserve, égouttés et rincés (voir Variantes, p. 257)
2 piments anchos séchés
500 ml (2 tasses) d'eau bouillante
150 g (1 tasse) de coriandre fraîche (les tiges et les feuilles), grossièrement hachée
125 ml (½ tasse) de bouillon de poulet pauvre en sel
1 piment chipotle dans la sauce adobo
Crème sure ou crème aigre légère (facultatif)
Oignon rouge ou vert, finement haché (facultatif)

1. Dans un poêlon, chauffer la moitié de l'huile à feu moyen-élevé pendant 30 secondes. Ajouter une partie du porc et le cuire pendant environ 4 min, en brassant et en ajoutant le reste de l'huile, au besoin, jusqu'à ce qu'il soit doré. À l'aide d'une écumoire, le mettre dans la cocotte de la mijoteuse. Répéter l'opération pour le reste du porc.

2. Réduire à feu moyen. Ajouter les oignons au poêlon. Cuire, en brassant, pendant environ 3 min, jusqu'à ce qu'ils soient ramollis. Ajouter l'ail, les graines de cumin, l'origan, le sel et le poivre. Cuire, en brassant, pendant 1 min. Incorporer la pâte de tomate et la bière.

3. Verser le mélange sur la viande. Ajouter les haricots et bien mélanger. Couvrir et cuire à basse température pendant 8 h ou à température élevée pendant 4 h, jusqu'à ce que le porc soit tendre.
4. Trente minutes avant la fin de la cuisson, faire tremper les piments séchés dans l'eau bouillante pendant 30 min. Appuyer sur les piments avec une tasse pour qu'ils soient bien immergés. Les égoutter, jeter l'eau de trempage et les tiges, puis les hacher grossièrement. Les mettre dans un mélangeur. Ajouter la coriandre, le bouillon et le piment chipotle. Réduire le tout en purée.
5. Ajouter le mélange de piments à la viande et bien mélanger. Couvrir et cuire à température élevée pendant 30 min, jusqu'à ce que les saveurs se marient. Verser dans des bols et garnir de crème sure et d'oignon haché, si désiré.

Le conseil du jour
Calculez 1 c. à soupe de crème sure légère comme un Extra.

Truc santé
L'origan, comme de nombreuses fines herbes, contient des flavonoïdes qui agissent comme antioxydants. La consommation de ces antioxydants est associée à une réduction du taux de maladies du cœur et d'accidents vasculaires cérébraux. Des chercheurs du Département de l'Agriculture des États-Unis ont démontré que l'origan était doté de l'activité antioxydante la plus puissante, parmi toutes les fines herbes étudiées qui agissent comme antioxydants.

Valeur nutritive par portion	
Calories	225
Lipides	7,5 g
saturés	2,2 g
polyinsaturés	0,9 g
monoinsaturés	3,6 g
Cholestérol	53 mg
Sodium	483 mg
Glucides	18,5 g
Fibres	5,3 g
Protéines	20,8 g

Choix

1	Glucides
2 ½	Viandes et substituts

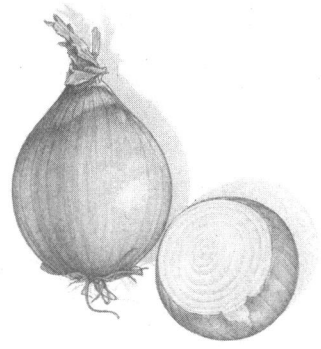

Chili blanc au poulet

10 portions

Grandeur de la mijoteuse : une grande mijoteuse d'au moins 5 litres (20 tasses)

Le chili est l'un des plats que je préfère servir en semaine. J'aime les franches saveurs TexMex et le mélange homogène de haricots et de viande. Cette version faite de poulet et de haricots blancs est plus légère que le traditionnel chili au bœuf. Si vous avez envie d'un plat plus coloré, utilisez 1 poivron rouge et 1 poivron vert. Pour compléter le repas, ajoutez une salade de carottes râpées ou une salade de tomates en tranches et du pain de grains entiers.

Vous pouvez faire à l'avance...
Vous pouvez préparer une partie de ce plat avant de le faire cuire. Faites l'étape 1 de la méthode. Couvrez le mélange et mettez-le au frigo jusqu'à 2 jours. Quand vous serez prêt à cuire le plat, continuez selon les directives de la recette.

1 c. à soupe d'huile d'olive
2 oignons finement hachés
4 gousses d'ail hachées
1 c. à soupe de graines de cumin grillées et moulues *(voir Le conseil du jour)*
2 c. à café (2 c. à thé) d'origan séché, émietté
1 bâton de cannelle de 5 cm (2 po)
1 c. à café (1 c. à thé) de grains de poivre noir concassés
500 ml (2 tasses) de bouillon de poulet pauvre en sel
900 g (2 lb) de cuisses de poulet désossées, sans la peau, coupées en 4
370 g (2 tasses) de haricots blancs secs, cuits, ou de haricots blancs, en conserve, égouttés et rincés – voir Haricots secs (recette de base), p. 256
2 c. à café (2 c. à thé) de chili en poudre à base de piment ancho ou de piment du Nouveau-Mexique dissous dans 1 c. à soupe de jus de citron vert, fraîchement pressé
2 poivrons verts, finement hachés
1 piment jalapeño finement haché
1 boîte de 127 ml (4 ½ oz) de piments verts doux, coupés en dés, puis égouttés
120 g (1 tasse) de fromage Monterey Jack allégé, râpé
Coriandre fraîche, finement hachée
Quartiers de citron vert (facultatif)

1. Dans un poêlon, chauffer l'huile pendant 30 secondes, à feu moyen. Ajouter les oignons et cuire pendant environ 3 min, en brassant, jusqu'à ce qu'ils soient ramollis. Ajouter l'ail, les graines de cumin, l'origan, le bâton de cannelle et le poivre. Cuire pendant 1 min, en brassant. Verser le bouillon et porter à ébullition.
2. Mettre dans la cocotte de la mijoteuse. Ajouter le poulet et les haricots. Bien mélanger. Couvrir et cuire à basse température pendant 6 h ou à température élevée pendant 3 h, jusqu'à ce que le jus qui coule du poulet quand on le pique avec une fourchette soit transparent.

3. Incorporer le mélange de chili en poudre. Ajouter les poivrons, le piment jalapeño et les piments verts. Bien mélanger. Couvrir et cuire à température élevée de 20 à 30 min, jusqu'à ce que les poivrons soient tendres. Ajouter le fromage et cuire pendant 1 min, en brassant, jusqu'à ce qu'il soit fondu. Verser dans des bols, puis garnir de coriandre. Déposer des quartiers de citron vert sur la table, si désiré.

Le conseil du jour
Pour faire griller les graines de cumin : mettez-les dans un poêlon, à sec, à feu moyen, et faites-les griller pendant environ 3 min, en brassant, jusqu'à ce qu'une bonne odeur s'en dégage et qu'elles commencent tout juste à dorer. Mettez-les dans un mortier ou dans un moulin à épices, il faut alors les moudre sans tarder.

Truc santé
Recherchez les légumineuses en conserve, comme les haricots rouges, qui ont été préparées sans sel. Si vous utilisez des haricots en conserve ordinaires, assurez-vous de bien les rincer et de les égoutter avant de les utiliser. Lorsque vous disposez d'un peu de temps, préparez vous-mêmes vos légumineuses — voir Haricots secs (recette de base), p. 256.

Valeur nutritive par portion	
Calories	233
Lipides	8,9 g
saturés	3,1 g
polyinsaturés	1,5 g
monoinsaturés	3,4 g
Cholestérol	69 mg
Sodium	372 mg
Glucides	14,6 g
Fibres	5,0 g
Protéines	23,7 g

Choix

½	Glucides
3	Viandes et substituts

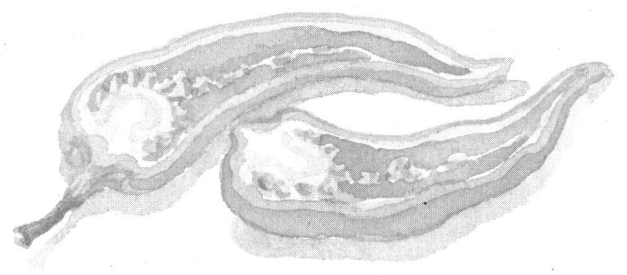

Casserole de poulet au piment et à l'orge

12 portions | *Grandeur de la mijoteuse : une grande mijoteuse d'au moins 5 litres (20 tasses)*

Tous les membres de la famille raffolent de ce plat savoureux. C'est le plat idéal à servir quand les gens ont des horaires différents et qu'ils ne peuvent pas tous manger en même temps. Vous pouvez alors régler la mijoteuse à basse température et placer ce qu'il faut pour faire une salade à portée de la main.

Vous pouvez faire à l'avance...
Vous pouvez préparer une partie de ce plat avant de le faire cuire. Faites l'étape 1 de la méthode. Couvrez le mélange de chorizos et placez-le au frigo pendant toute la nuit ou même jusqu'à 2 jours. Quand vous serez prêt à cuire le plat, passez aux étapes 2 et 3.

1 c. à soupe d'huile d'olive
2 chorizos frais, dont on a retiré les boyaux, émiettés
2 oignons finement hachés
4 gousses d'ail émincées
1 c. à café (1 c. à thé) d'origan séché, émietté
1 c. à café (1 c. à thé) de grains de poivre noir concassés
1 c. à soupe de graines de cumin grillées et moulues
   (voir Le conseil du jour, p. 117)
1 boîte de 796 ml (28 oz) de tomates en dés, en conserve, avec le jus
500 ml (2 tasses) de bouillon de poulet pauvre en sel
195 g (1 tasse) d'orge mondé, rincé
1 boîte de 398 ml (14 oz) de haricots blancs, égouttés et rincés
450 g (1 lb) de cuisses de poulet désossées, sans la peau,
   coupées en petits morceaux
2 poivrons rouges coupés en dés
2 c. à café (2 c. à thé) de chili en poudre dissous dans 1 c. à soupe
   de jus de citron vert *(voir Les conseils du jour)*
1 piment jalapeño épépiné et émincé (facultatif) *(voir Les conseils du jour)*
1 avocat coupé en dés
2 c. à soupe de jus de citron vert fraîchement pressé
Oignon rouge et coriandre fraîche, finement hachés

1. Dans un grand poêlon, chauffer l'huile d'olive à feu moyen pendant 30 secondes. Ajouter les chorizos et les oignons. Cuire pendant environ 4 min, en brassant, jusqu'à ce que les oignons soient ramollis et que les chorizos aient perdu leur couleur rosée. Ajouter l'ail, l'origan, le poivre et les graines de cumin grillées. Cuire pendant 1 min, en brassant. Ajouter les tomates avec leur jus et porter à ébullition. Mettre dans la cocotte de la mijoteuse.

2. Ajouter le bouillon, l'orge, les haricots et le poulet. Bien mélanger. Couvrir et cuire à basse température pendant 6 h ou à température élevée pendant 3 h, jusqu'à ce que le jus qui coule du poulet quand on le pique avec une fourchette soit transparent et que l'orge soit tendre. Incorporer les poivrons, le mélange de chili en poudre et le piment jalapeño, si désiré. Couvrir et cuire pendant 20 min, jusqu'à ce que les poivrons soient tendres.
3. Entre-temps, dans un bol, mettre l'avocat et le jus de citron vert. Pour servir, répartir le mélange de poulet dans les assiettes, ajouter du mélange d'avocat et garnir d'oignon et de coriandre.

Les conseils du jour

Les chorizos contiennent généralement beaucoup de matières grasses, mais si vous les utilisez en petites quantités, vous pouvez ajouter de la saveur à n'importe quel plat.

Utilisez votre chili en poudre favori : à base de piment ancho ou de piment du Nouveau-Mexique ou un autre mélange du commerce.

Le chorizo est généralement assez épicé, alors ajoutez du piment jalapeño seulement si vous aimez les aliments très épicés.

Truc santé

Les avocats ont une teneur élevée en lipides, mais une faible teneur en lipides saturés. Ils contiennent aussi des quantités importantes de divers éléments nutritifs. Une moitié d'avocat Haas est pauvre en sodium. C'est aussi une excellente source de folate. De plus, elle contient une grande quantité de fibres, de vitamine E, d'acide pantothénique, de vitamine K et de potassium.

Valeur nutritive par portion	
Calories	244
Lipides	9,4 g
saturés	2,5 g
polyinsaturés	1,4 g
monoinsaturés	4,6 g
Cholestérol	34 mg
Sodium	426 mg
Glucides	27,5 g
Fibres	5,0 g
Protéines	14,0 g

Choix

1 ½	Glucides
1 ½	Viandes et substituts
1	Matières grasses

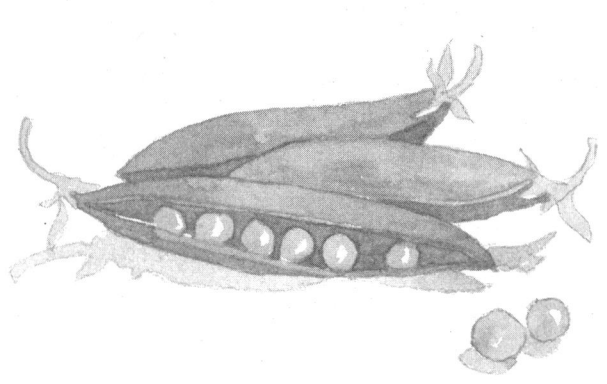

Chili à la dinde et aux deux haricots

10 portions Grandeur de la mijoteuse : une mijoteuse de 3,5 à 6 litres (14 à 24 tasses)

Voici le plat parfait pour les réunions familiales et il est juste un peu piquant. Ajoutez-y une salade verte parsemée de carottes râpées et des petits pains de grains entiers.

Vous pouvez faire à l'avance…
Faites l'étape 1 de la méthode. Couvrez le mélange et placez-le au frigo pendant toute la nuit ou même jusqu'à 2 jours. Quand vous serez prêt à cuire le plat, continuez et faites les étapes 2 et 3.

LE CONSEIL DU JOUR
Vous pouvez aussi faire ce chili avec des restes de dinde. Ajoutez alors 420 g (3 tasses) de dinde cuite, déchiquetée, en même temps que les poivrons.

1 c. à soupe d'huile d'olive
2 oignons finement hachés
4 branches de céleri coupées en dés
6 gousses d'ail émincées
2 c. à café (2 c. à thé) d'origan séché, émietté
½ c. à café (½ c. à thé) de grains de poivre noir concassés
Le zeste de 1 citron vert
1 c. à soupe de graines de cumin grillées et moulues *(voir Le conseil du jour, p. 117)*
2 c. à soupe de semoule de maïs fine
250 ml (1 tasse) de bouillon de poulet pauvre en sel
1 boîte de 796 ml (28 oz) de tomates en dés, en conserve, avec le jus
900 g (2 lb) de poitrine de dinde avec les os, sans la peau, coupée en cubes de 1 cm (½ po)
2 boîtes de 398 ml (14 oz) de haricots pinto, en conserve, égouttés et rincés
280 g (2 tasses) de haricots verts surgelés, en tranches
1 c. à soupe de chili en poudre à base de piment ancho ou de piment du Nouveau-Mexique, dissous dans 2 c. à soupe de jus de citron vert
1 poivron vert coupé en dés
1 poivron rouge coupé en dés
1 boîte de 127 ml (4 ½ oz) de piments verts doux en conserve, coupés en dés

1. Dans un poêlon, chauffer l'huile d'olive à feu moyen pendant 30 secondes. Ajouter les oignons et le céleri et cuire pendant environ 5 min, jusqu'à ce que le céleri soit ramolli. Ajouter l'ail et cuire pendant environ 1 min, en brassant. Ajouter l'origan, le poivre, le zeste de citron et les graines de cumin. Cuire pendant 1 min, en brassant. Ajouter la semoule de maïs et brasser pour en couvrir le mélange. Ajouter le bouillon et cuire pendant environ 1 min, en brassant, jusqu'à ce que le mélange bout. Ajouter les tomates avec leur jus et porter de nouveau à ébullition. Mettre dans la cocotte de la mijoteuse.
2. Ajouter la dinde, les haricots pinto et les haricots verts. Bien mélanger. Couvrir et cuire à basse température pendant 8 h ou à température élevée pendant 4 h, jusqu'à ce que la dinde soit tendre et que la sauce fasse des bulles.
3. Ajouter le mélange de chili en poudre, les poivrons vert et rouge, et les piments verts doux. Couvrir et cuire à température élevée pendant 30 min, jusqu'à ce que les piments soient tendres.

Valeur nutritive par portion

Calories	238
Lipides	4,1 g
saturés	1,0 g
polyinsaturés	0,8 g
monoinsaturés	1,9 g
Cholestérol	37 mg
Sodium	547 mg
Glucides	28,1 g
Fibres	7,7 g
Protéines	23,5 g

Choix

1	Glucides
2 ½	Viandes et substituts

Les plats principaux végétariens

Sauce tomate de base. 122
Sauce tomate aux champignons. 123
Lasagne au céleri-rave et aux champignons. 124
Légumes Stroganoff 125
Légumes d'hiver. 126
Goulache aux légumes 128
Dal aux épinards et au millet. 130
Cari de légumes, de lentilles et d'épinards 132
Tourte aux légumes et croûte au millet. 134
Ragoût de champignons et de pois chiches, coulis de poivron rouge. 136
Tajine de courge et de pois chiches aux champignons 138
Casserole de riz à la citrouille et aux champignons 139
Courge au quinoa et aux abricots. 140
Doliques à œil noir et légumes verts. 142
Haricots rouges et légumes verts 144
Ragoût de haricots et d'orge à la grecque. 146
Succotash à ma façon. 148
Riz sauvage aux champignons et aux abricots 149
Strata aux cœurs d'artichaut, aux tomates séchées et au fromage de chèvre 150
Tofu braisé au soya. 151
Tofu dans une sauce tomate épicée à l'indienne 152

Sauce tomate de base

Donne environ 2 litres (8 tasses), soit 250 ml (1 tasse) par portion
CONVIENT AU VÉGÉTALIEN

Grandeur de la mijoteuse : une mijoteuse de 3,5 à 6 litres (14 à 24 tasses)

Cette sauce est savoureuse et facile à préparer, et elle contient moins de sodium que les sauces du commerce. Couverte, elle se conserve au frigo jusqu'à 1 semaine et au congélateur jusqu'à 6 mois.

Truc santé
Il est avantageux de faire sa propre sauce tomate, car la sauce maison contient moins de sodium que les sauces du commerce. La portion habituelle de 125 ml (½ tasse) de sauce du commerce que l'on utilise dans les recettes peut contenir jusqu'à 700 mg de sodium. La même portion de cette sauce maison préparée sans sel contient environ 155 mg de sodium. Si vous voulez réduire votre consommation de sel encore davantage, préparez cette sauce en utilisant des tomates en conserve sans addition de sel, il est maintenant facile d'en trouver.

- 1 c. à soupe d'huile d'olive
- 2 oignons finement hachés
- 2 carottes pelées et coupées en dés
- 4 gousses d'ail émincées
- 1 c. à café (1 c. à thé) de thym séché, émietté
- ½ c. à café (½ c. à thé) de grains de poivre noir concassés
- 2 boîtes de 796 ml (28 oz) de tomates en dés, en conserve, avec le jus

1. Dans la cocotte de la mijoteuse, mettre l'huile d'olive, les oignons et les carottes. Bien brasser pour s'assurer que les légumes sont couverts d'huile. Couvrir et cuire à température élevée pendant 1 h, jusqu'à ce que les légumes soient ramollis. Ajouter l'ail, le thym et le poivre. Bien mélanger, puis incorporer les tomates avec leur jus.

2. Déposer un linge à vaisselle propre plié en 2 (ce qui donne 2 épaisseurs) sur le dessus de la mijoteuse pour absorber l'humidité. Couvrir et cuire à basse température de 6 à 8 h ou à température élevée de 3 à 4 h, jusqu'à ce que la sauce ait épaissi et que les saveurs soient incorporées.

LE CONSEIL DU JOUR
Si vous êtes pressé, vous pouvez attendrir les légumes sur la cuisinière. Chauffez l'huile dans un poêlon pendant 30 secondes. Ajoutez les oignons et les carottes et faites-les cuire pendant environ 7 min, en brassant, jusqu'à ce que les carottes soient ramollies. Ajoutez l'ail, le thym et le poivre. Cuire pendant 1 min, en brassant. Mettez le tout dans la cocotte de la mijoteuse. Ajoutez les tomates et leur jus, puis passez à l'étape 2.

Valeur nutritive par portion

Calories	75
Lipides	2,1 g
saturés	0,3 g
polyinsaturés	0,3 g
monoinsaturés	1,3 g
Cholestérol	0 mg
Sodium	311 mg
Glucides	13,8 g
Fibres	2,6 g
Protéines	2,5 g

Choix
1	Glucides
½	Matières grasses

Sauce tomate aux champignons

6 portions
CONVIENT AU VÉGÉTALIEN

Grandeur de la mijoteuse : une mijoteuse de 3,5 à 6 litres (14 à 24 tasses)

L'une des façons d'ajouter de la variété à votre alimentation, c'est de remplacer les pâtes par divers types de grains entiers et de les servir avec les sauces que vous servez habituellement sur les pâtes. J'aime bien servir cette sauce traditionnelle sur de la polenta (voir p. 254) ou sur des pâtes de blé entier. Accompagnez le tout d'une salade verte, et vous aurez un bon repas de semaine.

Vous pouvez faire à l'avance…
Vous pouvez préparer une partie de ce plat avant de le faire cuire. Faites l'étape 1 de la méthode. Couvrez le tout et placez-le au frigo pendant toute la nuit ou même jusqu'à 2 jours. Quand vous serez prêt à cuire le plat, passez à l'étape 2.

1 c. à soupe d'huile d'olive
1 oignon finement haché
2 branches de céleri coupées en dés
4 gousses d'ail émincées
1 c. à soupe de romarin frais, finement haché, ou
    2 c. à café (2 c. à thé) de romarin séché, émietté
½ c. à café (½ c. à thé) de sel
½ c. à café (½ c. à thé) de grains de poivre noir concassés
225 g (8 oz) de champignons café, en tranches
125 ml (½ tasse) de vin blanc sec ou de bouillon de poulet ou
    de bouillon de légumes, pauvre en sel
1 c. à soupe de pâte de tomate
1 boîte de 796 ml (28 oz) de tomates en dés, en conserve, avec le jus
Piment rouge séché, en flocons (facultatif)
Fromage parmesan fraîchement râpé (facultatif)

1. Dans un poêlon, chauffer l'huile à feu moyen pendant 30 secondes. Ajouter l'oignon et le céleri et cuire pendant environ 5 min, en brassant, jusqu'à ce que le céleri soit ramolli. Ajouter l'ail, le romarin, le sel et le poivre. Cuire pendant 1 min, en brassant. Ajouter les champignons et brasser pour bien les couvrir du mélange. Ajouter le vin et cuire pendant 1 min. Incorporer la pâte de tomate et les tomates avec leur jus, puis porter à ébullition. Mettre dans la cocotte de la mijoteuse.
2. Déposer un linge à vaisselle propre plié en 2 (ce qui donne 2 épaisseurs) sur le dessus de la mijoteuse pour absorber l'humidité. Couvrir et cuire à basse température pendant 6 h ou à température élevée pendant 3 h, jusqu'à ce que le mélange soit très chaud et fasse des bulles. Incorporer le piment séché, si désiré. Servir sur des pâtes de blé entier ou sur de la polenta. Garnir de parmesan au goût, si désiré.

LE CONSEIL DU JOUR
Pour un repas facile à préparer et délicieux, faites cette sauce d'avance et conservez-la au réfrigérateur. Préparez une recette de Polenta (recette de base), p. 254 et réchauffez la Sauce tomate aux champignons juste avant de servir. Pour servir, mettez de la polenta sur une assiette chaude, puis versez-y de la sauce.

Valeur nutritive par portion	
Calories	67
Lipides	2,6 g
saturés	0,4 g
polyinsaturés	0,3 g
monoinsaturés	1,7 g
Cholestérol	0 mg
Sodium	403 mg
Glucides	10,5 g
Fibres	2,3 g
Protéines	2,5 g
Choix	
½	Matières grasses

Lasagne au céleri-rave et aux champignons

10 portions
CONVIENT AU VÉGÉTARIEN

Grandeur de la mijoteuse : une grande mijoteuse ovale d'au moins 5 litres (20 tasses)
Cocotte de la mijoteuse graissée

Si vous en avez assez des mêmes vieilles recettes, essayez cette délicieuse lasagne qui est faite avec du céleri-rave et des champignons ainsi qu'avec des ingrédients plus classiques comme les tomates et le fromage.

Vous pouvez faire à l'avance...
Vous pouvez préparer une partie de ce plat avant de le faire cuire. Faites les étapes 1 à 4 de la méthode. Couvrez le mélange et placez-le au frigo pendant toute la nuit. Le lendemain, passez à l'étape 5.

LE CONSEIL DU JOUR
Vous pouvez faire cette recette avec des pâtes à lasagne de blé entier ou avec des pâtes précuites, si vous préférez. Si vous utilisez des pâtes précuites, ne les mélangez pas avec de l'huile d'olive et utilisez seulement 1 c. à soupe d'huile quand vous faites ramollir les légumes.

9 pâtes à lasagne au riz brun *(voir Le conseil du jour)*
2 c. à soupe d'huile d'olive extra-vierge, au total
1 céleri-rave moyen, pelé et râpé
2 c. à soupe de jus de citron fraîchement pressé
1 gros oignon doux comme l'oignon espagnol ou l'oignon Vidalia, finement haché
450 g (1 lb) de champignons café dont on a retiré les pieds et tranché les chapeaux
4 gousses d'ail émincées
1 c. à soupe de thym frais ou 1 c. à café (1 c. à thé) de thym séché, émietté
1 c. à soupe de romarin frais, finement haché ou
   1 c. à café (1 c. à thé) de romarin séché, émietté
1 litre (4 tasses) de Sauce tomate de base (voir recette, p. 122), au total
1 contenant de 475 g (16 oz) de fromage ricotta allégé (5 %)
240 g (2 tasses) de fromage mozzarella partiellement écrémé, râpé

1. Cuire les pâtes à lasagne dans une casserole d'eau bouillante salée, jusqu'à ce qu'elles soient al dente ou selon le mode d'emploi qui figure sur l'emballage, mais calculer 2 min de moins. Les égoutter, puis les mélanger avec 1 c. à soupe de l'huile. Réserver.
2. Dans un bol, mélanger le céleri-rave et le jus de citron. Réserver.
3. Dans un poêlon, chauffer le reste de l'huile pendant 30 secondes, à feu moyen. Ajouter l'oignon et les champignons. Cuire pendant environ 2 min, en brassant. Ajouter l'ail, le thym et le romarin. Cuire pendant 1 min, en brassant. Ajouter le céleri-rave et 500 ml (2 tasses) de sauce tomate. Porter à ébullition. Retirer du feu.
4. Étendre 250 ml (1 tasse) de la sauce tomate au fond de la cocotte de la mijoteuse préparée. Couvrir de 3 pâtes à lasagne. Étendre la moitié de la ricotta, la moitié du mélange de champignons et le tiers de la mozzarella. Répéter l'opération en utilisant une autre partie des ingrédients. Couvrir de la dernière couche de pâtes. Verser le reste de sauce tomate sur le dessus. Parsemer du reste de mozzarella.
5. Couvrir et cuire à basse température pendant 6 h ou à température élevée pendant 3 h, jusqu'à ce que les champignons soient tendres et que le mélange soit très chaud et fasse des bulles.

Valeur nutritive par portion	
Calories	287
Lipides	11,6 g
saturés	5,2 g
polyinsaturés	0,9 g
monoinsaturés	4,8 g
Cholestérol	23 mg
Sodium	348 mg
Glucides	30,4 g
Fibres	4,1 g
Protéines	16,4 g

Choix

2	Glucides
1 ½	Viandes et substituts
1 ½	Matières grasses

Légumes Stroganoff

8 portions
CONVIENT AU VÉGÉTARIEN

Grandeur de la mijoteuse : une grande mijoteuse d'au moins 5 litres (20 tasses)

Ce plat de légumes constitue un repas savoureux si vous lui ajoutez une salade et du pain croûté. Vous pouvez aussi le servir sur des fettuccinis de blé entier chauds ou sur des nouilles de riz brun chaudes.

Vous pouvez faire à l'avance…
Vous pouvez préparer une partie de ce plat avant de le faire cuire. Faites l'étape 1 de la méthode. Couvrez le mélange et placez-le au frigo jusqu'à 2 jours. Quand vous serez prêt à cuire le plat, continuez selon les directives de la recette.

1 c. à soupe d'huile d'olive
2 gros poireaux, le blanc seulement, nettoyés et finement tranchés
   (voir Les conseils du jour, p. 127)
4 branches de céleri, en tranches fines
2 gousses d'ail hachées
1 c. à café (1 c. à thé) de thym séché
1 c. à café (1 c. à thé) de grains de poivre noir concassés
½ c. à café (½ c. à thé) de sel
1 boîte de 796 ml (28 oz) de tomates en dés en conserve, avec le jus
250 ml (1 tasse) de bouillon de légumes pauvre en sel
450 g (1 lb) de champignons café ou portobellos *(voir Les conseils du jour)*
2 pommes de terre pelées et coupées en cubes de 1 cm (½ po)
60 ml (¼ tasse) de crème 35 % à fouetter
60 g (2 oz) d'un bon fromage bleu émietté, à la température de la pièce
   (voir Les conseils du jour)

1. Dans un poêlon, chauffer l'huile, à feu moyen. Ajouter les poireaux et le céleri et cuire pendant environ 5 min, en brassant, jusqu'à ce qu'ils soient ramollis. Ajouter l'ail, le thym, le poivre et le sel. Cuire, en brassant, pendant 1 min. Ajouter les tomates avec leur jus et le bouillon, puis porter à ébullition. Mettre dans la cocotte de la mijoteuse.
2. Incorporer les champignons et les pommes de terre. Couvrir et cuire à basse température de 8 à 10 h ou à température élevée de 4 à 5 h, jusqu'à ce que les pommes de terre soient tendres. Incorporer la crème et le fromage. Couvrir et cuire à température élevée pendant 15 min, ou jusqu'à ce que le fromage soit fondu dans la sauce et que le mélange soit très chaud et fasse des bulles.

LES CONSEILS DU JOUR

Coupez les extrémités dures des pieds des champignons café, puis coupez-les en quartiers. Ou retirez les pieds des champignons portobellos, coupez les chapeaux en quartiers et tranchez-les finement.

Utilisez du bleu de bonne qualité comme le gorgonzola, car les bleus de moindre qualité sont souvent très forts.

Si vous êtes pressé, réchauffez crème et fromage avant de les mettre dans la cocotte, puis incorporez-les. Servez dès que le fromage fond.

Valeur nutritive par portion	
Calories	142
Lipides	7,0 g
saturés	3,3 g
polyinsaturés	0,6 g
monoinsaturés	2,6 g
Cholestérol	15 mg
Sodium	494 mg
Glucides	17,6 g
Fibres	3,9 g
Protéines	4,8 g

Choix

1	Glucides
1 ½	Matières grasses

Légumes d'hiver

8 portions
CONVIENT AU VÉGÉTALIEN

Grandeur de la mijoteuse: une grande mijoteuse d'au moins 5 litres (20 tasses)

Voici un plat tout indiqué pour les journées sombres d'hiver. Le mélange de légumes-racines, assaisonné de graines de carvi, donne un plat au goût sans pareil, qui est tout à fait approprié à la saison. Et j'aime imaginer mes ancêtres assis devant un repas semblable. Je le sers avec du pain de seigle et du brocoli vapeur.

1 gros céleri-rave pelé et râpé
1 c. à soupe de jus de citron fraîchement pressé
1 c. à soupe d'huile d'olive
2 poireaux, le blanc et les parties vert pâle seulement, nettoyés et finement tranchés *(voir Les conseils du jour)*
4 carottes pelées et tranchées
4 panais pelés et tranchés
2 gousses d'ail émincées
1 c. à café (1 c. à thé) de graines de carvi
1 c. à café (1 c. à thé) de sel
½ c. à café (½ c. à thé) de grains de poivre noir concassés
1 boîte de 398 ml (14 oz) de tomates en dés, en conserve, avec le jus *(voir Les conseils du jour)*
500 ml (2 tasses) de bouillon de légumes pauvre en sel
95 g (½ tasse) d'orge mondé *(voir Les conseils du jour)*
30 g (½ tasse) de persil frais, finement haché

1. Dans un bol, mettre le céleri-rave et le jus de citron. Brasser pour couvrir le céleri-rave de jus. Réserver.
2. Dans un grand poêlon, à feu moyen, chauffer l'huile pendant 30 secondes. Ajouter les poireaux, les carottes et les panais. Cuire pendant environ 7 min, en brassant, jusqu'à ce que les légumes soient ramollis. Ajouter l'ail, les graines de carvi, le sel et le poivre. Cuire pendant 1 min, en brassant. Ajouter les tomates avec leur jus, le bouillon et l'orge, puis porter à ébullition.

3. Étendre le céleri-rave au fond de la cocotte de la mijoteuse. Ajouter le mélange de légumes et bien mélanger. Couvrir et cuire à basse température pendant 6 h ou à température élevée pendant 3 h, jusqu'à ce que les légumes et l'orge soient tendres. Parsemer de persil et servir.

Les conseils du jour

Le céleri-rave s'oxyde rapidement au contact de l'air. Versez-y du jus de citron et brassez, cela l'empêchera de se décolorer.

Pour nettoyer les poireaux : remplissez l'évier d'eau tiède. Coupez les poireaux en 2 dans le sens de la longueur et plongez-les dans l'eau en les faisant tourbillonner pour enlever toute trace de saleté. Mettez-les ensuite dans une passoire, puis rincez-les bien sous l'eau froide.

Si vous trouvez des boîtes de tomates en dés, en conserve, de 540 ml (19 oz), utilisez ce format dans la recette.

Même si l'orge perlé est plus facile à trouver, essayez d'utiliser de l'orge mondé pour faire les recettes de ce livre. L'orge mondé contient plus d'éléments nutritifs, dont des fibres, que son petit frère raffiné, car il contient encore une partie du son.

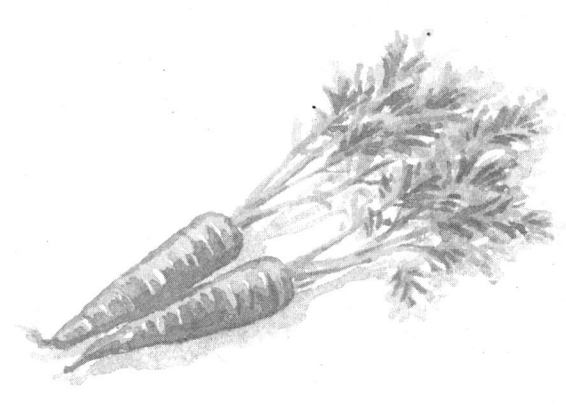

Valeur nutritive par portion	
Calories	173
Lipides	2,6 g
saturés	0,4 g
polyinsaturés	0,5 g
monoinsaturés	1,4 g
Cholestérol	0 mg
Sodium	438 mg
Glucides	35,9 g
Fibres	6,3 g
Protéines	4,0 g

Choix

2	Glucides
½	Matières grasses

Goulache aux légumes

6 portions
CONVIENT AU VÉGÉTARIEN

Grandeur de la mijoteuse : une mijoteuse de 3,5 à 6 litres (14 à 24 tasses)

Ce ragoût délicieux et consistant est le remède par excellence après une journée passée au grand air. Servez-le sur des fettuccinis de blé entier chauds ou sur des nouilles de riz brun chaudes et garnissez-le d'une cuillerée de crème sure, ou de crème aigre, si désiré. Accompagnez-le de pain de seigle et d'une salade de carottes râpées. Pour une occasion spéciale, voir la rubrique « Variante ».

Vous pouvez faire à l'avance...
Vous pouvez préparer une partie de ce plat avant de le faire cuire. Faites les étapes 1 à 3 de la méthode. Couvrez le mélange et placez-le au frigo jusqu'à 2 jours. Quand vous serez prêt à cuire le plat, continuez selon les directives de la recette.

4 champignons shiitake séchés
250 ml (1 tasse) d'eau bouillante
2 c. à soupe d'huile d'olive, au total
225 g (8 oz) de champignons shiitake frais, dont on a retiré les pieds et grossièrement haché les chapeaux
1 oignon finement haché
4 branches de céleri coupées en dés
2 carottes pelées et coupées en dés
2 panais pelés et coupés en dés
1 c. à café (1 c. à thé) de graines de carvi grossièrement broyées
½ c. à café (½ c. à thé) de sel
½ c. à café (½ c. à thé) de grains de poivre noir concassés
1 c. à soupe de farine tout usage
500 ml (2 tasses) de bouillon de légumes pauvre en sel
2 c. à café (2 c. à thé) de paprika
1 poivron vert, épépiné et coupé en dés

1. Faire tremper les champignons séchés dans l'eau bouillante pendant 30 min. Les égoutter, puis les assécher. Les couper en quartiers. Réserver.
2. Dans un poêlon, chauffer 1 c. à soupe de l'huile à feu moyen pendant 30 secondes. Ajouter les champignons frais et cuire, en brassant, pendant 1 min. Mettre dans la cocotte de la mijoteuse.

3. Faire chauffer le reste de l'huile dans une casserole. Ajouter l'oignon, le céleri, les carottes et les panais. Cuire pendant environ 7 min, en brassant, jusqu'à ce qu'ils soient ramollis. Ajouter les graines de carvi, le sel, le poivre et les champignons shiitake réhydratés réservés. Cuire, en brassant, pendant 1 min. Ajouter la farine et cuire, en brassant, pendant 1 min. Verser le bouillon et cuire pendant environ 3 min, en brassant, jusqu'à ce que le mélange épaississe. Mettre dans la cocotte de la mijoteuse.
4. Couvrir et cuire à basse température pendant 6 h ou à température élevée pendant 3 h, jusqu'à ce que les légumes soient tendres. Incorporer le paprika et le poivron vert. Couvrir et cuire à température élevée pendant environ 15 min, jusqu'à ce que le poivron soit ramolli.

Variante
Timbale aux légumes
Ajoutez 125 ml (½ tasse) de crème à fouetter à la goulache cuite, si désiré. Versez ensuite le mélange dans un plat à gratin ou dans 4 ramequins. Garnissez de pâte feuilletée du commerce décongelée et coupée selon la taille du plat. Faites cuire au four à 200 °C (400 °F) de 20 à 25 min, jusqu'à ce que la pâte soit gonflée et dorée.

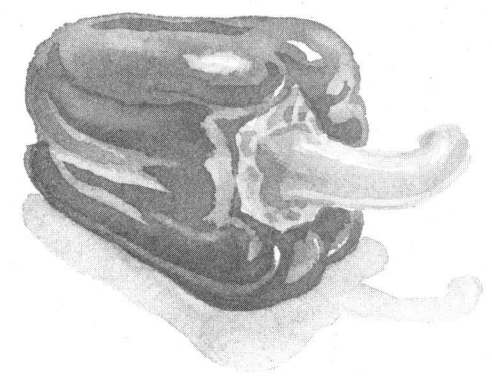

Valeur nutritive par portion	
Calories	134
Lipides	5,2 g
saturés	0,7 g
polyinsaturés	0,6 g
monoinsaturés	3,4 g
Cholestérol	0 mg
Sodium	388 mg
Glucides	21,7 g
Fibres	3,9 g
Protéines	2,6 g

Choix
1	Glucides
1	Matières grasses

Dal aux épinards et au millet

10 portions
CONVIENT AU VÉGÉTALIEN

Grandeur de la mijoteuse : une grande mijoteuse d'au moins 5 litres (20 tasses)

Dans le domaine des plats réconfortants, le dal, qui est généralement fait avec des pois jaunes cassés, est l'un de mes plats ethniques préférés. On le sert habituellement dans les repas indiens et il est très polyvalent. Je le sers souvent en plat principal, même s'il ressemble davantage à une soupe, et je l'accompagne d'une salade verte. Il fait aussi un savoureux plat pour accompagner le poulet rôti ou la viande grillée.

Vous pouvez faire à l'avance…
Vous pouvez préparer une partie de ce plat avant de le faire cuire. Faites l'étape 1 de la méthode. Couvrez le mélange et placez-le au frigo pendant toute la nuit ou même jusqu'à 2 jours. Quand vous serez prêt à cuire le plat, passez à l'étape 2.

1 c. à soupe d'huile d'olive
2 oignons finement hachés
4 gousses d'ail émincées
1 c. à soupe de gingembre frais, émincé
1 c. à café (1 c. à thé) de curcuma
½ c. à café (½ c. à thé) de grains de poivre noir concassés
2 feuilles de laurier
1 c. à soupe de graines de cumin grillées *(voir Les conseils du jour)*
2 c. à café (2 c. à thé) de graines de coriandre grillées
1 boîte de 796 ml (28 oz) de tomates en dés, en conserve, avec le jus
750 ml (3 tasses) de bouillon de légumes pauvre en sel
170 g (1 tasse) de lentilles rouges, rincées
220 g (1 tasse) de millet rincé
¼ c. à café (¼ c. à thé) de cayenne dissous dans 2 c. à soupe de jus de citron fraîchement pressé
450 g (1 lb) d'épinards frais, dont on a retiré les tiges, ou 1 paquet de 300 g (10 oz) d'épinards frais ou surgelés, décongelés et égouttés, s'ils étaient surgelés *(voir Les conseils du jour)*
Yogourt nature faible en gras (facultatif)
40 g (¼ tasse) de coriandre fraîche, finement hachée

1. Dans un poêlon, chauffer l'huile, à feu moyen. Ajouter les oignons et cuire pendant environ 3 min, en brassant, jusqu'à ce qu'ils soient ramollis. Ajouter l'ail et le gingembre. Cuire pendant 1 min, en brassant. Ajouter le curcuma, le poivre, les feuilles de laurier ainsi que les graines de cumin et de coriandre grillées. Cuire pendant 1 min, en brassant. Ajouter les tomates avec leur jus et porter à ébullition. Mettre dans la cocotte de la mijoteuse.

2. Ajouter le bouillon, les lentilles et le millet. Bien mélanger. Couvrir et cuire à basse température pendant 10 h ou à température élevée pendant 5 h, jusqu'à ce que les lentilles soient tendres. Incorporer le mélange de cayenne. Ajouter une partie des épinards et brasser jusqu'à ce que les feuilles soient bien immergées dans le bouillon. Répéter l'opération jusqu'à ce que tous les épinards soient dans le bouillon. Couvrir et cuire à température élevée pendant 20 min, jusqu'à ce que les épinards soient tendres. Jeter les feuilles de laurier. Mettre dans un grand bol de service, verser un filet de yogourt, si désiré, puis garnir de coriandre.

Les conseils du jour

Pour faire griller les graines de cumin et de coriandre : mettez-les dans un poêlon, à sec, et faites-les griller pendant environ 3 min, à feu moyen, en brassant, jusqu'à ce qu'une bonne odeur s'en dégage et que les graines de cumin commencent tout juste à dorer. Mettez-les dans un mortier ou dans un moulin à épices, il faut alors les moudre sans tarder.

Si vous utilisez des épinards frais, assurez-vous d'enlever les tiges et, s'ils ne sont pas prélavés, rincez-les bien dans un évier rempli d'eau tiède.

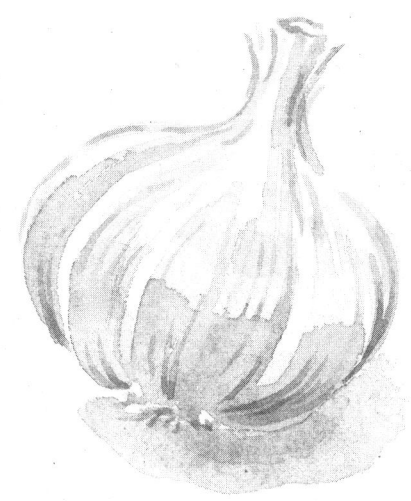

Valeur nutritive par portion	
Calories	194
Lipides	2,6 g
saturés	0,4 g
polyinsaturés	0,6 g
monoinsaturés	1,3 g
Cholestérol	0 mg
Sodium	368 mg
Glucides	35,1 g
Fibres	6,2 g
Protéines	9,3 g

Choix

2	Glucides
½	Viandes et substituts

Cari de légumes, de lentilles et d'épinards

8 portions
CONVIENT AU VÉGÉTALIEN

Grandeur de la mijoteuse : une grande mijoteuse d'au moins 5 litres (20 tasses)

Servi avec un pain nan chaud, ce savoureux cari peut constituer un repas du soir.

Vous pouvez faire à l'avance…
Vous pouvez préparer une partie de ce plat avant de le faire cuire. Faites les étapes 1 et 2 de la méthode. Couvrez le mélange et placez-le au frigo pendant toute la nuit ou même jusqu'à 2 jours. Quand vous serez prêt à cuire le plat, passez à l'étape 3.

- 2 c. à café (2 c. à thé) de graines de cumin
- 1 c. à café (1 c. à thé) de graines de coriandre
- 1 c. à soupe d'huile d'olive ou d'huile de noix de coco extra-vierge
- 2 oignons finement hachés
- 4 carottes pelées et finement tranchées
- 4 panais pelés, dont on a enlevé le cœur dur et fibreux, finement tranchés
- 4 gousses d'ail émincées
- 1 c. à soupe de gingembre frais, émincé
- 2 c. à café (2 c. à thé) de curcuma
- 1 bâton de cannelle de 5 cm (2 po)
- ½ c. à café (½ c. à thé) de grains de poivre noir concassés
- 500 ml (2 tasses) de bouillon de légumes pauvre en sel
- 2 patates douces, pelées et finement tranchées
- 170 g (1 tasse) de lentilles brunes ou vertes, triées et rincées
- 1 long piment rouge, finement haché, ou ½ c. à café (½ c. à thé) de cayenne dissous dans 1 c. à soupe de jus de citron
- 450 g (1 lb) d'épinards frais dont on a retiré les tiges, ou 1 paquet de 300 g (10 oz) d'épinards décongelés et égouttés, s'ils étaient surgelés, grossièrement hachés *(voir Le conseil du jour)*
- 250 ml (1 tasse) de lait de coco (facultatif) (voir Truc santé)

1. Dans un grand poêlon, à sec, faire griller les graines de cumin et les graines de coriandre pendant environ 3 min, à feu moyen, en brassant, jusqu'à ce qu'une bonne odeur s'en dégage et que les graines de cumin commencent tout juste à dorer. Les déposer immédiatement dans un mortier ou dans un moulin à épices, puis les moudre. Réserver.

2. Dans le même poêlon, à feu moyen, chauffer l'huile pendant 30 secondes. Ajouter les oignons, les carottes et les panais. Cuire, en brassant, pendant environ 6 min, jusqu'à ce que les légumes soient tendres. Ajouter l'ail, le gingembre, le curcuma, le bâton de cannelle, le poivre et les graines de cumin et de coriandre réservées. Cuire pendant 1 min, en brassant. Ajouter le bouillon, puis porter à ébullition. Mettre dans la cocotte de la mijoteuse. Ajouter les patates douces et les lentilles. Bien mélanger.

3. Couvrir et cuire à basse température pendant 8 h ou à température élevée pendant 4 h, jusqu'à ce que les lentilles soient tendres. Ajouter le piment et bien mélanger. Ajouter une partie des épinards et brasser jusqu'à ce que toutes les feuilles soient plongées dans le liquide. Répéter l'opération jusqu'à ce que toutes les feuilles soient dans le liquide, puis verser le lait de coco, si désiré. Couvrir et cuire à température élevée pendant 20 min, jusqu'à ce que les épinards soient tendres et que les saveurs se marient. Jeter le bâton de cannelle.

Le conseil du jour
Si vous utilisez des épinards frais, assurez-vous de retirer les tiges. Et si les épinards ne sont pas prélavés, rincez-les bien dans un évier rempli d'eau tiède.

Truc santé
Le lait de coco ajoute une agréable saveur de noisette et une consistance crémeuse au cari, mais il a une teneur élevée en lipides saturés. Vous pouvez donc omettre le lait de coco et le cari sera tout de même très savoureux.

Valeur nutritive par portion	
Calories	252
Lipides	2,7 g
saturés	0,4 g
polyinsaturés	0,5 g
monoinsaturés	1,5 g
Cholestérol	0 mg
Sodium	253 mg
Glucides	49,6 g
Fibres	8,7 g
Protéines	10 g

Choix

2 ½	Glucides
½	Viandes et substituts

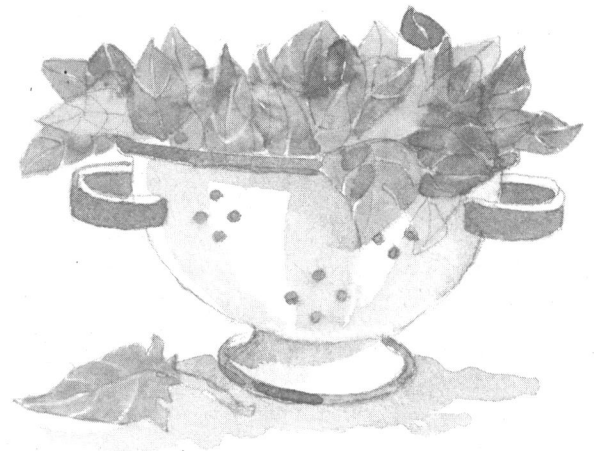

Tourte aux légumes et croûte au millet

8 portions
CONVIENT AU VÉGÉTARIEN

Grandeur de la mijoteuse : une grande mijoteuse d'au moins 6 litres (24 tasses)

Cette tourte est savoureuse et sa croûte au millet ajoute les qualités nutritives des grains entiers à ce plaisir délicieusement différent. Complétez le repas par une salade de tomates en tranches, en saison, ou par une salade verte garnie de carottes râpées pour ajouter de la couleur et des éléments nutritifs

Vous pouvez faire à l'avance...
Vous pouvez préparer une partie de ce plat avant de le faire cuire. Faites l'étape 2 de la méthode. Couvrez le mélange et placez-le au frigo pendant toute la nuit ou même jusqu'à 2 jours. Quand vous serez prêt à cuire le plat, passez aux étapes 1 et 3.

LA CROÛTE AU MILLET
220 g (1 tasse) de millet *(voir Les conseils du jour)*
750 ml (3 tasses) d'eau
Poivre noir fraîchement moulu
60 g (½ tasse) de fromage parmesan fraîchement râpé (facultatif)

LA TOURTE
1 c. à soupe d'huile d'olive
2 oignons finement hachés
4 carottes pelées et coupées en dés
4 branches de céleri coupées en dés
2 c. à soupe de romarin frais, finement haché
4 gousses d'ail émincées
½ c. à café (½ c. à thé) de grains de poivre noir concassés
1 boîte de 796 ml (28 oz) de tomates en dés, en conserve, avec le jus
1 boîte de 398 ou 540 ml (14 ou 19 oz) de haricots blancs, en conserve, égouttés et rincés *(voir Les conseils du jour)*, ou 185 g (1 tasse) de haricots blancs secs qui ont trempé dans l'eau, cuits et égouttés – voir Haricots secs (recette de base), p. 256
280 g (2 tasses) de haricots verts surgelés, en tranches

1. Pour faire la croûte : dans une casserole, à feu moyen, faites griller le millet pendant environ 5 min, en brassant constamment jusqu'à ce qu'il crépite et qu'une bonne odeur s'en dégage. Ajouter de l'eau ainsi que du poivre au goût, puis porter à ébullition. Réduire à feu doux, puis couvrir et cuire pendant environ 20 min, jusqu'à ce que le millet soit tendre et que toute l'eau soit absorbée. Incorporer le parmesan, si désiré, et réserver.

2. Pour faire la tourte : entre-temps, dans un grand poêlon, chauffer l'huile pendant 30 secondes, à feu moyen. Ajouter les oignons, les carottes et le céleri. Cuire pendant environ 7 min, en brassant, jusqu'à ce que les légumes soient ramollis. Ajouter le romarin, l'ail et le poivre. Cuire pendant 1 min, en brassant. Ajouter les tomates avec leur jus, puis porter à ébullition. Mettre dans la cocotte de la mijoteuse.

3. Ajouter les haricots blancs et les haricots verts. Bien mélanger. Étendre le millet uniformément sur le dessus. Couvrir et cuire à basse température de 8 à 10 h ou à température élevée de 4 à 5 h, jusqu'à ce que le mélange soit très chaud et qu'il fasse des bulles.

Les conseils du jour

Comme c'est le cas pour les lentilles, il peut arriver que le millet contienne des impuretés ou que certains grains soient décolorés. Rincez bien le millet dans un contenant d'eau avant de l'utiliser. Faites-le tourbillonner et enlevez toutes les impuretés, puis rincez-le sous l'eau froide.

Vous pouvez remplacer le romarin frais par 1 c. à soupe de romarin séché, émietté.

Si vous utilisez des haricots en conserve, assurez-vous de bien les rincer sous l'eau froide pour enlever le plus de sodium possible.

Variante

Bien que cette variante ne convienne pas aux végétariens, je trouve que l'ajout d'un peu de pancetta (porc salé à l'italienne) donne une saveur incomparable à ce plat. J'utilise un morceau de 90 g (3 oz) que je coupe en petits cubes et que je fais revenir dans de l'huile d'olive pendant environ 3 min, jusqu'à ce qu'ils deviennent croustillants. J'ajoute ensuite les oignons, les carottes et le céleri.

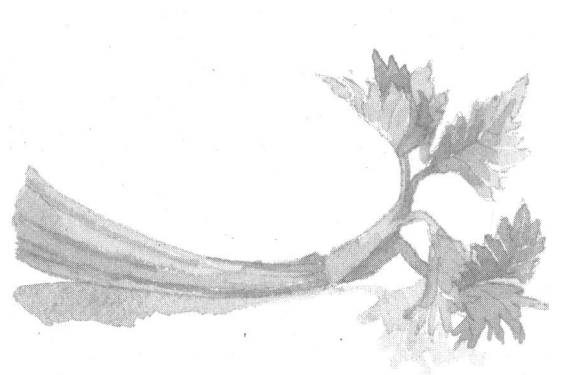

Valeur nutritive par portion	
Calories	220
Lipides	3,2 g
saturés	0,5 g
polyinsaturés	0,8 g
monoinsaturés	1,5 g
Cholestérol	0 mg
Sodium	335 mg
Glucides	42,0 g
Fibres	8,4 g
Protéines	8,4 g
Choix	
2	Glucides
1	Matières grasses

Ragoût de champignons et de pois chiches, coulis de poivron rouge

6 portions
CONVIENT AU VÉGÉTALIEN

Grandeur de la mijoteuse : une mijoteuse de 3,5 à 6 litres (14 à 24 tasses)

J'ai servi ce délicieux ragoût à des non-végétariens qui ont tellement fait honneur au plat qu'il ne restait rien dans les assiettes. Garni de ce succulent coulis de poivron, c'est tout à fait divin. Ajoutez des petits pains de grains entiers et une salade verte ou des asperges vapeur, en saison.

Vous pouvez faire à l'avance…
Vous pouvez préparer une partie de ce plat avant de le faire cuire. Faites les étapes 1 et 2 de la méthode. Couvrez le mélange et placez-le au frigo pendant toute la nuit ou même jusqu'à 2 jours. Quand vous serez prêt à cuire le plat, passez aux étapes 3 et 4.

(Voir cahier photos)

1 c. à soupe de graines de cumin
1 c. à soupe d'huile d'olive
2 oignons finement hachés
2 carottes pelées et coupées en dés
4 branches de céleri, en tranches fines, ou 1 bulbe de fenouil paré, dont on a retiré le cœur, puis finement tranché à la verticale
4 gousses d'ail émincées
1 c. à café (1 c. à thé) de curcuma
¼ c. à café (¼ c. à thé) de sel
½ c. à café (½ c. à thé) de grains de poivre noir concassés
225 g (8 oz) de champignons café, en tranches fines
1 boîte de 796 ml (28 oz) de tomates en dés, en conserve, avec le jus
1 boîte de 398 ml (14 oz) de pois chiches, en conserve, égouttés et rincés, ou 185 g (1 tasse) de pois chiches secs qui ont trempé dans l'eau, cuits et égouttés (voir Variantes, p. 257)

LE COULIS DE POIVRONS ROUGES
2 poivrons rouges, grillés *(voir Le conseil du jour)*
3 tomates séchées conservées dans l'huile, égouttées et hachées
2 c. à soupe d'huile d'olive extra-vierge
1 c. à soupe de vinaigre balsamique
10 feuilles de basilic frais (facultatif)

1. Dans un grand poêlon, à feu moyen, faire griller les graines de cumin à sec pendant environ 3 min, en brassant, jusqu'à ce qu'une bonne odeur s'en dégage et qu'elles commencent tout juste à dorer. Les déposer immédiatement dans un mortier ou dans un moulin à épices, puis les moudre. Réserver.

2. Dans le même poêlon, chauffer l'huile d'olive à feu moyen pendant 30 secondes. Ajouter les oignons, les carottes et le céleri. Cuire pendant environ 7 min, en brassant, jusqu'à ce que les légumes soient tendres. Ajouter l'ail, le curcuma, le sel, le poivre et les graines de cumin réservées. Cuire pendant 1 min, en brassant. Ajouter les champignons et brasser jusqu'à ce qu'ils soient bien couverts du mélange. Ajouter les tomates avec leur jus, puis porter à ébullition. Mettre dans la cocotte de la mijoteuse.

3. Ajouter les pois chiches et bien mélanger. Couvrir et cuire à basse température pendant 6 h ou à température élevée pendant 3 h, jusqu'à ce que le mélange soit très chaud et fasse des bulles.
4. Pour faire le coulis : mettre les poivrons grillés, les tomates séchées, l'huile, le vinaigre et le basilic, si désiré, dans un robot culinaire. Faire fonctionner l'appareil jusqu'à consistance onctueuse. Verser le ragoût dans des bols, puis y verser du coulis.

Le conseil du jour
Vous pouvez utiliser des poivrons rouges grillés du commerce ou faire griller des poivrons frais.

Truc santé
Dans une portion de cette recette, la plus grande partie du sodium provient des tomates en conserve (200 mg), des pois chiches en conserve (135 mg) et, bien sûr, du sel (100 mg). Quand ces ingrédients font partie d'une recette, il y a plusieurs façons d'en réduire la teneur en sodium. Vous pouvez utiliser des tomates et des pois chiches en conserve sans sel. Vous pouvez aussi utiliser des tomates fraîches. Vous pouvez également préparer du bouillon maison sans y mettre de sel. Vous pouvez finalement réduire la quantité de sel ajouté.

Valeur nutritive par portion

Calories	202
Lipides	7,5 g
saturés	1,0 g
polyinsaturés	1,0 g
monoinsaturés	4,9 g
Cholestérol	0 mg
Sodium	558 mg
Glucides	30,5 g
Fibres	6,5 g
Protéines	6,5 g

Choix

1 ½	Glucides
½	Viandes et substituts
1	Matières grasses

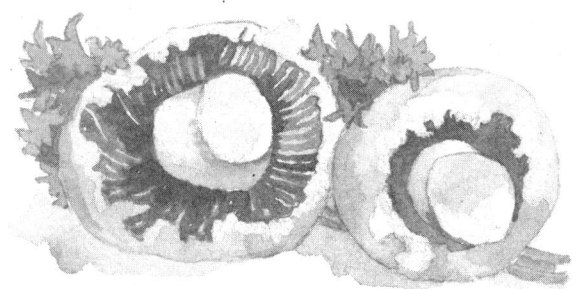

Tajine de courge et de pois chiches aux champignons

6 portions
CONVIENT AU VÉGÉTALIEN

Grandeur de la mijoteuse : une mijoteuse de 3,5 à 6 litres (14 à 24 tasses)

J'aime le mélange de saveurs de ce plat. Servez-le sur du couscous de grains entiers, et vous aurez l'impression d'être au Moyen-Orient. De plus, les végétariens pourront bénéficier de protéines de haute valeur biologique. Pour compléter le repas, ajoutez un légume à feuilles, comme les épinards ou les bettes à cardes.

Truc santé

J'utilise souvent les champignons café ou les portobellos, qui ont une saveur prononcée. Une portion de 70 g (1 tasse) de champignons crus tranchés ou de 80 g (½ tasse) de champignons cuits contiennent moins de 20 calories et très peu de lipides. Les champignons sont une bonne source de vitamines du groupe B (acide pantothénique et riboflavine) et une source de sélénium, un antioxydant. Calculez une portion comme un Extra.

- 1 c. à soupe d'huile d'olive
- 1 oignon finement haché
- 2 carottes pelées et coupées en dés
- 4 gousses d'ail, hachées
- 2 c. à soupe de gingembre frais, émincé *(voir Le conseil du jour)*
- 1 c. à café (1 c. à thé) de curcuma
- ½ c. à café (½ c. à thé) de sel
- ½ c. à café (½ c. à thé) de grains de poivre noir concassés
- 1 bâton de cannelle de 5 cm (2 po)
- 225 g (8 oz) de champignons café dont on a retiré les pieds, coupés en 2
- 1 boîte de 796 ml (28 oz) de tomates en dés, en conserve, avec le jus
- 450 g (3 tasses) de courge musquée ou de citrouille, pelée et coupée en cubes de 2,5 cm (1 po)
- 370 g (2 tasses) de pois chiches secs, cuits (voir Variantes, p. 257), ou de pois chiches, en conserve, égouttés et rincés
- 1 c. à soupe de miel liquide
- 1 c. à soupe de jus de citron fraîchement pressé

1. Dans un poêlon, chauffer l'huile à feu moyen pendant 30 secondes. Ajouter l'oignon et les carottes et cuire pendant 7 min, en brassant, jusqu'à ce que les carottes soient ramollies. Ajouter l'ail, le gingembre, le curcuma, le sel, le poivre et le bâton de cannelle. Cuire, en brassant, pendant 1 min. Ajouter les champignons et brasser jusqu'à ce qu'ils soient couverts du mélange. Ajouter les tomates avec leur jus et porter à ébullition. Mettre dans la cocotte de la mijoteuse.
2. Ajouter la courge et les pois chiches. Bien mélanger. Couvrir et cuire à basse température pendant 8 h ou à température élevée pendant 4 h, jusqu'à ce que les légumes soient tendres.
3. Dans un petit bol, mettre le miel et le jus de citron. Ajouter ce mélange à la mijoteuse et bien brasser.

Vous pouvez faire à l'avance...
Faites l'étape 1. Couvrez le mélange et mettez-le au frigo jusqu'à 2 jours. Quand vous voudrez cuire le plat, continuez selon les directives de la recette.

LE CONSEIL DU JOUR
Dans ce plat, j'aime bien avoir une saveur de gingembre prononcée. Si vous n'aimez pas le gingembre, réduisez-en la quantité.

Valeur nutritive par portion	
Calories	205
Lipides	4,0 g
saturés	0,5 g
polyinsaturés	1,0 g
monoinsaturés	2,0 g
Cholestérol	0 mg
Sodium	595 mg
Glucides	38,8 g
Fibres	6,7 g
Protéines	7,5 g

Choix

2	Glucides
½	Viandes et substituts

Casserole de riz à la citrouille et aux champignons

12 portions

CONVIENT AU VÉGÉTALIEN

Grandeur de la mijoteuse : une grande mijoteuse d'au moins 5 litres (20 tasses)

Voici un plat simple que l'on peut servir pendant la semaine. Accompagnez-le d'une salade verte ou de tomates en tranches, en saison.

Vous pouvez faire à l'avance…
Vous pouvez préparer une partie de ce plat avant de le faire cuire. Faites l'étape 1 de la méthode. Couvrez le mélange et placez-le au frigo pendant toute la nuit ou même jusqu'à 2 jours. Quand vous serez prêt à cuire le plat, passez à l'étape 2.

1 c. à soupe d'huile d'olive
2 oignons coupés en dés
2 branches de céleri coupées en dés
2 carottes pelées et coupées en dés
2 gousses d'ail émincées
1 c. à café (1 c. à thé) de thym séché, émietté
½ c. à café (½ c. à thé) de sel
½ c. à café (½ c. à thé) de grains de poivre noir concassés
340 g (12 oz) de champignons café parés et coupés en quartiers
330 g (2 tasses) de riz brun à grain long
1 boîte de 796 ml (28 oz) de tomates en dés, en conserve, avec le jus
500 ml (2 tasses) de bouillon de légumes pauvre en sel
600 g (4 tasses) de citrouille ou de courge orange ou jaune, pelée et coupée en dés de 1 cm (½ po)
1 piment chipotle dans la sauce adobo, émincé
240 g (2 tasses) de fromage Monterey Jack allégé, râpé (facultatif)

1. Dans un grand poêlon, chauffer l'huile à feu moyen pendant 30 secondes. Ajouter les oignons, le céleri et les carottes. Cuire pendant environ 7 min, en brassant, jusqu'à ce que les carottes soient ramollies. Ajouter l'ail, le thym, le sel et le poivre. Cuire pendant 1 min, en brassant. Ajouter les champignons et brasser pour les couvrir du mélange. Ajouter le riz et brasser pour le couvrir du mélange. Ajouter les tomates avec leur jus et le bouillon, puis porter à ébullition. Mettre dans la cocotte de la mijoteuse. Incorporer la citrouille.

2. Déposer un linge à vaisselle propre plié en 2 (ce qui donne 2 épaisseurs) sur le dessus de la mijoteuse pour absorber l'humidité. Couvrir et cuire à basse température de 7 à 8 h ou à température élevée pendant 4 h, jusqu'à ce que le riz soit tendre et que le liquide soit absorbé. Retirer le linge à vaisselle. Incorporer le piment chipotle et parsemer la surface du mélange de fromage, si désiré. Couvrir et cuire de 20 à 25 min, jusqu'à ce que les saveurs soient bien incorporées et que le fromage soit fondu.

Valeur nutritive par portion	
Calories	231
Lipides	6,6 g
saturés	3,1 g
polyinsaturés	0,7 g
monoinsaturés	2,3 g
Cholestérol	12 mg
Sodium	409 mg
Glucides	34,2 g
Fibres	4,2 g
Protéines	10,0 g

Choix

2	Glucides
1	Viandes et substituts

Courge au quinoa et aux abricots

10 portions
CONVIENT AU VÉGÉTALIEN

Grandeur de la mijoteuse : une mijoteuse de 3,5 à 6 litres (14 à 24 tasses)

Chassez le cafard grâce à ce mélange relevé, fait de fruits, de légumes et d'une céréale de grains entiers, assaisonné de gingembre, d'orange et d'un soupçon de cannelle. En saison, accompagnez-le de cresson.

Vous pouvez faire à l'avance...
Vous pouvez préparer une partie de ce plat avant de le faire cuire. Faites les étapes 1 et 2 de la méthode. Couvrez le tout et placez-le au frigo pendant toute la nuit ou même jusqu'à 2 jours. Quand vous serez prêt à cuire le plat, passez aux étapes 3 et 4.

1 c. à soupe de graines de cumin
1 c. à soupe d'huile d'olive
2 oignons finement hachés
2 gousses d'ail émincées
1 c. à soupe de gingembre frais, émincé
2 c. à café (2 c. à thé) de zeste d'orange finement râpé
1 bâton de cannelle de 5 cm (2 po)
1 c. à café (1 c. à thé) de curcuma
1 c. à café (1 c. à thé) de sel
½ c. à café (½ c. à thé) de grains de poivre noir concassés
250 ml (1 tasse) de bouillon de légumes pauvre en sel
125 ml (½ tasse) de jus d'orange
600 g (4 tasses) de courge pelée et coupée en cubes de 2,5 cm (1 po)
   (voir Les conseils du jour)
2 pommes pelées, évidées et tranchées
85 g (½ tasse) d'abricots séchés, hachés
310 g (1 ½ tasse) de quinoa rincé *(voir Les conseils du jour)*

1. Dans un grand poêlon, à sec, faire griller les graines de cumin pendant environ 3 min, à feu moyen, en brassant, jusqu'à ce qu'une bonne odeur s'en dégage et qu'elles commencent tout juste à dorer. Les déposer immédiatement dans un mortier ou dans un moulin à épices, puis les moudre. Réserver.
2. Dans le même poêlon, chauffer l'huile à feu moyen pendant 30 secondes. Ajouter les oignons et cuire pendant environ 3 min, en brassant, jusqu'à ce qu'ils soient ramollis. Ajouter l'ail, le gingembre, le zeste d'orange, le bâton de cannelle, le curcuma, les graines de cumin, le sel et le poivre. Cuire pendant 1 min, en brassant. Ajouter le bouillon et le jus d'orange, puis porter à ébullition. Mettre dans la cocotte de la mijoteuse.
3. Ajouter la courge, les pommes et les abricots au contenu de la mijoteuse. Bien mélanger. Couvrir et cuire à basse température pendant 6 h ou à température élevée pendant 3 h, jusqu'à ce que les légumes soient tendres.

4. Dans une casserole, porter à ébullition 750 ml (3 tasses) d'eau. Ajouter le quinoa en un filet mince et continu et en brassant pour éviter la formation de grumeaux, puis porter de nouveau à ébullition. Couvrir, réduire à feu doux et laisser mijoter pendant 15 min, jusqu'à ce que le quinoa soit tendre et que le liquide soit absorbé. Ajouter au contenu de la mijoteuse et bien mélanger. Servir immédiatement.

Les conseils du jour

Si vous préférez, utilisez de la courge musquée surgelée, hachée. Mettez-en seulement 300 g (2 tasses).

Le quinoa est parfois couvert d'une couche résineuse, la saponine, qu'il faut bien rincer. Avant de cuire le quinoa, assurez-vous qu'il est débarrassé de toute la saponine. Remplissez un bol d'eau chaude, plongez-y le quinoa et faites tourbillonner les grains. Mettez-les ensuite dans un tamis, puis rincez-les bien sous l'eau froide.

Truc santé

Le quinoa est très nutritif – tellement nutritif, en fait, qu'on l'appelle supergraminée. Cette céréale, la plante rustique des Incas, d'abord cultivée dans les Andes, a été redécouverte récemment. Le quinoa contient des éléments nutritifs intéressants, dont la lysine. Comme tous les grains entiers, le quinoa est une source de vitamines, de minéraux et de phytochimiques, qui comportent des avantages pour la santé.

Valeur nutritive par portion	
Calories	185
Lipides	3,3 g
saturés	0,4 g
polyinsaturés	0,8 g
monoinsaturés	1,5 g
Cholestérol	0 mg
Sodium	318 mg
Glucides	36,6 g
Fibres	4,3 g
Protéines	4,7 g

Choix

2	Glucides
½	Matières grasses

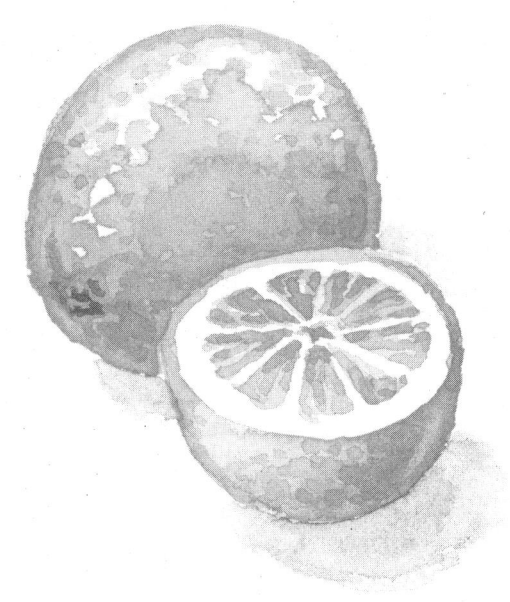

Doliques à œil noir et légumes verts

4 portions
CONVIENT AU VÉGÉTALIEN

Grandeur de la mijoteuse : une mijoteuse de 3,5 à 6 litres (14 à 24 tasses)

Ce mélange savoureux de doliques à œil noir et de légumes verts est un plat traditionnel grec. C'est le plat parfait à servir les soirs de semaine où tout le monde est occupé. Vous pouvez aussi en faire un plat d'accompagnement de viandes grillées, l'agneau, particulièrement.

Vous pouvez faire à l'avance…
Vous pouvez préparer une partie de ce plat avant de le faire cuire. Faites l'étape 1 de la méthode. Couvrez le mélange et placez-le au frigo jusqu'à 2 jours. Quand vous serez prêt à cuire le plat, continuez selon les directives de la recette.

(Voir cahier photos)

1 c. à soupe d'huile d'olive
2 oignons finement hachés
1 bulbe de fenouil dont on a retiré le cœur et jeté les tiges qui ont des feuilles, le bulbe tranché à la verticale
4 gousses d'ail hachées
½ c. à café (½ c. à thé) de sel
½ c. à café (½ c. à thé) de grains de poivre noir concassés
¼ c. à café (¼ c. à thé) de graines de fenouil grillées et moulues *(voir Les conseils du jour)*
1 boîte de 398 ml (14 oz) de tomates en dés, en conserve, avec le jus
370 g (2 tasses) de doliques à œil noir secs, cuits, ou en conserve, égouttés et rincés (voir Variantes, p. 257)
2 c. à soupe de jus de citron fraîchement pressé
1 c. à café (1 c. à thé) de paprika *(voir Les conseils du jour)*
240 g (4 tasses) d'épinards ou de bettes à cardes parés, hachés

1. Dans un poêlon, chauffer l'huile à feu moyen pendant 30 secondes. Ajouter les oignons et le fenouil. Cuire pendant environ 5 min, en brassant, jusqu'à ce que le fenouil soit ramolli. Ajouter l'ail, le sel, le poivre et les graines de fenouil grillées. Cuire, en brassant, pendant 1 min. Ajouter les tomates avec leur jus, puis porter à ébullition. Mettre dans la cocotte de la mijoteuse.

2. Ajouter les doliques à œil noir et bien brasser. Couvrir et cuire à basse température pendant 8 h ou à température élevée pendant 4 h, jusqu'à ce que les doliques soient tendres. Dans un petit bol, mettre le jus de citron et le paprika, et brasser jusqu'à ce que le paprika soit dissous. Verser ce mélange dans la cocotte de la mijoteuse et bien brasser. Ajouter les épinards, en brassant, jusqu'à ce qu'ils soient complètement plongés dans le liquide. Couvrir et cuire à température élevée pendant 20 min, jusqu'à ce que les épinards soient tendres.

Les conseils du jour

Pour faire griller les graines de fenouil : mettez-les dans un poêlon, à sec, et faites-les griller à feu moyen pendant environ 3 min, en brassant, jusqu'à ce qu'une bonne odeur s'en dégage et que les graines commencent tout juste à dorer. Il faut alors les moudre sans tarder dans un mortier ou dans un moulin à épices. (Vous pouvez aussi les déposer sur une planche à découper et les écraser avec le fond d'une bouteille de vin ou avec un verre à mesurer.)

Dans cette recette, vous pouvez utiliser n'importe quel type de paprika. Le paprika fort ajoutera la note que les amateurs de plats relevés recherchent. Et le paprika fumé rehaussera la saveur d'une agréable note fumée.

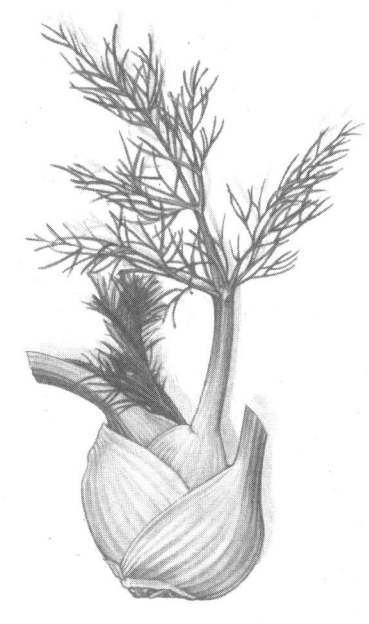

Valeur nutritive par portion	
Calories	210
Lipides	4,7 g
saturés	0,7 g
polyinsaturés	0,8 g
monoinsaturés	2,6 g
Cholestérol	0 mg
Sodium	542 mg
Glucides	34,8 g
Fibres	8,2 g
Protéines	11,1 g

Choix

2	Glucides
1	Viandes et substituts

Haricots rouges et légumes verts

10 portions
CONVIENT AU VÉGÉTALIEN

Grandeur de la mijoteuse : une mijoteuse de 3,5 à 6 litres (14 à 24 tasses)

Peu de repas sont plus nutritifs que ce savoureux mélange de légumes à feuilles chauds et de succulents haricots rouges. J'aime préparer ce plat avec des feuilles de chou vert, mais vous pouvez aussi utiliser d'autres légumes à feuilles foncés comme le chou frisé. Le paprika fumé ajoute de la profondeur à ce plat, mais il n'est pas essentiel. Si vous cuisinez pour un moins grand nombre de personnes, préparez quand même toute la recette, retirez la quantité requise et servez-la avec les légumes à feuilles cuits. Placez le reste au réfrigérateur ou au congélateur pour un autre repas.

Vous pouvez faire à l'avance…
Vous pouvez préparer une partie de ce plat avant de le faire cuire. Faites les étapes 1 et 2 de la méthode. Couvrez le mélange et placez-le au frigo jusqu'à 2 jours. Quand vous serez prêt à cuire le plat, continuez selon les directives de la recette.

420 g (2 tasses) de haricots rouges, secs
1 c. à soupe d'huile d'olive
2 gros oignons finement hachés
2 branches de céleri finement hachées
4 gousses d'ail hachées
1 c. à café (1 c. à thé) d'origan séché
1 c. à café (1 c. à thé) de sel
½ c. à café (½ c. à thé) de grains de poivre noir concassés
½ c. à café (½ c. à thé) de thym séché
¼ c. à café (¼ c. à thé) de piment de la Jamaïque moulu ou 6 baies de piment de la Jamaïque (mises sur un morceau de mousseline à fromage, puis attaché pour former un sachet)
2 feuilles de laurier
1 litre (4 tasses) de bouillon de légumes pauvre en sel
1 c. à café (1 c. à thé) de paprika fumé, de préférence (facultatif)

LES LÉGUMES À FEUILLES

900 g (2 lb) de légumes à feuilles, comme les feuilles de chou vert bien lavées, dont on a retiré les tiges et haché les feuilles
1 c. à soupe d'huile d'olive
1 c. à soupe de vinaigre balsamique
Poivre noir fraîchement moulu

1. Faire tremper les haricots selon la méthode expliquée dans la recette Haricots secs (recette de base) (voir p. 256). Les égoutter, les rincer, puis réserver.
2. Dans un poêlon, chauffer l'huile à feu moyen pendant 30 secondes. Ajouter les oignons et le céleri et cuire pendant environ 5 min, en brassant, jusqu'à ce qu'ils soient ramollis. Ajouter l'ail, l'origan, le sel, le poivre, le thym, le piment de la Jamaïque et les feuilles de laurier. Cuire, en brassant, pendant 1 min. Mettre dans la cocotte de la mijoteuse. Ajouter les haricots et le bouillon.

3. Couvrir et cuire à basse température de 8 à 10 h ou à température élevée de 4 à 5 h, jusqu'à ce que les haricots soient tendres. Incorporer le paprika fumé, si désiré.
4. Pour préparer les légumes à feuilles : dans une grande marmite ou une marmite à vapeur, cuire les légumes à la vapeur, pendant environ 10 min dans le cas des feuilles de chou vert, jusqu'à ce qu'elles soient tendres. Mélanger avec l'huile et le vinaigre balsamique. Poivrer, au goût. Ajouter aux haricots et bien mélanger. Servir immédiatement.

Truc santé

Les haricots secs renferment beaucoup d'éléments nutritifs, relativement peu de calories et pratiquement pas de lipides. Les légumineuses (lentilles, haricots et pois secs) sont reconnues pour leur teneur élevée en fibres et autres éléments nutritifs : une portion de 90 g (½ tasse) de haricots secs préparés fournit environ 155 calories, 21 g de protéines, 8 g de fibres et seulement 1 g de sodium (lorsqu'ils sont préparés sans sel) et pratiquement pas de lipides. Peu d'aliments sont aussi nutritifs que les haricots secs : une portion de 90 g (½ tasse) est une excellente source de folate et une bonne source de fer, de magnésium et de manganèse. Les haricots secs fournissent aussi de petites quantités de thiamine, de niacine, de potassium et de zinc. Comme tous les aliments riches en fibres, les haricots secs vous rassasieront plus longtemps, ce qui vous aidera à résister à l'envie de trop manger.

Valeur nutritive par portion	
Calories	189
Lipides	3,3 g
saturés	0,4 g
polyinsaturés	0,4 g
monoinsaturés	2,0 g
Cholestérol	0 mg
Sodium	439 mg
Glucides	30,6 g
Fibres	11,8 g
Protéines	11,1 g
Choix	
1	Glucides
1	Viandes et substituts

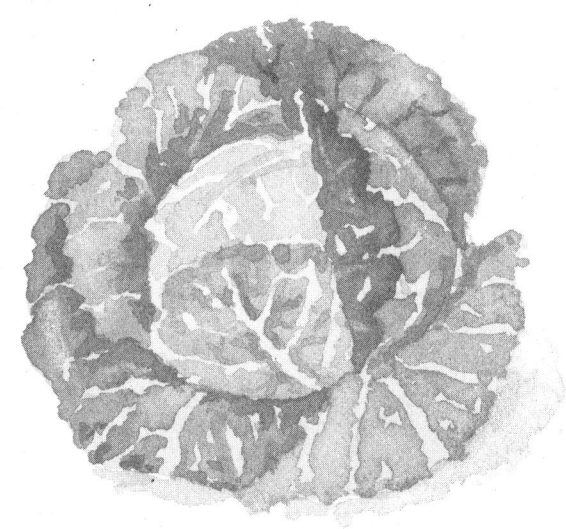

Ragoût de haricots et d'orge à la grecque

8 portions
CONVIENT AU VÉGÉTALIEN

Grandeur de la mijoteuse : une mijoteuse de 3,5 à 6 litres (14 à 24 tasses)

Voici un plat savoureux dont toute la famille raffolera. Ajoutez une salade verte ou des carottes râpées, et vous aurez un merveilleux repas de semaine.

Vous pouvez faire à l'avance...
Vous pouvez préparer une partie de ce plat avant de le faire cuire. Faites les étapes 1 à 3 de la méthode. Couvrez les 2 mélanges et placez-les séparément au frigo pendant toute la nuit ou même jusqu'à 2 jours. Quand vous serez prêt à cuire le plat, passez à l'étape 4.

2 courgettes coupées en tranches de 1 cm (½ po) *(voir Les conseils du jour)*
½ c. à café (½ c. à thé) de sel
2 c. à soupe d'huile d'olive, au total
4 gousses d'ail émincées
Poivre noir fraîchement moulu, au goût
2 oignons finement hachés
2 c. à café (2 c. à thé) d'origan séché, émietté
½ c. à café (½ c. à thé) de grains de poivre noir concassés
1 boîte de 796 ml (28 oz) de tomates en dés, en conserve, avec le jus
2 c. à soupe de pâte de tomate
500 ml (2 tasses) de bouillon de légumes pauvre en sel
195 g (1 tasse) d'orge perlé ou d'orge mondé (voir Truc santé)
420 g (3 tasses) de haricots verts surgelés, en tranches
80 g (½ tasse) de fromage feta allégé, émietté (facultatif)

1. Dans une passoire, au-dessus de l'évier, mettre les courgettes et le sel. Mélanger et laisser reposer pendant 30 min pour laisser les courgettes dégorger. Bien rincer. Assécher avec du papier essuie-tout.

2. Dans un poêlon, chauffer 1 c. à soupe de l'huile, à feu moyen, pendant 30 secondes. Ajouter les courgettes et cuire pendant 3 min, en brassant. Ajouter l'ail et cuire pendant environ 4 min, en brassant, jusqu'à ce que les courgettes soient ramollies et commencent à dorer. Poivrer au goût. Mettre dans un bol, couvrir et mettre au réfrigérateur.

3. Dans le même poêlon, chauffer le reste de l'huile, à feu moyen, pendant 30 secondes. Ajouter les oignons et cuire pendant environ 3 min, en brassant, jusqu'à ce qu'ils soient ramollis. Ajouter l'origan et le poivre. Cuire pendant 1 min, en brassant. Ajouter les tomates avec leur jus, la pâte de tomate et le bouillon, puis porter à ébullition. Mettre dans la cocotte de la mijoteuse.
4. Ajouter l'orge et les haricots verts. Mélanger. Couvrir et cuire à basse température pendant 6 h ou à température élevée pendant 3 h, jusqu'à ce que l'orge soit tendre. Ajouter les courgettes réservées et mélanger. Couvrir et cuire à température élevée pendant 15 min, jusqu'à ce que les courgettes soient cuites. Parsemer de feta, si désiré.

Les conseils du jour
Utilisez de préférence des courgettes dorées ou jaunes, qui ont plus de saveur que les vertes. Si vous ne les pelez pas, frottez bien la peau avec une brosse à légumes.

Si vous préférez, vous pouvez faire l'étape 3 pendant que vous faites dégorger les courgettes. Quand c'est terminé, essuyez bien le poêlon et passez à l'étape 2.

Truc santé
Pour augmenter la valeur nutritive de ce plat, choisissez de l'orge de grains entiers (orge mondé), plutôt que de l'orge perlé. Une portion de 90 g (½ tasse) d'orge mondé cuit a une teneur élevée en fibres alimentaires, en fibres solubles particulièrement, qui aident à contrôler le taux de cholestérol. De plus, l'orge est une bonne source de sélénium, un antioxydant.

Valeur nutritive par portion	
Calories	170
Lipides	4,0 g
saturés	0,6 g
polyinsaturés	0,6 g
monoinsaturés	2,6 g
Cholestérol	0 mg
Sodium	299 mg
Glucides	32,2 g
Fibres	5,0 g
Protéines	3,8 g

Choix	
2	Glucides
1	Matières grasses

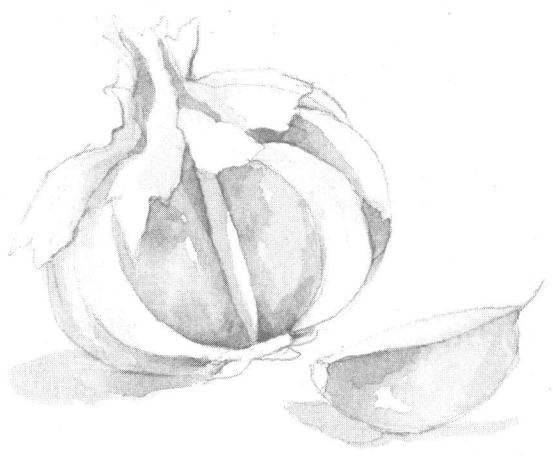

Succotash à ma façon

8 portions
CONVIENT AU VÉGÉTALIEN

Grandeur de la mijoteuse : une mijoteuse de 3,5 à 6 litres (14 à 24 tasses)

J'ai remplacé les traditionnels haricots de Lima de ce plat par des edamames ou fèves de soya. J'en ai aussi rehaussé la saveur avec du paprika et j'ai ajouté un peu de savoureux piments rouges grillés que l'on ne trouve pas généralement dans ce plat. J'aime bien l'accompagner d'asperges vapeur, en saison.

Vous pouvez faire à l'avance…
Vous pouvez préparer une partie de ce plat avant de le faire cuire. Faites l'étape 1 de la méthode. Couvrez le mélange et placez-le au frigo pendant toute la nuit ou même jusqu'à 2 jours. Quand vous serez prêt à cuire le plat, passez à l'étape 2.

1 c. à soupe d'huile d'olive
2 oignons finement hachés
4 branches de céleri coupées en dés
2 carottes pelées et coupées en dés
4 gousses d'ail émincées
1 brin de romarin frais ou 2 c. à café (2 c. à thé) de romarin séché, émietté
½ c. à café (½ c. à thé) de sel
½ c. à café (½ c. à thé) de grains de poivre noir concassés
1 boîte de 796 ml (28 oz) de tomates en dés, en conserve, avec le jus
375 ml (1 ½ tasse) de bouillon de légumes pauvre en sel
400 g (4 tasses) d'edamames écossés, surgelés
730 g (4 tasses) de maïs en grains, surgelé
2 c. à café (2 c. à thé) de paprika dissous dans 2 c. à soupe d'eau
2 poivrons rouges grillés, coupés en dés
30 g (½ tasse) de persil frais, finement haché

1. Dans un poêlon, chauffer l'huile à feu moyen pendant 30 secondes. Ajouter les oignons, le céleri et les carottes. Cuire pendant environ 7 min, en brassant, jusqu'à ce qu'ils soient ramollis. Ajouter l'ail, le romarin, le sel et le poivre. Cuire pendant 1 min, en brassant. Incorporer les tomates avec leur jus et le bouillon, puis porter à ébullition. Mettre dans la cocotte de la mijoteuse.
2. Ajouter les edamames et le maïs. Bien mélanger. Couvrir et cuire à basse température de 8 à 10 h ou à température élevée de 4 à 5 h, jusqu'à ce que le mélange soit très chaud et fasse des bulles. Incorporer le mélange de paprika, les poivrons grillés et le persil. Couvrir et cuire à température élevée pendant 15 min, jusqu'à ce que le tout soit très chaud.

Variante
Succotash épicé
Pour obtenir un plat plus éclatant, incorporer 1 boîte de 127 ml (4 ½ oz) de piments verts doux avec les poivrons rouges.

Valeur nutritive par portion	
Calories	324
Lipides	11,1 g
saturés	1,3 g
polyinsaturés	5,3 g
monoinsaturés	2,4 g
Cholestérol	0 mg
Sodium	530 mg
Glucides	42,9 g
Fibres	9,8 g
Protéines	20,9 g

Choix

2	Glucides
2	Viandes et substituts

Riz sauvage aux champignons et aux abricots

6 portions
CONVIENT AU VÉGÉTALIEN

Grandeur de la mijoteuse : une mijoteuse de 3,5 à 6 litres (14 à 24 tasses)
Cocotte de la mijoteuse graissée

Cet heureux mélange de riz sauvage et de riz brun rehaussé d'abricots séchés fait un savoureux repas de semaine. Assurez-vous de le servir avec un bon chutney, un chutney épicé à la mangue ou un chutney aux tomates conviennent bien à ce plat. Une salade de carottes râpées est un bon accompagnement.

Vous pouvez faire à l'avance…
Vous pouvez préparer une partie de ce plat avant de le faire cuire. Faites l'étape 1 de la méthode. Couvrez le mélange et placez-le au frigo pendant toute la nuit. Le lendemain matin, continuez selon les directives de la recette.

1 c. à soupe d'huile d'olive
1 oignon haché
4 branches de céleri coupées en dés
2 gousses d'ail hachées
165 g (1 tasse) d'un mélange de riz sauvage et de riz brun, rincé
   (voir Les conseils du jour)
500 ml (2 tasses) de bouillon de légumes pauvre en sel
1 c. à soupe de vinaigre balsamique
Poivre noir fraîchement moulu
225 g (8 oz) de champignons portobellos ou de champignons café dont on a retiré les pieds et coupé les chapeaux en dés
50 g (¼ tasse) d'abricots séchés, hachés
Chutney

1. Dans un poêlon, chauffer l'huile à feu moyen pendant 30 secondes. Ajouter l'oignon et le céleri et cuire, en brassant, pendant environ 5 min, jusqu'à ce qu'ils soient ramollis. Ajouter l'ail et le riz et brasser pour bien les enduire du mélange. Verser le bouillon et le vinaigre balsamique, puis porter à ébullition. Poivrer, au goût. Mettre dans la cocotte préparée.
2. Incorporer les champignons et les abricots. Déposer 2 linges à vaisselle propres pliés en 2 (ce qui donne 4 épaisseurs) sur le dessus de la mijoteuse *(voir Les conseils du jour)*. Couvrir et cuire à basse température de 7 à 8 h ou à température élevée de 3 ½ à 4 h, jusqu'à ce que le riz soit tendre et que le liquide ait été absorbé. Servir chaud accompagné d'un bon chutney aux fruits.

LES CONSEILS DU JOUR

Vous pouvez vous procurer des mélanges de riz sauvage et de riz brun dans de nombreux supermarchés. Ou vous pouvez faire votre propre mélange en utilisant 80 g (½ tasse) de chacun d'entre eux.

L'humidité qui s'accumule pendant la cuisson a des effets sur la consistance du riz. Les linges à vaisselle absorberont l'humidité.

Valeur nutritive par portion

Calories	181
Lipides	3,5 g
saturés	0,5 g
polyinsaturés	0,6 g
monoinsaturés	2,0 g
Cholestérol	0 mg
Sodium	182 mg
Glucides	34,2 g
Fibres	3,8 g
Protéines	4,7 g

Choix

2	Glucides
1	Matières grasses

Strata aux cœurs d'artichaut, aux tomates séchées et au fromage de chèvre

8 portions
CONVIENT AU VÉGÉTARIEN

Grandeur de la mijoteuse : une grande mijoteuse d'au moins 5 litres (20 tasses)
Cocotte de la mijoteuse graissée

Voici un bon plat à servir lors d'un brunch. J'aime bien l'accompagner d'une salade verte.

260 g (8 tasses) de pain au levain ou de pain de blé entier, grillé et coupé en cubes de 1 cm (½ po) *(voir Le conseil du jour)*
100 g (1 tasse) d'oignons verts tranchés, le blanc et un peu de vert seulement
4 à 6 tomates séchées conservées dans l'huile, égouttées et finement hachées
1 boîte de 398 ml (14 oz) de cœurs d'artichaut, en conserve, égouttés et hachés
250 g (8 oz) de fromage de chèvre mou, émietté, au total
4 œufs
500 ml (2 tasses) de lait 2 % concentré
½ c. à café (½ c. à thé) de sel
½ c. à café (½ c. à thé) de grains de poivre noir concassés

1. Dans la cocotte de la mijoteuse préparée, mettre les croûtons, les oignons verts, les tomates séchées, les artichauts et la moitié du fromage de chèvre. Bien mélanger.
2. Dans un bol, battre les œufs, le lait, le sel et le poivre. Verser sur le mélange de croûtons. Parsemer le dessus du reste du fromage de chèvre.
3. Déposer sur le dessus de la cocotte 2 linges à vaisselle propres pliés en 2 (ce qui donne 4 épaisseurs) pour absorber l'humidité. Couvrir et cuire à basse température pendant 6 h ou à température élevée pendant 3 h, jusqu'à ce que les diverses couches soient cuites et que le bord soit doré.

LE CONSEIL DU JOUR

Pour faire les croûtons : déposez les cubes de pain sur une tôle à biscuits munie d'un bord, puis mettez-la au four de 5 à 7 min à 160 °C (325 °F). Brassez les cubes de pain 2 fois.

Valeur nutritive par portion	
Calories	280
Lipides	11,1 g
saturés	5,9 g
polyinsaturés	0,9 g
monoinsaturés	3,3 g
Cholestérol	111 mg
Sodium	663 mg
Glucides	28,3 g
Fibres	3,1 g
Protéines	17,2 g

Choix

1 ½	Glucides
1 ½	Viandes et substituts
1	Matières grasses

Tofu braisé au soya

4 portions
CONVIENT AU VÉGÉTALIEN

Grandeur de la mijoteuse : une grande mijoteuse d'au moins 6 litres (24 tasses)

C'est étonnant à quel point le tofu absorbe les alléchantes saveurs asiatiques de cette recette. Faites de ce plat la pièce maîtresse de votre repas végétarien, qui peut comprendre du bok choy frit et des légumes verts garnis de graines de sésame grillées. Placez les restes au réfrigérateur pour les utiliser dans d'autres plats, comme des légumes sautés ou des salades, une salade de chou d'inspiration asiatique, par exemple. Vous pouvez aussi servir ce tofu dans un wrap. Déposez le tofu sur des feuilles de laitue, ajoutez des carottes râpées, puis roulez le sandwich.

Truc santé
Le tofu est fait de soya, qui contient les 9 acides aminés essentiels, c'est donc une source de protéines de haute valeur biologique.

60 ml (¼ tasse) de sauce soya légère (faible en sodium)
1 c. à soupe de gingembre frais, en purée
1 c. à soupe de sirop d'érable pur
1 c. à soupe d'huile de sésame grillé
1 c. à soupe de jus de citron fraîchement pressé
1 c. à café (1 c. à thé) d'ail émincé
½ c. à café (½ c. à thé) de grains de poivre noir concassés
500 g (env. 1 lb) de tofu ferme, égoutté et coupé en cubes de 2,5 cm (1 po)
   (voir Le conseil du jour)

1. Dans la cocotte de la mijoteuse, mettre la sauce soya, le gingembre, le sirop d'érable, l'huile de sésame grillé, le jus de citron, l'ail et le poivre. Ajouter le tofu et remuer délicatement, jusqu'à ce qu'il soit bien couvert du mélange. Couvrir et placer au réfrigérateur. Laisser au frigo pendant 1 h.
2. Bien mélanger. Couvrir et cuire à basse température pendant 5 h ou à température élevée pendant 2 ½ h, jusqu'à ce que le tofu soit très chaud et qu'il ait absorbé les saveurs.

Le conseil du jour
Pour égoutter le tofu : déposez une feuille de papier essuie-tout sur une assiette. Mettez le tofu au centre. Couvrez-le d'une autre feuille de papier et d'une assiette lourde. Laissez-le reposer pendant 30 min. Retirez le papier et coupez le tofu en cubes.

Valeur nutritive par portion

Calories	144
Lipides	8,5 g
saturés	1,2 g
polyinsaturés	4,3 g
monoinsaturés	2,5 g
Cholestérol	0 mg
Sodium	610 mg
Glucides	9,3 g
Fibres	1,3 g
Protéines	10,2 g

Choix
½	Glucides
1	Viandes et substituts
½	Matières grasses

Tofu dans une sauce tomate épicée à l'indienne

6 portions
CONVIENT AU VÉGÉTALIEN

Grandeur de la mijoteuse : une mijoteuse de 3,5 à 6 litres (14 à 24 tasses)

Voici un plat consistant qui vous permettra de varier vos menus. J'aime le servir avec des haricots verts frais et du pain nan que vous pourrez tremper dans la sauce.

Vous pouvez faire à l'avance…
Vous pouvez préparer une partie de ce plat avant de le faire cuire. Faites l'étape 1 de la méthode. Couvrez le mélange et placez-le au frigo jusqu'à 2 jours. Quand vous serez prêt à cuire le plat, continuez selon les directives de la recette.

1 c. à soupe d'huile d'olive
2 oignons finement hachés
2 gousses d'ail hachées
½ c. à café (½ c. à thé) de gingembre frais émincé
6 clous de girofle
4 gousses de cardamome blanches ou vertes
1 bâton de cannelle de 5 cm (2 po)
1 c. à café (1 c. à thé) de graines de carvi
1 c. à café (1 c. à thé) de sel
½ c. à café (½ c. à thé) de grains de poivre noir concassés
1 boîte de 796 ml (28 oz) de tomates en dés, en conserve, avec le jus
1 long piment vert, épépiné et finement haché

LE TOFU
35 g (¼ tasse) de farine tout usage
1 c. à café (1 c. à thé) de poudre de cari
¼ c. à café (¼ c. à thé) de cayenne
225 g (8 oz) de tofu ferme, coupé en carrés de 2,5 cm (1 po)
1 c. à soupe d'huile d'olive

1. Dans un poêlon, chauffer l'huile à feu moyen pendant 30 secondes. Ajouter les oignons et cuire pendant environ 3 min, en brassant, jusqu'à ce qu'ils soient ramollis. Ajouter l'ail, le gingembre, les clous de girofle, la cardamome, le bâton de cannelle, les graines de carvi, le sel et le poivre. Cuire, en brassant, pendant 1 min. Ajouter les tomates avec leur jus, puis porter à ébullition. Mettre dans la cocotte de la mijoteuse.
2. Couvrir et cuire à basse température pendant 8 h ou à température élevée pendant 4 h, jusqu'à ce que le mélange soit chaud et fasse des bulles. Incorporer le piment.
3. Pour préparer le tofu : dans une assiette, mélanger la farine, la poudre de cari et le cayenne. Rouler le tofu dans le mélange, jusqu'à ce qu'il en soit légèrement couvert. Jeter le surplus de farine. Dans un poêlon, chauffer l'huile à feu moyen-élevé pendant 30 secondes. Ajouter le tofu, puis le faire sauter, en brassant, jusqu'à ce qu'il soit doré. Verser le mélange de tomate dans un plat de service. Jeter les clous de girofle, la cardamome et le bâton de cannelle. Déposer une couche de tofu sur le mélange de tomate.

Valeur nutritive par portion

Calories	130
Lipides	6,8 g
saturés	0,9 g
polyinsaturés	1,5 g
monoinsaturés	3,8 g
Cholestérol	0 mg
Sodium	614 mg
Glucides	14,4 g
Fibres	2,1 g
Protéines	5,4 g

Choix

1	Glucides
½	Viandes et substituts
1	Matières grasses

Le poisson et les fruits de mer

Flétan dans une sauce tomate à l'indienne 154
Pain de saumon 156
Saumon poché 158
Vivaneau aux piments et aux olives 159
Casserole de thon 160
Ragoût de poisson des Caraïbes 161
Ragoût de fruits de mer, de poulet et de saucisses à la louisianaise 162
Bouillabaisse savoureuse 164
Cioppino 166
Jambalaya aux fruits de mer 168
Crevettes braisées à l'oignon 170
Crevettes à la créole 172
Cari de patates douces aux crevettes et à la noix de coco 174

Flétan dans une sauce tomate à l'indienne

8 portions | *Grandeur de la mijoteuse: une mijoteuse de 3,5 à 6 litres (14 à 24 tasses)*

Ce plat de poisson constitue pratiquement un repas complet. J'aime bien le servir avec des haricots verts frais et du pain nan, que l'on peut tremper dans la sauce.

Vous pouvez faire à l'avance...
Vous pouvez préparer une partie de ce plat avant de le faire cuire. Faites l'étape 1 de la méthode. Couvrez le mélange et placez-le au frigo jusqu'à 2 jours. Quand vous serez prêt à cuire le plat, continuez selon les directives de la recette.

2 c. à soupe d'huile d'olive, au total
2 oignons finement hachés
2 gousses d'ail hachées
½ c. à café (½ c. à thé) de gingembre frais, émincé
2 clous de girofle
2 gousses de cardamome blanches ou vertes
1 bâton de cannelle de 5 cm (2 po)
½ c. à café (½ c. à thé) de graines de carvi
1 c. à café (1 c. à thé) de sel
½ c. à café (½ c. à thé) de grains de poivre noir concassés
1 boîte de 796 ml (28 oz) de tomates en dés, en conserve, avec le jus
2 pommes de terre pelées et coupées en dés
1 long piment vert épépiné et finement haché *(voir Le conseil du jour)*
35 g (¼ tasse) de farine tout usage
1 c. à café (1 c. à thé) de curcuma
½ c. à café (½ c. à thé) de coriandre moulue
¼ c. à café (¼ c. à thé) de cayenne
680 g (1 ½ lb) de filets de flétan coupés en carrés de 2,5 cm (1 po)

1. Dans un poêlon, chauffer 1 c. à soupe de l'huile à feu moyen pendant 30 secondes. Ajouter les oignons et cuire pendant environ 3 min, en brassant, jusqu'à ce qu'ils soient ramollis. Ajouter l'ail, le gingembre, les clous de girofle, la cardamome, le bâton de cannelle, les graines de carvi, le sel et le poivre. Cuire, en brassant, pendant 1 min. Ajouter les tomates avec leur jus, puis porter à ébullition. Mettre dans la cocotte de la mijoteuse.
2. Ajouter les pommes de terre et bien mélanger. Couvrir et cuire à basse température de 8 à 10 h ou à température élevée de 4 à 5 h, jusqu'à ce que les pommes de terre soient tendres. Incorporer le piment vert.

3. Dans une assiette, mélanger la farine, le curcuma, la coriandre et le cayenne. Rouler le flétan dans ce mélange, jusqu'à ce qu'il en soit légèrement couvert. Jeter le surplus de farine. Dans un poêlon, chauffer le reste de l'huile à feu moyen-élevé pendant 30 secondes. Ajouter une partie du flétan et le faire sauter, en brassant, jusqu'à ce que le poisson soit légèrement doré et qu'il ait atteint la cuisson désirée. Verser la sauce tomate dans des assiettes de service, puis déposer le poisson sur la sauce. Répéter l'opération pour le reste du poisson.

Le conseil du jour

Il y a tellement de types de piments que ça peut porter à confusion. Les longs piments verts sont généralement utilisés dans la cuisine indienne et vous pouvez les trouver dans les marchés asiatiques. On les appelle parfois cayennes ou piments Serrano. Il ne faut pas les confondre avec les piments Serrano mexicains, qui sont différents.

Truc santé

Les oignons entrent dans la composition d'un si grand nombre de soupes, de ragoûts et de sauces que nous avons presque tendance à les oublier. Pourtant, les oignons contiennent plusieurs éléments nutritifs, dont la quercétine, un flavonoïde. Une étude publiée dans l'*American Journal of Clinical Nutrition,* en 2002, fait état d'un lien entre un apport élevé en flavonoïdes et une réduction des maladies du cœur et des accidents vasculaires cérébraux.

Valeur nutritive par portion

Calories	192
Lipides	5,8 g
saturés	0,8 g
polyinsaturés	1,1 g
monoinsaturés	3,2 g
Cholestérol	27 mg
Sodium	505 mg
Glucides	15,3 g
Fibres	1,8 g
Protéines	20,0 g

Choix

1	Glucides
2 ½	Viandes et substituts

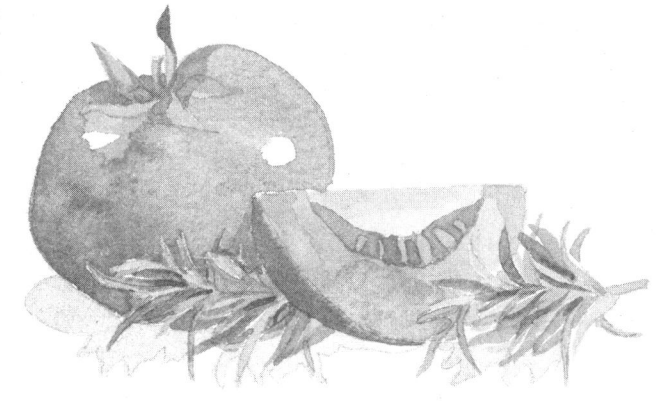

Pain de saumon

6 portions — *Grandeur de la mijoteuse : une mijoteuse de 3,5 à 6 litres (14 à 24 tasses).*

Ce délicieux pain de saumon, accompagné d'une salade verte, est l'un des plats favoris à la maison, en semaine. Si vous n'avez pas de sauce tomate, de la sauce chili maison ou un autre condiment à base de tomate fera aussi une bonne garniture. Vous pouvez également essayer une sauce à base de yogourt, comme le tzatziki.

Vous pouvez faire à l'avance…
Vous pouvez préparer une partie de ce plat avant de le faire cuire. Faites les étapes 1 à 3 de la méthode. Couvrez le mélange et placez-le au frigo pendant toute la nuit. Quand vous serez prêt à cuire le plat, passez à l'étape 4.

- **1 c. à soupe d'huile d'olive**
- **1 gros oignon finement haché**
- **4 branches de céleri finement hachées**
- **225 g (8 oz) de champignons, en tranches fines**
- **½ c. à café (½ c. à thé) d'estragon séché, émietté**
- **½ c. à café (½ c. à thé) de poivre noir fraîchement moulu**
- **3 œufs**
- **2 c. à soupe de jus de citron fraîchement pressé**
- **2 boîtes de 213 g (7 ½ oz) de saumon sauvage, en conserve, avec les arêtes et le jus, sans la peau, si désiré**
- **30 g (½ tasse) de persil frais, finement haché**
- **Environ 85 g (¾ tasse) de chapelure**
- **Sauce tomate chaude (facultatif)**

1. Dans un poêlon, chauffer l'huile d'olive à feu moyen pendant 30 secondes. Ajouter l'oignon, le céleri et les champignons. Cuire, en brassant, pendant environ 5 min, jusqu'à ce que le céleri soit tendre. Ajouter l'estragon et le poivre. Cuire pendant 1 min, en brassant. Retirer du feu et réserver.
2. Dans un bol assez grand pour recevoir le saumon et les légumes, battre les œufs avec le jus de citron. Ajouter le saumon avec les arêtes et le jus, puis le briser en petits morceaux avec une fourchette. Ajouter le mélange de champignons réservé, le persil et la chapelure. Bien mélanger. Si le mélange semble encore humide, ajouter plus de chapelure, 1 c. à soupe à la fois, jusqu'à ce que le liquide soit absorbé.
3. Plier un morceau de papier d'aluminium de 60 cm (2 pi) en 2 dans le sens de la longueur. Déposer le papier au fond de la cocotte et ramener les extrémités du papier sur les côtés de la cocotte *(voir Le conseil du jour)*. Faire un pain avec le mélange de saumon et le déposer au milieu des bandes de papier, au fond de la cocotte.

4. Couvrir et cuire à basse température de 4 à 5 h ou à température élevée de 2 h à 2 ½ h ou jusqu'à ce que le pain soit cuit. À l'aide du papier d'aluminium, glisser le pain sur un plat de service, puis le trancher. Garnir d'une cuillerée de sauce tomate, si désiré.

Variante
Pain de saumon à l'aneth
Remplacez l'estragon par ½ c. à café (½ c. à thé) d'aneth ou de thym séché et remplacez le persil par 25 g (½ tasse) d'aneth frais, haché.

Le conseil du jour
Si vous avez une grande mijoteuse ovale, vous pouvez faire ce pain dans un moule à pain de 20 x 10 cm (8 x 4 po), légèrement graissé. Vous n'aurez pas besoin de bandes de papier d'aluminium, mais vous devrez couvrir le moule de papier d'aluminium et bien serrer le papier, après y avoir mis le mélange de saumon. Fixez ensuite le papier avec de la ficelle ou une bande élastique. Déposez le moule dans la cocotte de la mijoteuse et versez-y suffisamment d'eau bouillante pour qu'il y ait 2,5 cm (1 po) au fond de la cocotte. Couvrez et faites cuire à basse température pendant 6 h ou à température élevée pendant 3 h ou jusqu'à ce que le pain soit cuit.

Truc santé
Les acides gras oméga-3 sont indispensables au développement des membranes résistantes qui entourent chacune des cellules de notre organisme. Des études indiquent que ces acides gras, que l'on trouve principalement dans les poissons d'eaux froides et dans quelques huiles végétales, semblent aussi réduire le risque de souffrir de maladies coronariennes et d'autres maladies chroniques. Le saumon est l'une des meilleures sources d'acides gras oméga-3.

Valeur nutritive par portion	
Calories	247
Lipides	12,9 g
saturés	2,9 g
polyinsaturés	2,1 g
monoinsaturés	5,2 g
Cholestérol	111 mg
Sodium	467 mg
Glucides	14,7 g
Fibres	1,7 g
Protéines	17,9 g
Choix	
1	Glucides
2	Viandes et substituts
1	Matières grasses

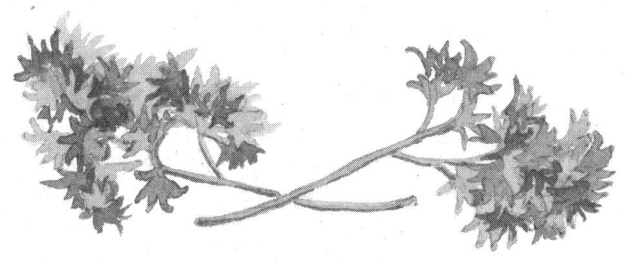

Saumon poché

15 portions, soit un morceau de 75 g (2 ½ oz) par portion

Grandeur de la mijoteuse : une grande mijoteuse ovale d'au moins 5 litres (20 tasses)

J'aime le saumon cuit d'une multitude de façons, mais le saumon poché reste extrêmement juteux. Pour pocher un grand morceau de saumon de façon conventionnelle, il faut utiliser une poissonnière, un outil que l'on utilise peu, qui se vend relativement cher et qui est encombrant. Une grande mijoteuse ovale est la solution idéale. En plus de donner d'excellents résultats, elle est facile à utiliser. Servez le saumon poché chaud ou froid comme pièce centrale d'un buffet ou d'un repas raffiné, joliment garni de tranches de citron et de brins de persil ou d'aneth et accompagné de votre sauce préférée.

Vous pouvez faire à l'avance...
Vous pouvez préparer le liquide pour pocher le poisson avant de cuire le saumon. Couvrez le liquide et placez-le au frigo jusqu'à 2 jours.

LE LIQUIDE POUR POCHER LE SAUMON
1,5 litre (6 tasses) d'eau
1 oignon haché
2 branches de céleri hachées, ou ½ c. à café (½ c. à thé) de graines de céleri
4 brins de persil
125 ml (½ tasse) de vin blanc ou de jus de citron fraîchement pressé
8 grains de poivre noir, entiers
1 feuille de laurier

LE SAUMON
1 filet de saumon de 1,3 kg (3 lb)
Tranches de citron
Brins de persil ou d'aneth, frais

1. Pour faire le liquide pour pocher le saumon : dans une casserole, à feu moyen, mettre l'eau, l'oignon, le céleri, le persil, le vin blanc, le poivre et la feuille de laurier. Porter à ébullition et laisser mijoter pendant 30 min. Filtrer le liquide et jeter les éléments solides.
2. Pour faire le saumon : préchauffer la mijoteuse à température élevée pendant 15 min. Plier un morceau de papier d'aluminium de 60 cm (2 pi) en 2 dans le sens de la longueur. Le mettre au fond et sur les côtés de la cocotte de la mijoteuse pour qu'il couvre un peu l'intérieur de la cocotte. Étendre le saumon sur le papier. Porter de nouveau le liquide à ébullition, puis le verser sur le saumon *(voir Les conseils du jour)*. Couvrir et cuire à température élevée pendant 1 h. Retirer la cocotte de la mijoteuse. Laisser le saumon refroidir dans la cocotte pendant 20 min. Si on sert le poisson froid, mettre la cocotte au réfrigérateur et laisser le saumon refroidir dans le liquide qui a servi à le pocher. Quand il est froid, le retirer de la cocotte, puis le mettre dans un plat de service. Si on le sert chaud, le retirer de la cocotte, puis le mettre dans un plat de service. Garnir de tranches de citron et de brins de persil.

LES CONSEILS DU JOUR
Le saumon doit être complètement couvert du liquide qui servira à le pocher. Ajoutez de l'eau, au besoin.

Le saumon cuit est ferme au toucher et la peau s'enlève facilement.

Valeur nutritive par portion	
Calories	151
Lipides	9,1 g
saturés	1,8 g
polyinsaturés	3,3 g
monoinsaturés	3,3 g
Cholestérol	46 mg
Sodium	45 mg
Glucides	0 g
Fibres	0 g
Protéines	16,2 g
Choix	
2	Viandes et substituts

Vivaneau aux piments et aux olives

8 portions | *Grandeur de la mijoteuse : une mijoteuse de 3,5 à 6 litres (14 à 24 tasses)*

Cette recette mexicaine traditionnelle comporte plusieurs variantes. Dans la plupart des cas, les filets de poisson sont frits, puis couverts d'une sauce cuite séparément. Dans cette version pour la mijoteuse, j'ai tranché le poisson très finement, puis je l'ai poché dans la sauce pendant les vingt dernières minutes de cuisson. Pour obtenir une authentique touche mexicaine, servez le poisson avec des tortillas chaudes que vous pourrez tremper dans la sauce. Vous pouvez aussi remplacer le vivaneau par d'autres types de poisson à chair ferme.

Vous pouvez faire à l'avance…
Vous pouvez préparer une partie de ce plat avant de le faire cuire. Faites l'étape 1 de la méthode. Couvrez le mélange et placez-le au frigo jusqu'à 2 jours. Quand vous serez prêt à cuire le plat, continuez selon les directives de la recette.

1 c. à soupe d'huile d'olive
1 oignon finement haché
2 gousses d'ail hachées
½ c. à café (½ c. à thé) d'origan séché
¼ c. à café (¼ c. à thé) de cannelle moulue
⅛ c. à café (⅛ c. à thé) de clou de girofle moulu
1 boîte de 796 ml (28 oz) de tomates en dés, en conserve, égouttées
125 ml (½ tasse) de fumet de poisson ou de jus de palourdes, en bouteille
680 g (1 ½ lb) de filets de vivaneau, sans la peau, coupés en 2, dans le sens de la longueur, puis tranchés à l'horizontale, aussi finement que possible
1 ou 2 piments jalapeños finement hachés
2 c. à soupe de jus de citron fraîchement pressé
1 c. à soupe de câpres égouttées
10 olives dénoyautées et finement tranchées
Tortillas de blé entier chaudes (facultatif)

1. Dans un poêlon, chauffer l'huile à feu moyen pendant 30 secondes. Ajouter l'oignon et cuire pendant environ 3 min, en brassant, jusqu'à ce qu'il soit ramolli. Ajouter l'ail, l'origan, la cannelle et le clou de girofle. Cuire, en brassant, pendant 1 min. Ajouter les tomates et le fumet de poisson, puis porter à ébullition. Mettre dans la cocotte de la mijoteuse.
2. Couvrir et cuire à basse température pendant 6 h ou à température élevée pendant 3 h, jusqu'à ce que ce soit très chaud et que le mélange fasse des bulles. Incorporer le poisson, les piments jalapeños et le jus de citron. Couvrir et cuire à température élevée pendant 20 min ou jusqu'à ce que le poisson soit cuit. Incorporer les câpres, puis verser le mélange dans un plat de service profond. Garnir d'olives et servir avec des tortillas de blé entier chaudes, si désiré.

Le conseil du jour
Si vous utilisez des tortillas, calculez 1 choix de Glucides et ½ choix de Matières grasses pour chaque tortilla de 15 à 18 cm (6 à 7 po).

Valeur nutritive par portion

Calories	127
Lipides	3,5 g
saturés	0,6 g
polyinsaturés	0,7 g
monoinsaturés	1,8 g
Cholestérol	31 mg
Sodium	251 mg
Glucides	5,2 g
Fibres	1,0 g
Protéines	18,4 g

Choix
2 ½ Viandes et substituts

Casserole de thon

8 portions

Grandeur de la mijoteuse : une mijoteuse de 3,5 à 6 litres (14 à 24 tasses)
Cocotte de la mijoteuse graissée

Dans ce plat familial, le thon est associé aux pâtes, aux champignons et à d'autres légumes dans une sauce savoureuse. La garniture de chapelure croustillante ajoute au plat un petit côté croquant. Servez ce plat avec une salade verte et vous aurez un délicieux repas nutritif.

Vous pouvez faire à l'avance…
Vous pouvez préparer une partie de ce plat avant de le faire cuire. Faites les étapes 1 et 2 de la méthode. Couvrez le mélange et placez-le au frigo pendant toute la nuit. Quand vous serez prêt à cuire le plat, passez aux étapes 3 et 4.

Le conseil du jour
Utilisez des pâtes de blé entier pour augmenter la teneur en fibres.

225 g (8 oz) de petites pâtes en forme de tubes comme les pennes
1 c. à soupe d'huile d'olive
1 oignon émincé
4 branches de céleri coupées en dés
225 g (8 oz) de champignons, en tranches
½ c. à café (½ c. à thé) d'estragon ou de thym séché, émietté
½ c. à café (½ c. à thé) de grains de poivre noir concassés
1 boîte de 284 ml (10 oz) de crème de champignon condensée pauvre en sel, en conserve, non diluée
2 c. à soupe de fromage à la crème léger, ramolli
2 boîtes de 170 g (6 oz) de thon blanc entier, en conserve, égoutté et déchiqueté

La chapelure croustillante
1 c. à soupe de beurre
½ c. à café (½ c. à thé) de sel
110 g (2 tasses) de chapelure fraîche
2 c. à soupe de parmesan fraîchement râpé

1. Cuire les pâtes dans une casserole d'eau bouillante salée pendant environ 8 min, jusqu'à ce qu'elles soient al dente. Les égoutter, puis les mettre dans la cocotte de la mijoteuse préparée.
2. Entre-temps, dans un grand poêlon, chauffer l'huile d'olive à feu moyen pendant 30 secondes. Ajouter l'oignon, le céleri et les champignons. Cuire pendant environ 6 min, en brassant, jusqu'à ce que le céleri soit ramolli. Ajouter l'estragon et le poivre. Bien mélanger. Verser graduellement la soupe, en brassant pour dissoudre tous les grumeaux. Ajouter le fromage à la crème et cuire, en brassant, jusqu'à ce qu'il soit fondu et bien incorporé à la sauce. Incorporer le thon. Mettre dans la cocotte de la mijoteuse. Bien mélanger.
3. Couvrir et cuire à basse température de 4 à 5 h ou à température élevée de 2 h à 2 ½ h jusqu'à ce que la sauce soit chaude et fasse des bulles.
4. Pour faire la chapelure : dans un poêlon, à feu moyen, faire fondre le beurre avec le sel. Ajouter la chapelure et cuire pendant environ 5 min, en brassant, jusqu'à ce qu'elle commence à dorer. Retirer du feu, puis incorporer le parmesan. Étendre la chapelure uniformément sur le plat et servir.

Valeur nutritive par portion

Calories	259
Lipides	6,7 g
saturés	2,4 g
polyinsaturés	0,9 g
monoinsaturés	2,5 g
Cholestérol	22 mg
Sodium	229 mg
Glucides	34,9 g
Fibres	2,8 g
Protéines	14,6 g

Choix

2	Glucides
1	Viandes et substituts
½	Matières grasses

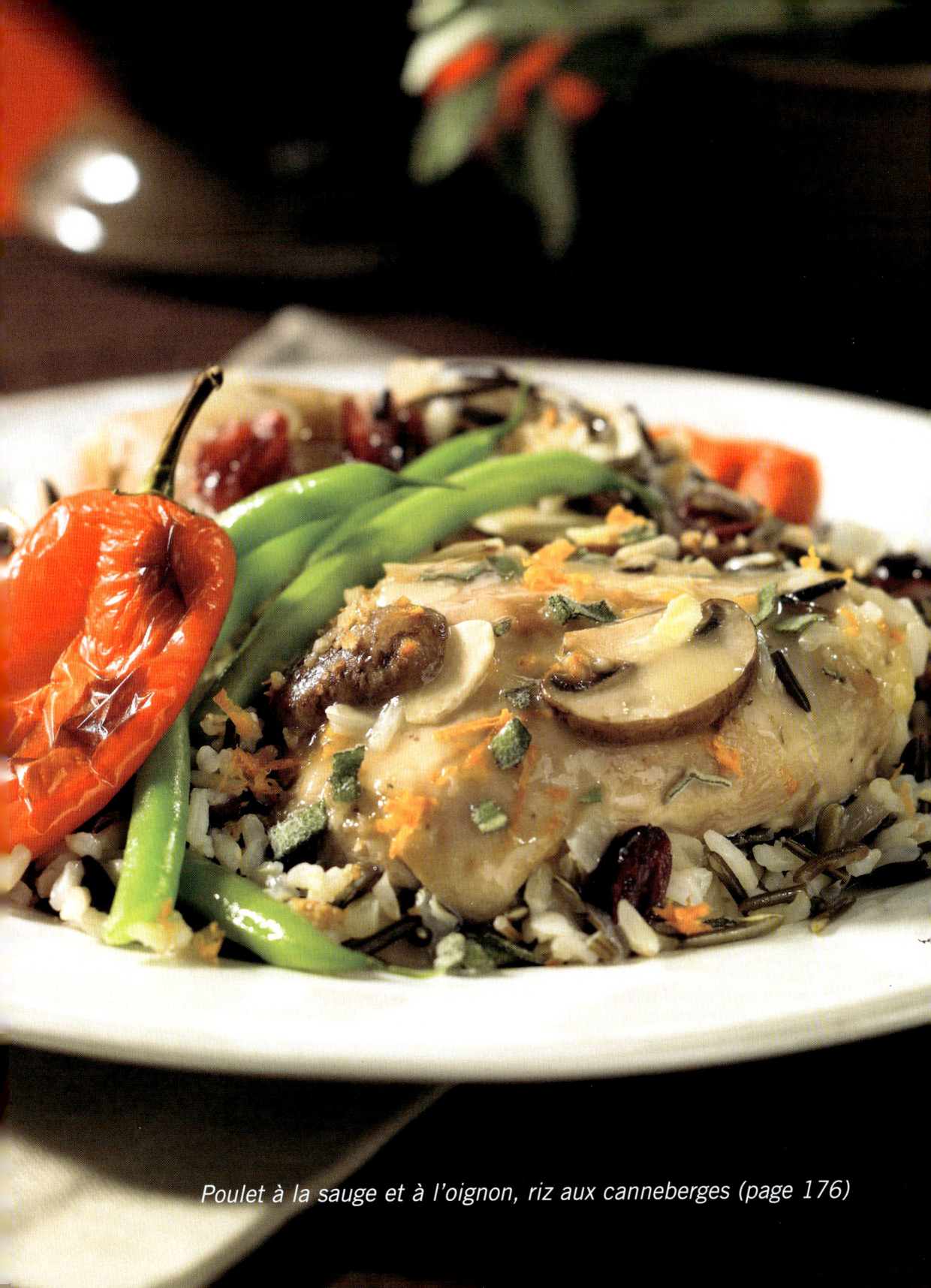

Poulet à la sauge et à l'oignon, riz aux canneberges (page 176)

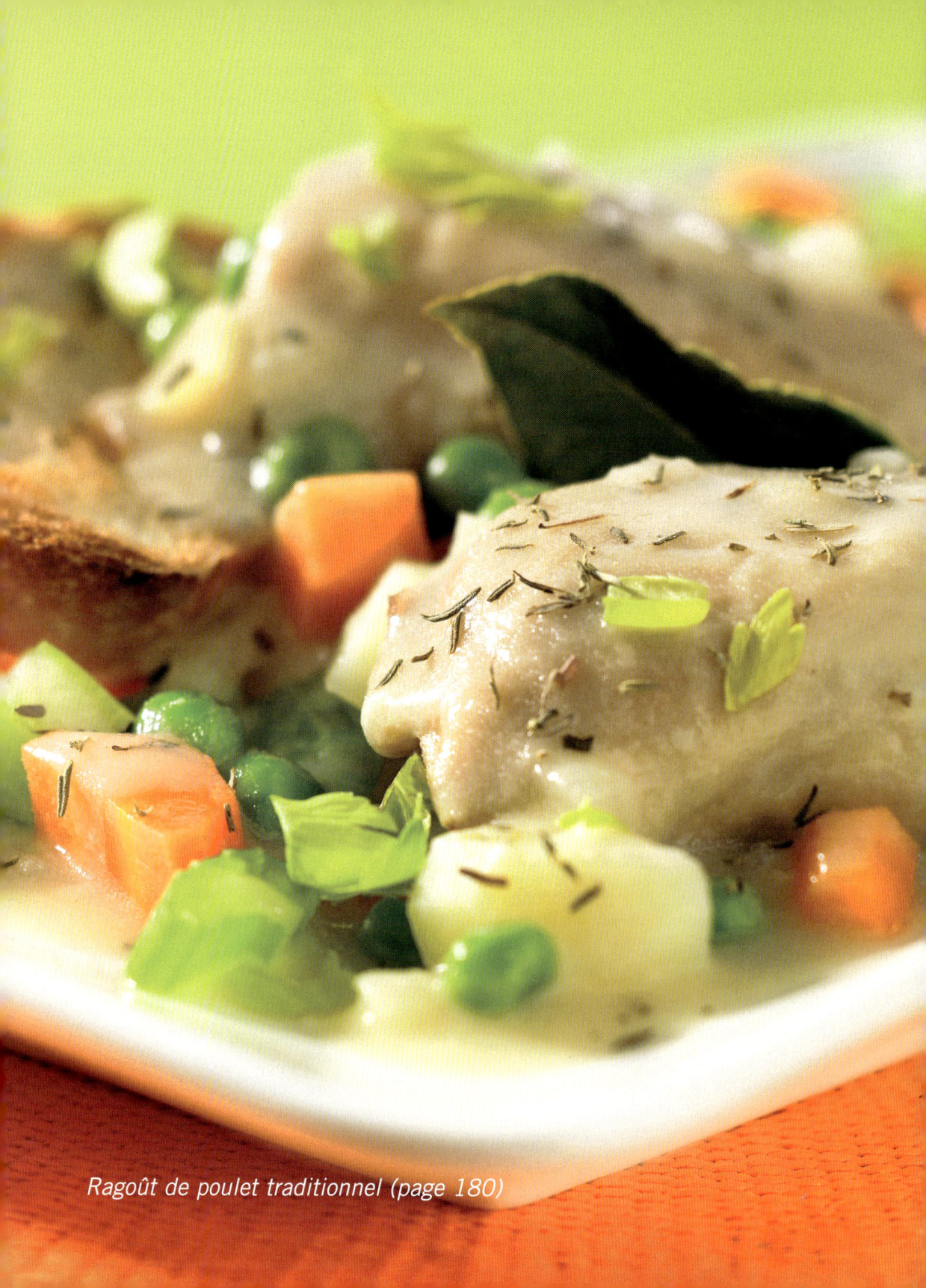
Ragoût de poulet traditionnel (page 180)

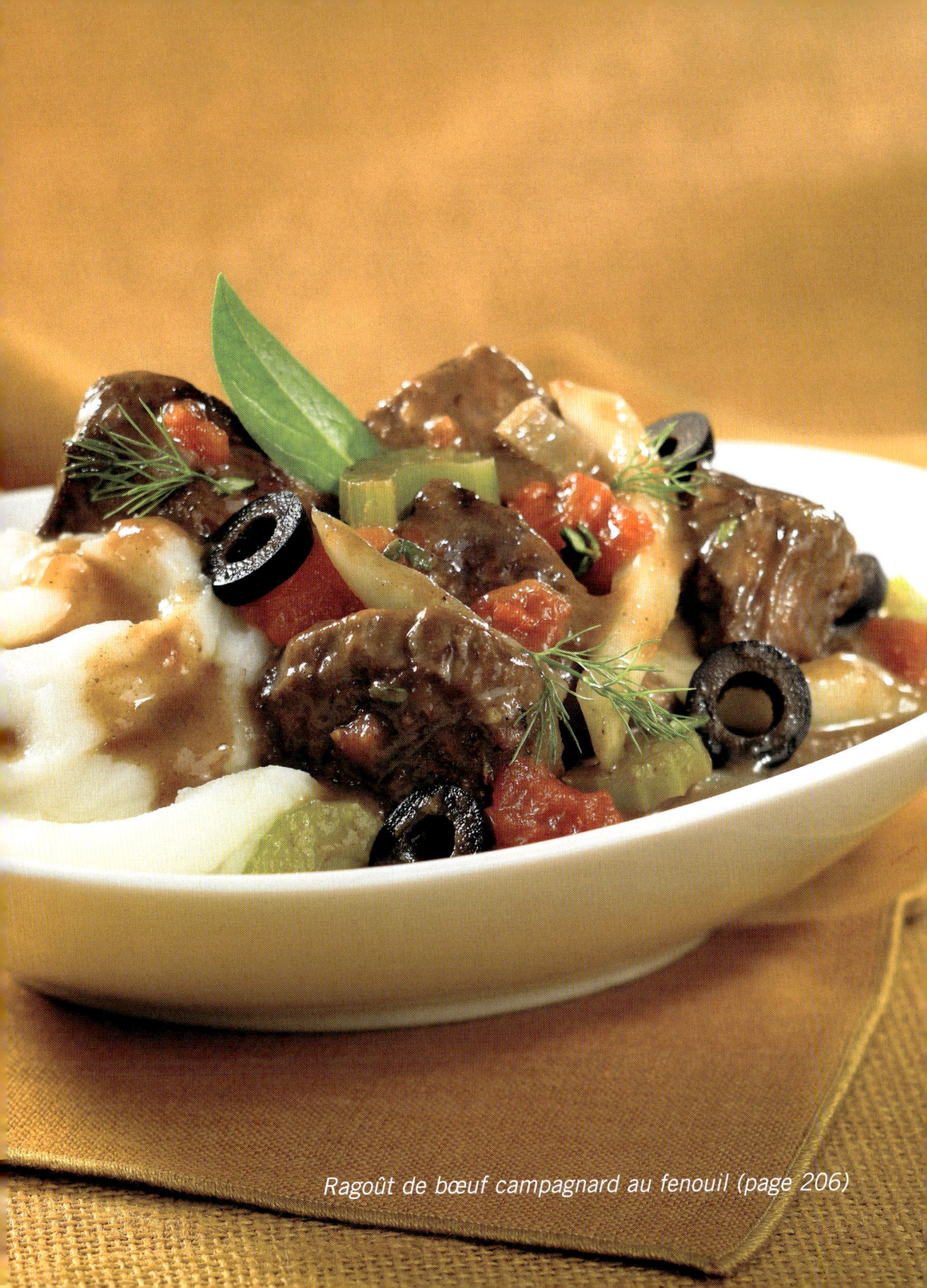

Ragoût de bœuf campagnard au fenouil (page 206)

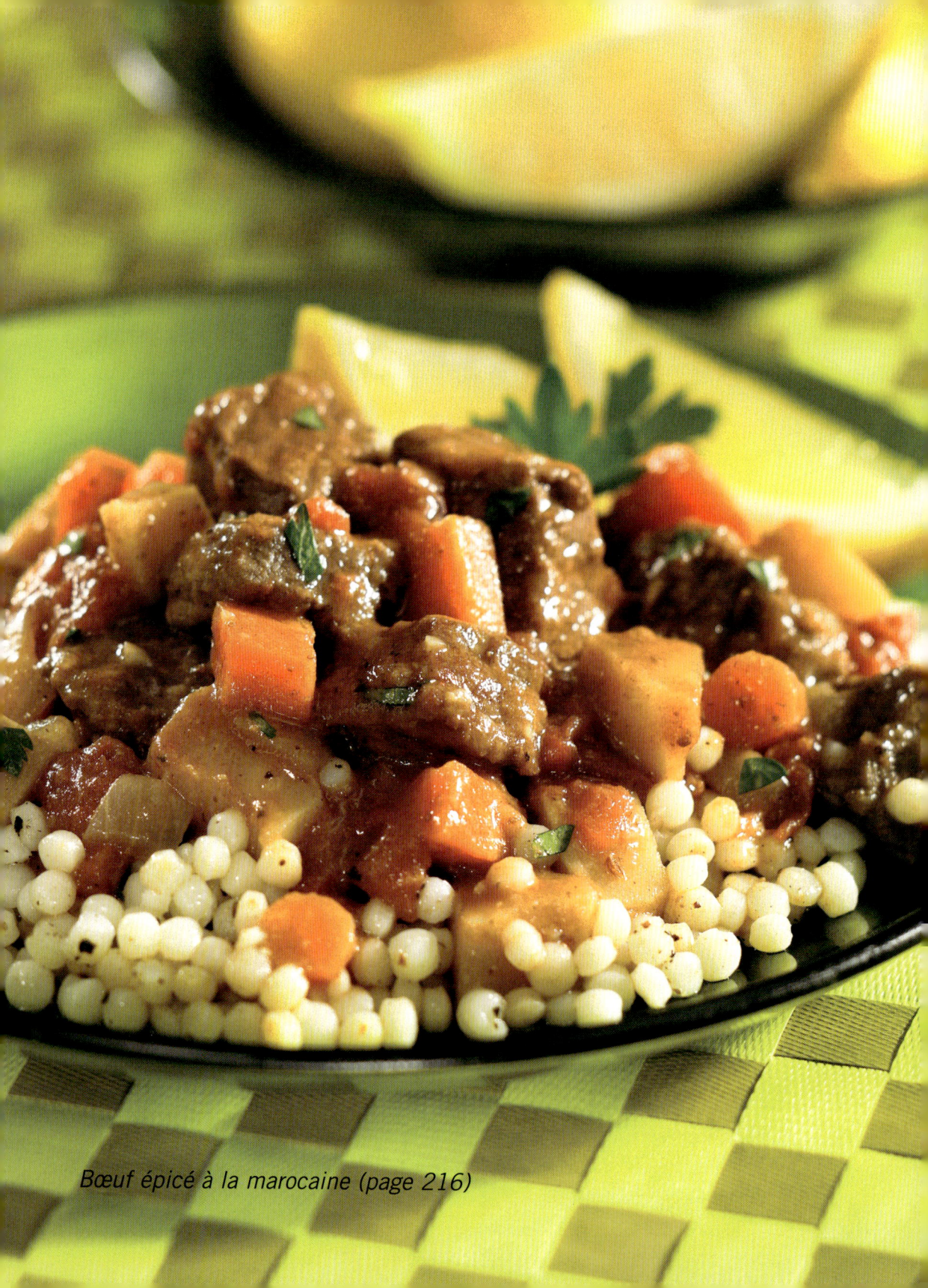

Bœuf épicé à la marocaine (page 216)

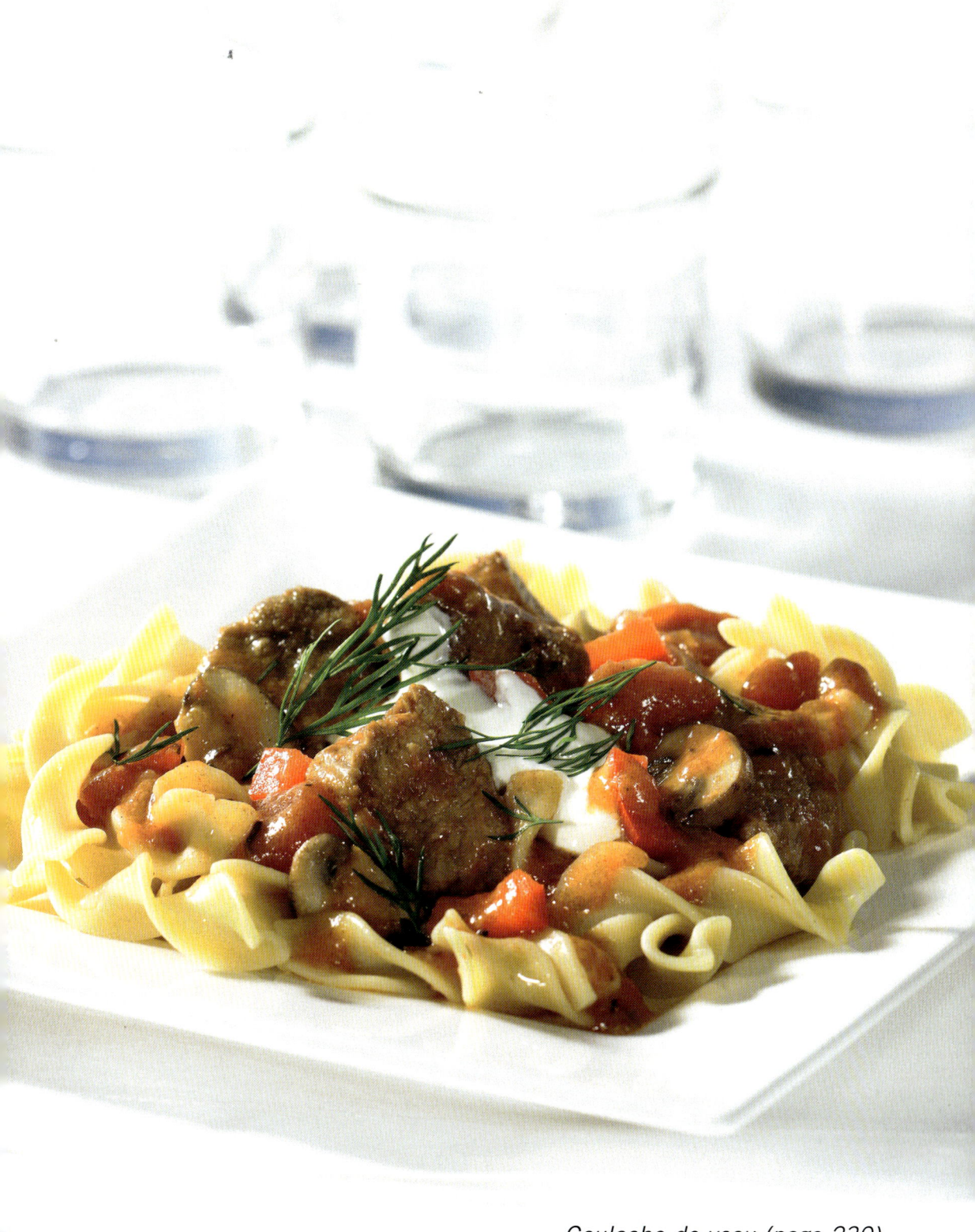

Goulache de veau (page 230)

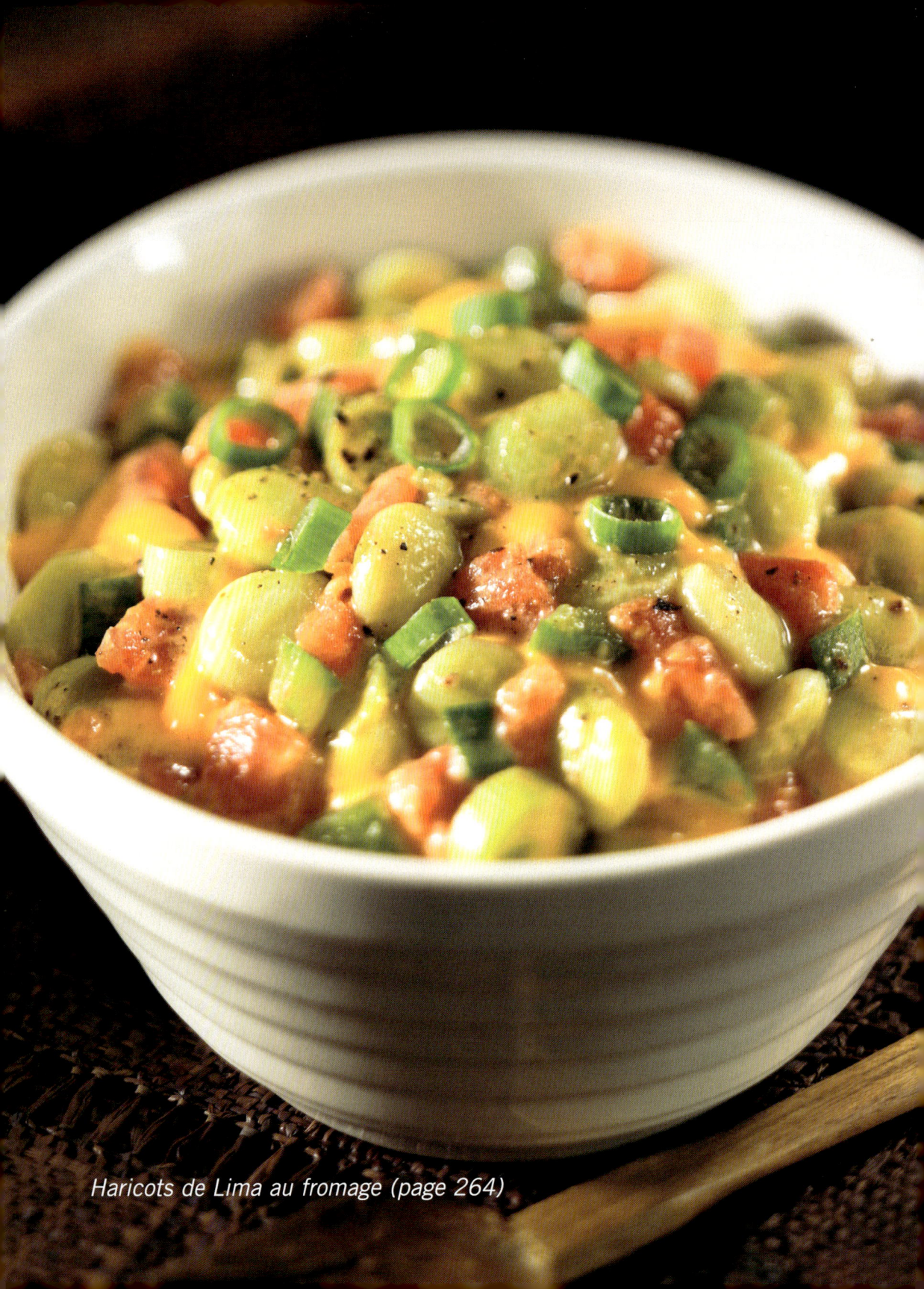

Haricots de Lima au fromage (page 264)

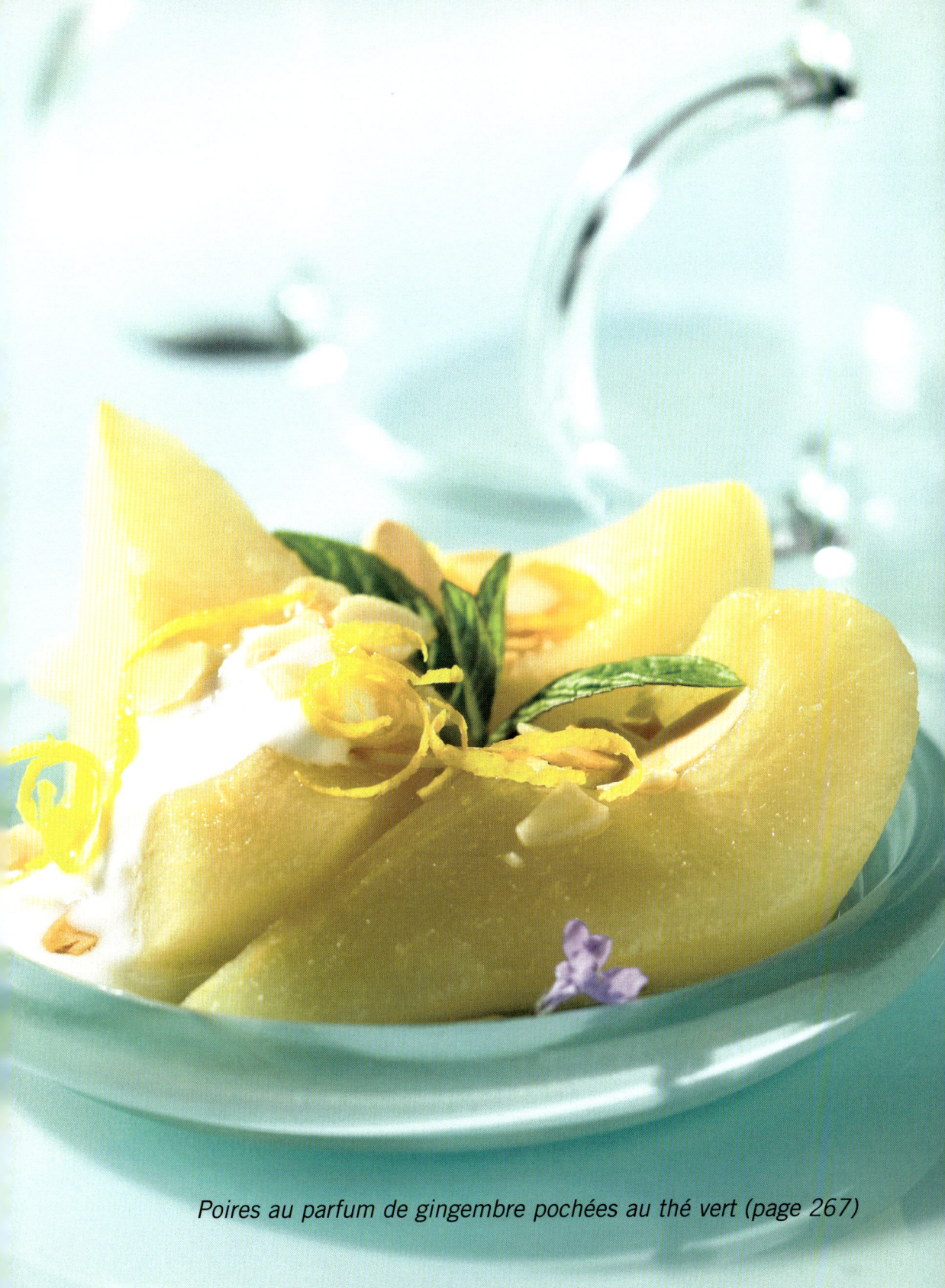

Poires au parfum de gingembre pochées au thé vert (page 267)

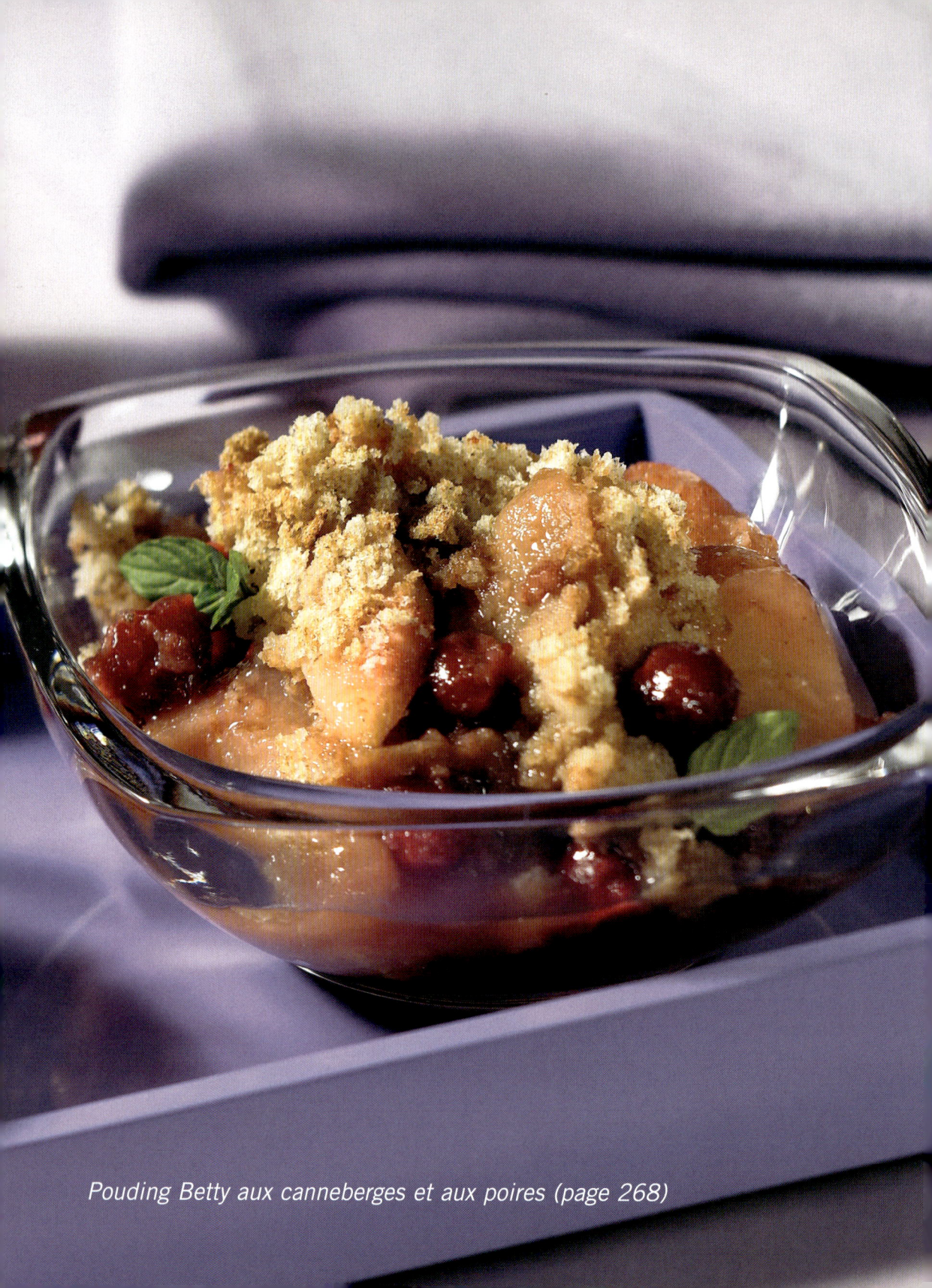

Pouding Betty aux canneberges et aux poires (page 268)

Ragoût de poisson des Caraïbes

10 portions | *Grandeur de la mijoteuse: une mijoteuse de 3,5 à 6 litres (14 à 24 tasses)*

J'aime le mélange de saveurs de ce délicieux ragoût. Le piment de la Jamaïque et le piment habanero donnent à ce plat le petit goût piquant caractéristique des îles. Assurez-vous d'y mettre de l'aneth en touche finale. Servez ce plat avec de petits pains croûtés que vous pourrez tremper dans la sauce, avec une salade verte et du vin blanc.

Vous pouvez faire à l'avance...
Vous pouvez préparer une partie de ce plat avant de le faire cuire. Faites les étapes 1 et 2 de la méthode. Couvrez le tout et placez-le au frigo pendant toute la nuit ou même jusqu'à 2 jours. Quand vous serez prêt à cuire le plat, passez à l'étape 3.

Le conseil du jour
Un seul piment habanero est sans doute suffisant pour la majorité des gens, mais si vous aimez les saveurs piquantes, utilisez-en 2. Soyez quand même prudent, car ce piment est très piquant.

- 2 c. à café (2 c. à thé) de graines de cumin
- 6 piments de la Jamaïque entiers
- 1 c. à soupe d'huile d'olive
- 2 oignons finement hachés
- 4 gousses d'ail émincées
- 2 c. à café (2 c. à thé) de thym séché, émietté
- 1 c. à café (1 c. à thé) de curcuma
- 1 c. à soupe de zeste d'orange ou de citron vert
- ½ c. à café (½ c. à thé) de grains de poivre noir concassés
- 1 boîte de 796 ml (28 oz) de tomates en dés, en conserve, avec le jus
- 500 ml (2 tasses) de fumet de poisson
- 1 ou 2 piments habaneros émincés
- 320 g (2 tasses) de gombos, en tranches de 0,5 cm (¼ po)
- 680 g (1 ½ lb) de filets de mérou sans la peau, coupés en petits morceaux
- 225 g (8 oz) de crevettes cuites, décortiquées et déveinées
  (*voir Les conseils du jour, p. 167*)
- 25 g (½ tasse) d'aneth frais, finement haché (facultatif)

1. Dans un grand poêlon, à feu moyen, faire griller les graines de cumin et les piments de la Jamaïque à sec pendant environ 3 min, en brassant, jusqu'à ce qu'une bonne odeur s'en dégage et que les graines de cumin commencent tout juste à dorer. Les déposer immédiatement dans un mortier ou dans un moulin à épices, puis les moudre. Réserver.

2. Dans le même poêlon, chauffer l'huile d'olive à feu moyen pendant 30 secondes. Ajouter les oignons et cuire pendant environ 3 min, en brassant, jusqu'à ce qu'ils soient ramollis. Ajouter l'ail, le thym, le curcuma, le zeste d'orange, le poivre, les graines de cumin et le piment de la Jamaïque. Cuire pendant 1 min, en brassant. Ajouter les tomates avec leur jus et le fumet de poisson, puis porter à ébullition. Mettre le tout dans la cocotte de la mijoteuse.

3. Couvrir et cuire à basse température pendant 6 h ou à température élevée pendant 3 h. Ajouter les piments habaneros, les gombos, le poisson et les crevettes. Couvrir et cuire à température élevée pendant 20 min, jusqu'à ce que le poisson se défasse facilement à l'aide d'une fourchette et que les gombos soient tendres. Incorporer l'aneth, si désiré.

Valeur nutritive par portion

Calories	138
Lipides	3,0 g
saturés	0,6 g
polyinsaturés	0,6 g
monoinsaturés	1,4 g
Cholestérol	51 mg
Sodium	294 mg
Glucides	8,4 g
Fibres	1,9 g
Protéines	19,4 g

Choix

½	Glucides
2 ½	Viandes et substituts

Ragoût de fruits de mer, de poulet et de saucisses à la louisianaise

10 portions | *Grandeur de la mijoteuse : une grande mijoteuse d'au moins 5 litres (20 tasses)*

Ce plat succulent est une variante du gombo, mais il contient moins de bouillon et on n'y met pas de roux pour l'épaissir. Le gombo est un mélange plutôt hétéroclite et, à l'intérieur de son profil de saveur, vous pouvez ajouter presque n'importe quoi. Si vous vous préoccupez de votre santé, choisissez d'y ajouter des fruits de mer, plutôt que des saucisses. Ce plat est assez consistant, ajoutez-y seulement du riz et une salade verte, et vous aurez un repas complet.

Vous pouvez faire à l'avance...
Vous pouvez préparer une partie de ce plat avant de le faire cuire. Faites les étapes 1 et 2 de la méthode. Couvrez le mélange et placez-le au frigo pendant toute la nuit ou même jusqu'à 2 jours. Quand vous serez prêt à cuire le plat, passez aux étapes 3 et 4.

- 1 ou 2 c. à soupe d'huile d'olive, au total
- 85 g (3 oz) de saucisse italienne douce dont on a retiré les boyaux et émietté la chair
- 2 oignons coupés en dés
- 4 branches de céleri coupées en dés
- 4 gousses d'ail émincées
- 1 c. à café (1 c. à thé) de thym séché
- 1 c. à café (1 c. à thé) d'origan séché
- ½ c. à café (½ c. à thé) de grains de poivre noir concassés
- 1 c. à soupe de pâte de tomate
- 1 c. à soupe de farine tout usage
- 750 ml (3 tasses) de bouillon de poulet pauvre en sel
- 1 boîte de 398 ml (14 oz) de tomates en dés, en conserve, avec le jus *(voir Les conseils du jour)*
- 450 g (1 lb) de cuisses de poulet désossées, sans la peau, coupées en petits morceaux
- 225 g (8 oz) de crevettes moyennes cuites, décortiquées et déveinées *(voir Les conseils du jour, p. 167)*
- 1 boîte de 142 g (5 oz) de palourdes en conserve, égouttées
- 1 poivron vert coupé en dés
- 1 poivron rouge coupé en dés
- 30 g (½ tasse) de persil frais, finement haché
- 1 c. à café (1 c. à thé) de chili en poudre *(voir Les conseils du jour)*
- Une pincée de cayenne
- 225 g (8 oz) de pétoncles coupés en 2
- 1 c. à soupe de beurre
- 1 c. à soupe de poudre de filé (facultatif) *(voir Les conseils du jour)*
- Sauce au piment fort

1. Dans un poêlon, chauffer 1 c. à soupe d'huile à feu moyen 30 secondes. Ajouter la saucisse. Cuire 4 min, en brassant, jusqu'à ce qu'elle ne soit plus rosée. Mettre dans la cocotte de la mijoteuse.
2. Ajouter le reste de l'huile au poêlon, au besoin. Ajouter les oignons et le céleri. Cuire, en brassant, pendant 5 min, jusqu'à ce que le céleri soit tendre. Ajouter l'ail, le thym, l'origan et le poivre. Cuire 1 min, en brassant. Incorporer la pâte de tomate. Ajouter la farine et cuire, en brassant, 1 min. Ajouter le bouillon et les tomates avec leur jus, puis porter à ébullition. Cuire 3 min, en brassant, jusqu'à ce que le tout ait légèrement épaissi. Mettre dans la cocotte de la mijoteuse.

3. Ajouter le poulet et bien mélanger. Couvrir et cuire à basse température pendant 6 h ou à température élevée pendant 3 h, jusqu'à ce que le jus qui coule du poulet quand on le pique avec une fourchette soit transparent. Ajouter les crevettes, les palourdes, les poivrons vert et rouge et le persil. Bien mélanger. Couvrir et cuire à température élevée pendant 30 min, jusqu'à ce que les poivrons soient tendres et que les crevettes soient cuites.
4. Entre-temps, dans un sac en plastique, mettre le chili en poudre et le cayenne. Ajouter les pétoncles, et agiter le sac jusqu'à ce qu'ils soient couverts du mélange. Dans un poêlon, faire fondre le beurre à feu moyen. Ajouter les pétoncles et cuire 4 min, en brassant, jusqu'à ce qu'ils deviennent opaques. Mettre dans la cocotte de la mijoteuse et mélanger. Ajouter la poudre de filé, si désiré, et mélanger. Servir immédiatement. Déposer la sauce au piment sur la table pour que chacun puisse se servir.

Les conseils du jour
Les tomates en conserve sont offertes en boîtes de différentes grosseurs. Si votre supermarché a des tomates en dés de 540 ml (19 oz), utilisez ce format plutôt que celui que l'on dit d'employer dans la recette.

Si vous n'aimez pas les palourdes, vous pouvez les remplacer par une quantité égale d'huîtres écaillées avec leur liquide, de chair de crabe cuite ou de tranches de saucisses de dinde kielbassa.

Un mélange ordinaire de chili en poudre convient parfaitement à cette recette, mais vous pouvez le remplacer par du chili en poudre à base de piment ancho ou de piment du Nouveau-Mexique, ou par un mélange gourmet de votre choix.

La poudre de filé, faite avec des feuilles séchées de sassafras, est traditionnellement utilisée pour épaissir le gombo. Vous en trouverez dans les magasins d'alimentation spécialisée.

Valeur nutritive par portion

Calories	198
Lipides	8,4 g
saturés	2,4 g
polyinsaturés	1,3 g
monoinsaturés	4,0 g
Cholestérol	94 mg
Sodium	418 mg
Glucides	8,9 g
Fibres	1,8 g
Protéines	21,5 g

Choix

½	Glucides
3	Viandes et substituts

Bouillabaisse savoureuse

12 portions

Grandeur de la mijoteuse : une grande mijoteuse d'au moins 5 litres (20 tasses)
Un grand morceau de mousseline à fromage

La bouillabaisse traditionnelle contient une grande variété de poissons méditerranéens, et plusieurs soutiennent qu'on peut la faire seulement si l'on est près de la Méditerranée. À mon avis, c'est faux. À l'origine, la bouillabaisse est un plat du pêcheur tout-en-un fait avec ses prises de la journée. Ce ragoût se distingue par l'ajout de safran et par une réduction rapide du bouillon, ce qui en intensifie la saveur. Servez-la dans des assiettes à soupe et accompagnez-la d'une salade et de fruits frais comme dessert.

3 c. à soupe d'huile d'olive, au total
1 c. à café (1 c. à thé) de graines de fenouil grillées et moulues
   (voir Les conseils du jour)
450 g (1 lb) de crevettes moyennes, décortiquées et déveinées
450 g (1 lb) de flétan coupé en cubes de 2,5 cm (1 po)
2 oignons hachés
2 carottes pelées et coupées en dés
1 gros bulbe de fenouil dont on a retiré le cœur, finement tranché à la verticale
6 gousses d'ail hachées
1 c. à café (1 c. à thé) de sel
½ c. à café (½ c. à thé) de grains de poivre noir concassés
1 boîte de 796 ml (28 oz) de tomates en dés, en conserve, avec le jus
2 pommes de terre pelées et coupées en dés
1 litre (4 tasses) d'eau
500 ml (2 tasses) de vin blanc sec
900 g (2 lb) de parures de poisson
4 brins de persil frais
2 brins de thym frais *(voir Les conseils du jour)*
2 feuilles de laurier
1 c. à café (1 c. à thé) de brins de safran dissous dans 1 c. à soupe d'eau bouillante
24 moules nettoyées
Croûtons *(voir Les conseils du jour)*

LA ROUILLE
60 ml (¼ tasse) de mayonnaise légère
1 poivron rouge grillé, pelé et haché
2 gousses d'ail hachées
Une pincée de cayenne

1. Dans un bol, mettre 2 c. à soupe de l'huile d'olive et les graines de fenouil. Ajouter les crevettes et le flétan, puis brasser pour les enduire du mélange. Couvrir et placer au réfrigérateur pendant 2 h et même pendant toute la nuit, en brassant de temps en temps.

2. Dans un poêlon, chauffer le reste de l'huile à feu moyen pendant 30 secondes. Ajouter les oignons, les carottes et le fenouil. Cuire pendant environ 7 min, en brassant, jusqu'à ce que les carottes soient ramollies. Ajouter l'ail, le sel et le poivre. Cuire pendant 1 min, en brassant. Ajouter les tomates avec leur jus, puis porter à ébullition. Mettre dans la cocotte de la mijoteuse.
3. Ajouter les pommes de terre, l'eau et le vin au contenu de la mijoteuse. Bien mélanger. Dans un grand morceau de mousseline à fromage, mettre les parures de poisson, le persil, le thym et les feuilles de laurier, puis former un sachet et attacher le tout. Mettre le sachet dans la cocotte de la mijoteuse, en s'assurant qu'au moins une grande partie du sachet est plongée dans la sauce. Couvrir et cuire à basse température de 8 à 10 h ou à température élevée de 4 à 5 h, jusqu'à ce que les légumes soient très tendres. Retirer le sachet et le jeter.
4. Mettre une passoire au-dessus d'une grande casserole, puis y verser la soupe. Déposer les éléments solides dans un robot culinaire, puis les réduire en purée. Réserver. À feu moyen-élevé, porter à ébullition le liquide de la casserole et laisser mijoter pendant environ 10 min, jusqu'à ce qu'il ait réduit du tiers. Ajouter le mélange de safran et les moules. Cuire pendant 5 min jusqu'à ce que les moules soient ouvertes. Jeter toutes celles qui sont encore fermées. Ajouter les crevettes et le flétan marinés. Cuire jusqu'à ce que le poisson soit tendre. Ajouter la purée réservée, puis chauffer jusqu'à ce que ce soit chaud.
5. Pour faire la rouille : dans un mélangeur, mettre la mayonnaise, le poivron rouge, l'ail et le cayenne. Réduire jusqu'à consistance onctueuse. Pour servir, étendre la rouille sur les croûtons, les déposer au fond des assiettes à soupe, puis verser la soupe par-dessus.

LES CONSEILS DU JOUR

Pour faire griller les graines de fenouil : mettez-les dans un poêlon, à sec, et faites-les griller pendant environ 3 min, à feu moyen, en brassant, jusqu'à ce qu'une bonne odeur s'en dégage. Mettez-les dans un mortier ou dans un moulin à épices. Il faut alors les moudre sans tarder.

Si vous n'avez pas de thym frais, remplacez-le par ½ c. à café (½ c. à thé) de thym séché. Ajoutez-le à la recette avec l'ail, à l'étape 2.

Pour faire les croûtons : préchauffez le gril du four. Badigeonnez d'huile d'olive les 2 côtés des tranches de baguette, puis faites-les griller au four, en les retournant une fois.

Valeur nutritive par portion	
Calories	176
Lipides	5,6 g
saturés	0,8 g
polyinsaturés	1,0 g
monoinsaturés	3,0 g
Cholestérol	77 mg
Sodium	471 mg
Glucides	12,0 g
Fibres	2,0 g
Protéines	19,3 g

Choix

½ Glucides
2 ½ Viandes et substituts

Cioppino

10 portions | *Grandeur de la mijoteuse : une grande mijoteuse d'au moins 5 litres (20 tasses)*

Ce ragoût piquant provient d'un quai de San Francisco, où on le préparait avec les prises du jour. La rouille donne plus de saveur et de richesse à ce plat. Servez-le avec un pain de campagne croûté, comme la ciabatta, et une salade verte.

Vous pouvez faire à l'avance…
Vous pouvez préparer une partie de ce plat avant de le faire cuire. Faites l'étape 1 de la méthode. Couvrez le mélange et placez-le au frigo pendant toute la nuit ou même jusqu'à 2 jours. Quand vous serez prêt à cuire le plat, passez aux étapes 2 à 4.

1 c. à soupe d'huile d'olive
2 oignons finement hachés
1 bulbe de fenouil dont on a retiré le cœur, haché
6 gousses d'ail émincées
4 filets d'anchois finement hachés
1 c. à café (1 c. à thé) de grains de poivre noir concassés
½ c. à café (½ c. à thé) de graines de fenouil grillées *(voir Les conseils du jour, p. 165)*
1 c. à soupe de pâte de tomate *(voir Les conseils du jour)*
1 boîte de 796 ml (28 oz) de tomates en dés, en conserve, avec le jus
250 ml (1 tasse) de vin blanc sec
500 ml (2 tasses) de jus de palourdes, en bouteille
500 ml (2 tasses) d'eau
450 g (1 lb) de poisson blanc à chair ferme comme le vivaneau, sans la peau, coupé en petits morceaux
225 g (8 oz) de crevettes moyennes cuites, décortiquées et déveinées *(voir Les conseils du jour)*
225 g (8 oz) de chair de crabe cuite
1 poivron rouge coupé en dés
1 long piment rouge coupé en dés (facultatif)

LA ROUILLE FACILE À PRÉPARER (FACULTATIF)
75 g (⅓ tasse) de mayonnaise
2 gousses d'ail réduites en purée
1 c. à soupe d'huile d'olive extra-vierge
1 c. à café (1 c. à thé) de jus de citron fraîchement pressé
¼ c. à café (¼ c. à thé) de paprika fort ou doux

1. Dans un poêlon, chauffer l'huile d'olive à feu moyen pendant 30 secondes. Ajouter les oignons et le fenouil et cuire pendant environ 3 min, en brassant, jusqu'à ce qu'ils soient ramollis. Ajouter l'ail, les anchois, le poivre et les graines de fenouil. Cuire pendant 1 min, en brassant. Incorporer la pâte de tomate. Ajouter les tomates avec leur jus et le vin blanc, puis porter à ébullition. Mettre dans la cocotte de la mijoteuse.

2. Ajouter le jus de palourdes et l'eau. Bien mélanger. Couvrir et cuire à basse température de 6 à 8 h ou à température élevée de 3 à 4 h. Ajouter le poisson, les crevettes, le crabe, le poivron rouge et le piment, si désiré. Bien mélanger. Couvrir et cuire à température élevée pendant 20 min, jusqu'à ce que le poisson se défasse à la fourchette et que les fruits de mer soient bien cuits.
3. Pour faire la rouille (facultatif) : dans un petit bol, mettre la mayonnaise, l'ail, l'huile d'olive, le jus de citron et le paprika. Bien mélanger.
4. Pour servir, verser le cioppino dans des bols chauds et garnir chaque portion d'une cuillerée de rouille, si désiré.

LES CONSEILS DU JOUR

Quand je prépare ce plat, j'aime bien utiliser des tomates italiennes San Marzano qui sont denses et savoureuses. Si vous employez ce type de tomate, ne mettez pas de pâte de tomate.

Pour préparer les crevettes : plongez les crevettes avec leurs carapaces dans une grande marmite d'eau bouillante salée. Faites-les cuire à feu élevé de 2 à 3 min, jusqu'à ce qu'elles deviennent roses. Égouttez-les et laissez-les refroidir, puis décortiquez-les et déveinez-les.

Truc santé

Introduire du fenouil dans votre alimentation est une bonne façon d'ajouter de la variété à vos repas et d'accroître votre consommation d'antioxydants. Comme le céleri, le fenouil, un membre de la famille des ombellifères, est peu calorique, mais il est plus nutritif que le céleri. Une portion de 60 g (1 tasse) de fenouil haché est une source de fibres, de folate et de potassium.

Valeur nutritive par portion	
Calories	152
Lipides	3,1 g
saturés	0,5 g
polyinsaturés	0,7 g
monoinsaturés	1,3 g
Cholestérol	70 mg
Sodium	612 mg
Glucides	9,3 g
Fibres	2 g
Protéines	21,7 g

Choix

½	Glucides
2 ½	Viandes et substituts

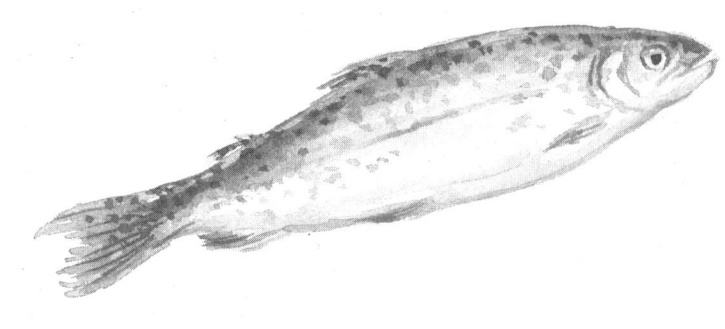

Jambalaya aux fruits de mer

12 portions

Grandeur de la mijoteuse : une grande mijoteuse d'au moins 5 litres (20 tasses)

Comme la paella, le jambalaya est un mélange qui change selon les caprices du chef et les ingrédients qu'il peut trouver. Dans cette recette, on utilise de la saucisse italienne, plutôt que le traditionnel jambon ou l'andouille, et cela donne un résultat moyennement épicé. Pour obtenir un plat plus relevé, ajoutez un piment fort avec les crevettes. Pour un jambalaya authentique, remplacez la saucisse italienne par de l'andouille finement tranchée. Comme l'andouille possède une saveur particulièrement forte, utilisez-en seulement 225 g (8 oz). Ajoutez-la en même temps que les crevettes sans la faire griller.

Vous pouvez faire à l'avance…

Vous pouvez préparer une partie de ce plat avant de le faire cuire. Faites les étapes 1 et 2 de la méthode. Couvrez les mélanges de saucisse et de légumes et placez-les au frigo séparément jusqu'à 2 jours. Faites cuire les crevettes, pelez-les et déveinez-les, puis placez-les au frigo pendant toute la nuit. Le lendemain, mettez les saucisses et les légumes dans la cocotte de la mijoteuse. Continuez ensuite selon les directives de la recette.

1 c. à soupe d'huile d'olive
450 g (1 lb) de saucisses italiennes douces, dont on a retiré les boyaux
2 oignons finement hachés
2 branches de céleri coupées en dés de 0,5 cm (¼ po)
4 gousses d'ail finement hachées
½ c. à café (½ c. à thé) de sel
1 c. à café (1 c. à thé) de thym séché
1 c. à café (1 c. à thé) d'origan séché
½ c. à café (½ c. à thé) de grains de poivre noir concassés
1 feuille de laurier
500 ml (2 tasses) de bouillon de poulet pauvre en sel
1 boîte de 796 ml (28 oz) de tomates en dés, en conserve, avec le jus
225 g (8 oz) de poitrines ou de cuisses de poulet, désossées, sans la peau, coupées en cubes de 2,5 cm (1 po)
370 g (2 tasses) de riz à grain long, étuvé, de préférence
450 g (1 lb) de crevettes moyennes, cuites, décortiquées et déveinées
   (voir Le conseil du jour)
2 c. à soupe de sauce Worcestershire
1 piment banane fort ou 1 long piment rouge ou vert, finement haché (facultatif)

1. Dans un poêlon, faire chauffer l'huile à feu moyen-élevé pendant 30 secondes. Ajouter les saucisses et cuire pendant environ 10 min, en les brisant avec le dos d'une cuillère, jusqu'à ce que la viande ait perdu sa couleur rosée. À l'aide d'une écumoire, mettre dans la cocotte de la mijoteuse. Conserver seulement 1 c. à soupe du gras du poêlon.

2. Réduire à feu moyen. Ajouter les oignons et le céleri et cuire pendant environ 5 min, en brassant, jusqu'à ce qu'ils soient ramollis. Ajouter l'ail, le sel, le thym, l'origan et le poivre. Cuire en brassant pendant 1 min. Ajouter la feuille de laurier, le bouillon et les tomates avec leur jus, puis porter à ébullition. Mettre dans la cocotte de la mijoteuse.

3. Ajouter le poulet et le riz. Bien mélanger. Déposer 2 linges à vaisselle propres pliés en 2 (ce qui donne 4 épaisseurs) sur le dessus de la mijoteuse pour absorber l'humidité. Couvrir et cuire à basse température de 6 à 8 h ou à température élevée de 3 à 4 h. Incorporer les crevettes, la sauce Worcestershire et le piment, si désiré. Couvrir et cuire à température élevée de 20 à 30 min, ou jusqu'à ce que les crevettes soient cuites. Jeter la feuille de laurier et servir.

Le conseil du jour
Pour préparer les crevettes : plongez les crevettes avec leurs carapaces dans une grande marmite d'eau bouillante salée. Faites-les cuire à feu élevé de 2 à 3 min, jusqu'à ce qu'elles deviennent roses. Égouttez-les et laissez-les refroidir, puis décortiquez-les et déveinez-les.

Truc santé
Pour augmenter la valeur nutritive de ce plat, remplacez le riz blanc par du riz brun à grain long. À quantités égales, le riz brun contient beaucoup plus de fibres que le riz blanc – une portion de 95 g (½ tasse) de riz blanc cuit contient 0,3 g de fibres alimentaires, tandis que le riz brun en contient 1,5 g.

Valeur nutritive par portion	
Calories	280
Lipides	8,4 g
saturés	2,6 g
polyinsaturés	1,2 g
monoinsaturés	4,0 g
Cholestérol	86 mg
Sodium	623 mg
Glucides	30,7 g
Fibres	1,6 g
Protéines	19,2 g

Choix

2	Glucides
2	Viandes et substituts

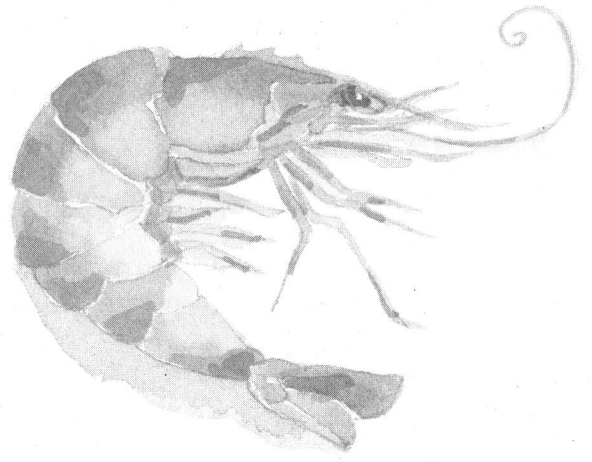

Crevettes braisées à l'oignon

6 portions | *Grandeur de la mijoteuse : une mijoteuse de 3,5 à 6 litres (14 à 24 tasses)*

Voici un plat parfait pour un repas léger, pour servir à un buffet ou à un repas de style indien comportant plusieurs petites assiettes. La grande quantité d'oignons, qui sont cuits jusqu'à ce qu'ils commencent à caraméliser, produit un plat agréablement doux. J'aime bien le servir sur du riz basmati brun à grain long.

Vous pouvez faire à l'avance...
Vous pouvez préparer une partie de ce plat avant de le faire cuire. Faites les étapes 1 et 2 de la méthode. Couvrez le mélange et placez-le au frigo pendant toute la nuit ou même jusqu'à 2 jours. Quand vous serez prêt à cuire le plat, passez à l'étape 3.

1 c. à café (1 c. à thé) de graines de coriandre
1 c. à soupe d'huile d'olive
4 oignons finement hachés
2 gousses d'ail émincées
1 c. à soupe de gingembre frais, émincé
1 c. à café (1 c. à thé) de curcuma
1 c. à café (1 c. à thé) de sel
½ c. à café (½ c. à thé) de grains de poivre noir concassés
1 boîte de 398 ml (14 oz) de tomates en dés, en conserve, avec le jus
   (voir Les conseils du jour)
1 long piment rouge, épépiné et finement haché *(voir Les conseils du jour)*
1 c. à soupe de jus de citron fraîchement pressé
450 g (1 lb) de crevettes cuites décortiquées, pelées et déveinées
   (voir Le conseil du jour, p. 169)
120 g (½ tasse) de yogourt nature faible en gras
2 c. à soupe de coriandre fraîche, finement hachée

1. Dans un poêlon, à sec, faire griller les graines de coriandre à feu moyen pendant environ 3 min, en brassant, jusqu'à ce qu'une bonne odeur s'en dégage. Les déposer immédiatement dans un mortier ou dans un moulin à épices, puis les moudre. Réserver.
2. Dans le même poêlon, chauffer l'huile d'olive à feu moyen pendant 30 secondes. Ajouter les oignons et cuire pendant environ 7 min, en brassant, jusqu'à ce qu'ils soient dorés. Ajouter l'ail, le gingembre, le curcuma, le sel, le poivre et les graines de coriandre. Cuire pendant 1 min, en brassant. Ajouter les tomates avec leur jus et bien mélanger. Mettre dans la cocotte de la mijoteuse.

3. Couvrir et cuire à basse température pendant 6 h ou à température élevée pendant 3 h, jusqu'à ce que le mélange soit très chaud et fasse des bulles. Incorporer le piment et le jus de citron. Ajouter les crevettes et bien mélanger. Couvrir et cuire à température élevée pendant 20 min, jusqu'à ce que les crevettes soient cuites. Incorporer le yogourt. Garnir de coriandre et servir.

Les conseils du jour

Dans cette recette, la quantité de piment donne un plat modérément épicé, mais la douceur des oignons peut contrebalancer la saveur piquante. Les personnes qui aiment les plats très piquants peuvent ajouter ½ piment frais, finement haché, ou plus de cayenne. Vous pouvez ajouter jusqu'à ½ c. à café (½ c. à thé) de cayenne en plus du piment rouge frais. Assurez-vous seulement de dissoudre le cayenne dans le jus de citron avant de l'ajouter à la mijoteuse.

Si vous trouvez des tomates en dés en conserve en boîtes de 540 ml (19 oz), utilisez plutôt ce format dans la recette.

Si vous n'avez pas de piment frais, remplacez-le par ½ c. à café (½ c. à thé) de cayenne. Dissolvez-le dans le jus de citron avant de l'ajouter à la mijoteuse.

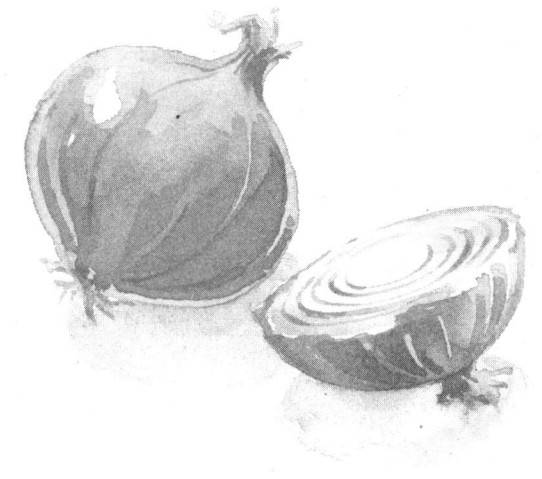

Valeur nutritive par portion	
Calories	163
Lipides	4,5 g
saturés	1,0 g
polyinsaturés	0,8 g
monoinsaturés	2,1 g
Cholestérol	117 mg
Sodium	319 mg
Glucides	12,9 g
Fibres	2,0 g
Protéines	18,1 g

Choix

½	Glucides
2	Viandes et substituts

Crevettes à la créole

4 portions | *Grandeur de la mijoteuse : une mijoteuse de 3,5 à 6 litres (14 à 24 tasses)*

Pour obtenir un repas savoureux, vous pouvez simplement ajouter du riz ou du pain croûté chaud et une salade verte à ce plat traditionnel de la Louisiane. Si vous voulez vous gâter davantage, ajoutez-y un bon vin blanc.

Vous pouvez faire à l'avance…
Vous pouvez préparer une partie de ce plat avant de le faire cuire. Faites l'étape 1 de la méthode. Couvrez le mélange et placez-le au frigo jusqu'à 2 jours. Hachez le persil, râpez le zeste de citron, puis tranchez le poivron vert. Couvrez le mélange de persil et placez-le au frigo pendant toute la nuit. Faites cuire les crevettes. Décortiquez-les, déveinez-les, puis placez-les au frigo pendant toute la nuit. Le lendemain, continuez selon les directives de la recette.

1 c. à soupe d'huile d'olive
1 oignon finement haché
4 branches de céleri coupées en dés de 0,5 cm (¼ po)
2 gousses d'ail hachées
1 c. à café (1 c. à thé) d'origan séché
½ c. à café (½ c. à thé) de thym séché
¼ c. à café (¼ c. à thé) de sel
½ c. à café (½ c. à thé) de grains de poivre noir concassés
1 boîte de 796 ml (28 oz) de tomates en dés égouttées
60 ml (¼ tasse) de jus de palourdes, en bouteille
60 ml (¼ tasse) d'eau
15 g (¼ tasse) de persil frais, finement haché
Le zeste de 1 citron râpé
1 c. à soupe de sauce Worcestershire
450 g (1 lb) de crevettes moyennes, cuites, décortiquées et déveinées
  (voir Le conseil du jour)
1 poivron vert, en tranches fines
½ ou 1 long piment vert ou rouge, finement haché *(voir Le conseil du jour, p. 155)*
Riz cuit, chaud

1. Dans un poêlon, chauffer l'huile à feu moyen pendant 30 secondes. Ajouter l'oignon et le céleri. Cuire pendant environ 5 min, en brassant, jusqu'à ce qu'ils soient tendres. Ajouter l'ail, l'origan, le thym, le sel et le poivre. Cuire, en brassant, pendant 1 min. Ajouter les tomates, le jus de palourdes et l'eau, puis porter à ébullition. Mettre dans la cocotte de la mijoteuse.

2. Couvrir et cuire à basse température de 6 à 8 h ou à température élevée de 3 à 4 h, jusqu'à ce que ce soit très chaud et que le mélange fasse des bulles. Ajouter le persil, le zeste de citron et la sauce Worcestershire, puis brasser. Ajouter les crevettes, le poivron vert et le piment. Bien brasser. Couvrir et cuire à température élevée pendant 20 min ou jusqu'à ce que le poivron soit tendre et que les crevettes soient bien chaudes. Servir sur du riz chaud.

Le conseil du jour
Pour préparer les crevettes : plongez les crevettes avec leurs carapaces dans une grande marmite d'eau bouillante salée. Faites-les cuire à feu élevé de 2 à 3 min, jusqu'à ce qu'elles deviennent roses. Égouttez-les et laissez-les refroidir, puis décortiquez-les et déveinez-les.

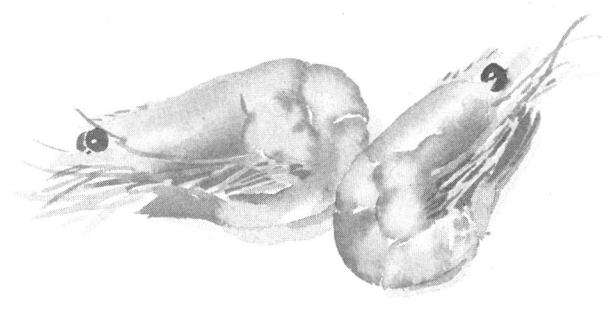

Valeur nutritive par portion	
Calories	177
Lipides	4,9 g
saturés	0,8 g
polyinsaturés	0,9 g
monoinsaturés	2,7 g
Cholestérol	169 mg
Sodium	694 mg
Glucides	13,6 g
Fibres	2,9 g
Protéines	20,9 g

Choix

½	Glucides
2 ½	Viandes et substituts

Cari de patates douces aux crevettes et à la noix de coco

6 portions — Grandeur de la mijoteuse : une mijoteuse de 3,5 à 6 litres (14 à 24 tasses)

J'aime bien le mélange de saveurs aigres-douces de ce succulent cari. Servez-le sur du riz basmati brun et ajoutez-y un plat d'épinards vapeur légèrement parsemés de graines de sésame grillées pour compléter le repas.

Vous pouvez faire à l'avance...
Vous pouvez préparer une partie de ce plat avant de le faire cuire. Faites l'étape 1 de la méthode. Couvrez le mélange et placez-le au frigo pendant toute la nuit ou même jusqu'à 2 jours. Quand vous serez prêt à cuire le plat, passez aux étapes 2 et 3.

(Voir cahier photos)

- 1 c. à soupe d'huile d'olive ou d'huile de noix de coco extra-vierge
- 2 oignons finement hachés
- 4 gousses d'ail émincées
- 1 c. à soupe de gingembre frais, émincé
- 250 ml (1 tasse) de bouillon de légumes pauvre en sel
- 2 patates douces, pelées et coupées en cubes de 2,5 cm (1 po)
- 2 c. à café (2 c. à thé) de pâte de cari vert thaïe
- 1 c. à soupe de jus de citron vert fraîchement pressé
- 125 ml (½ tasse) de lait de coco
- 450 g (1 lb) de crevettes moyennes cuites et décortiquées (voir *Le conseil du jour*, p. 173)
- 20 g (¼ tasse) d'amandes effilées, grillées (facultatif) *(voir Les conseils du jour)*
- 40 g (¼ tasse) de coriandre fraîche, finement hachée

1. Dans un poêlon, chauffer l'huile d'olive à feu moyen pendant 30 secondes. Ajouter les oignons et cuire pendant environ 3 min, en brassant, jusqu'à ce qu'ils soient ramollis. Ajouter l'ail et le gingembre. Cuire pendant 1 min, en brassant. Verser le bouillon. Mettre dans la cocotte de la mijoteuse.
2. Ajouter les patates douces et bien mélanger. Couvrir et cuire à basse température de 6 à 8 h ou à température élevée de 3 à 4 h, jusqu'à ce que les patates douces soient tendres.
3. Dans un petit bol, mélanger la pâte de cari et le jus de citron vert. Mettre dans la cocotte de la mijoteuse et bien mêler. Incorporer le lait de coco et les crevettes. Couvrir et cuire à température élevée pendant 20 min, jusqu'à ce que les crevettes soient très chaudes. Déposer dans un plat de service. Garnir des amandes, si désiré, et de coriandre, puis servir.

Les conseils du jour

Dans la cuisine des pays tropicaux, on utilise traditionnellement de l'huile de noix de coco. Elle contient plus de lipides saturés que de lipides insaturés, ce qui la rend plus stable sur le plan chimique et beaucoup moins susceptible de rancir quand il fait très chaud. C'était un aspect important avant l'avènement de la réfrigération (voir aussi p. 79).

Si vous ajoutez la garniture aux amandes, vous aurez encore plus d'éléments nutritifs.

Valeur nutritive par portion	
Calories	232
Lipides	8,2 g
saturés	4,2 g
polyinsaturés	0,9 g
monoinsaturés	2,5 g
Cholestérol	147 mg
Sodium	355 mg
Glucides	21,8 g
Fibres	1,9 g
Protéines	18,0 g

Choix

1	Glucides
2	Viandes et substituts
1	Extra

La volaille

Poulet à la sauge et à l'oignon, riz aux canneberges 176
Poulet braisé au vinaigre balsamique et aux olives. 178
Poulet à l'orge 179
Ragoût de poulet traditionnel 180
Poulet chasseur au brocoli 181
Cassoulet au poulet 182
Poulet au basilic à la française 183
Poulet à la sauge comme en Toscane............................ 184
Cari du capitaine 185
Poulet aux pruneaux et au quinoa à la marocaine 186
Poulet à l'indienne accompagné d'une purée d'épinards 188
Poulet à la mexicaine au parfum de coriandre et de citron......... 190
Une excellente poitrine de dinde................................ 192
Sauce à la dinde, aux champignons et aux pois chiches 193
Casserole de dinde et de piments 194
Dinde à la sauce au chocolat.................................... 196
Dinde dans une sauce aux canneberges et aux poireaux........... 198

Poulet à la sauge et à l'oignon, riz aux canneberges

12 portions, soit 1 cuisse de poulet avec du riz par portion

Ce plat simple et délicieux possède toute la saveur de la dinde de Noël, mais il est beaucoup plus facile à préparer. Pour compléter le repas, ajoutez-y une salade verte ou des poivrons rouges grillés.

Vous pouvez faire à l'avance...
Vous pouvez préparer une partie de ce plat avant de le faire cuire. Faites l'étape 1 de la méthode. Couvrez le mélange et mettez-le au frigo pendant toute la nuit. Le lendemain matin, continuez selon les directives de la recette.

(Voir cahier photos)

Grandeur de la mijoteuse : une grande mijoteuse d'au moins 5 litres (20 tasses)
Cocotte de la mijoteuse légèrement graissée

1 c. à soupe d'huile d'olive
2 oignons finement hachés
4 gousses d'ail hachées
1 ½ c. à café (1 ½ c. à thé) de sauge moulue
½ c. à café (½ c. à thé) de grains de poivre noir concassés
½ c. à café (½ c. à thé) de sel
450 g (1 lb) de champignons, en tranches
250 g (1 ½ tasse) d'un mélange de riz brun et de riz sauvage, rincé
   (voir Le conseil du jour)
125 g (1 tasse) de canneberges séchées
750 ml (3 tasses) de bouillon de poulet pauvre en sel
Le zeste râpé et le jus de 1 orange
1,3 kg (3 lb) de cuisses de poulet, sans la peau, avec les os, ou environ 12 cuisses

La garniture
1 c. à soupe de beurre
1 c. à soupe d'huile d'olive
55 g (1 tasse) de chapelure de blé entier, fraîche
2 c. à soupe d'amandes grillées, en lamelles

1. Dans un poêlon, chauffer l'huile pendant 30 secondes, à feu moyen. Ajouter les oignons et cuire pendant environ 3 min, en brassant, jusqu'à ce qu'ils soient ramollis. Ajouter l'ail, la sauge, le poivre et le sel. Cuire pendant 1 min, en brassant. Ajouter les champignons et brasser pour les couvrir du mélange. Ajouter le riz et brasser pour le couvrir du mélange. Incorporer les canneberges. Verser le bouillon, ajouter le zeste et le jus d'orange, puis porter à ébullition. Il faut avoir 1 litre (4 tasses) de liquide – bouillon et jus –, au total. Presser l'orange au-dessus d'une tasse à mesurer et ajouter du bouillon supplémentaire, au besoin, au jus d'orange pour obtenir 250 ml (1 tasse) de jus et de bouillon.

2. Verser la moitié du mélange de riz et le répartir uniformément au fond de la cocotte préparée de la mijoteuse, puis y disposer les morceaux de poulet uniformément. Couvrir du reste du mélange de riz.
3. Déposer 2 linges à vaisselle propres pliés en 2 (ce qui donne 4 épaisseurs) sur le dessus de la mijoteuse pour absorber l'humidité. Couvrir et cuire à basse température pendant 6 h ou à température élevée pendant 3 h, jusqu'à ce que le jus qui coule du poulet quand on le pique avec une fourchette soit transparent.
4. Pour faire la garniture: dans un poêlon, chauffer le beurre et l'huile, à feu moyen. Ajouter la chapelure et brasser jusqu'à ce qu'elle soit bien couverte du mélange beurre-huile. Cuire, en brassant, pendant environ 5 min, jusqu'à ce que la chapelure soit dorée. Incorporer les amandes. Déposer des cuillerées de chapelure uniformément sur le riz et servir immédiatement.

L<small>E</small> <small>CONSEIL DU JOUR</small>

Il est maintenant possible de trouver des mélanges de riz sauvage et de plusieurs variétés de riz brun dans le commerce. Vous pouvez remplacer le mélange proposé dans la recette par du riz brun ordinaire ou faire votre propre mélange en utilisant environ 120 g (¾ tasse) de chaque type de riz.

Truc santé

Les canneberges (ainsi que les cerises, les bleuets, les myrtilles et autres petits fruits de couleur rouge, violette ou bleue) sont des sources particulièrement bonnes d'anthocyanines et d'autres antioxydants qui protègent les cellules de l'organisme.

Valeur nutritive par portion

Calories	275
Lipides	8,7 g
saturés	2,2 g
polyinsaturés	1,6 g
monoinsaturés	4,1 g
Cholestérol	55 mg
Sodium	301 mg
Glucides	31,9 g
Fibres	3,5 g
Protéines	18,2 g

Choix

2	Glucides
2	Viandes et substituts

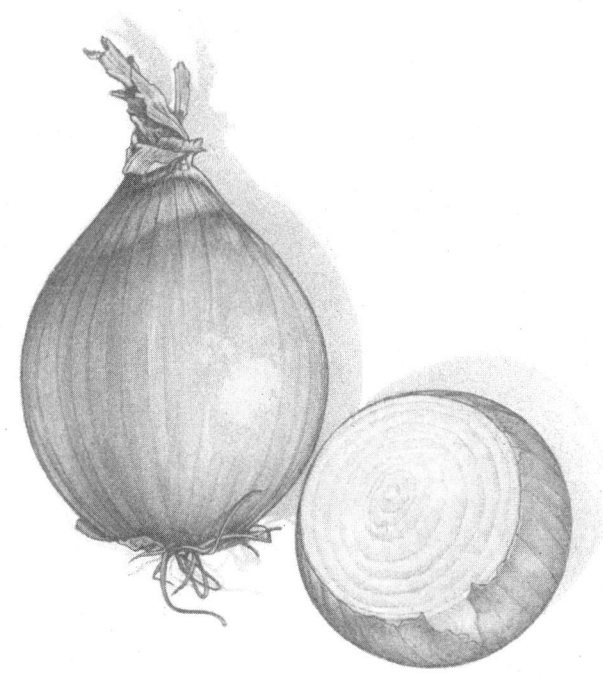

Poulet braisé au vinaigre balsamique et aux olives

12 portions, soit 1 cuisse de poulet avec de la sauce par portion

Grandeur de la mijoteuse : une grande mijoteuse d'au moins 5 litres (20 tasses)

Voici un plat d'inspiration méditerranéenne simple, mais raffiné. Servez-le sur de la Polenta (recette de base) (p. 254) ou sur du couscous de grains entiers chaud. Votre repas sera alors des plus savoureux.

Vous pouvez faire à l'avance…
Vous pouvez préparer une partie de ce plat avant de le faire cuire. Faites l'étape 1 de la méthode. Couvrez le mélange et mettez-le au frigo jusqu'à 2 jours. Quand vous serez prêt à cuire le plat, continuez selon les directives de la recette.

1 c. à soupe d'huile d'olive
2 oignons finement hachés
4 gousses d'ail hachées
½ c. à café (½ c. à thé) de sel
½ c. à café (½ c. à thé) de grains de poivre noir concassés
½ c. à café (½ c. à thé) de thym séché
400 g (2 tasses) de tomates pelées et hachées, avec le jus si elles sont en conserve
125 ml (½ tasse) de bouillon de poulet pauvre en sel
2 c. à soupe de vinaigre balsamique
1,3 kg (3 lb) de cuisses de poulet, sans la peau, avec les os, ou environ 12 cuisses
2 c. à soupe d'olives noires dénoyautées, hachées
2 c. à soupe de câpres égouttées

1. Dans un poêlon, chauffer l'huile pendant 30 secondes, à feu moyen. Ajouter les oignons et cuire pendant environ 3 min, en brassant, jusqu'à ce qu'ils soient ramollis. Ajouter l'ail, le sel, le poivre et le thym. Cuire pendant 1 min, en brassant. Ajouter les tomates avec leur jus, s'il y a lieu, le bouillon et le vinaigre balsamique, puis porter à ébullition.
2. Disposer le poulet dans la cocotte de la mijoteuse, puis le couvrir du mélange de légumes. Couvrir et cuire à basse température pendant 6 h ou à température élevée pendant 3 h, jusqu'à ce que le jus qui coule du poulet quand on le pique avec une fourchette soit transparent. Ajouter les olives et les câpres. Bien mélanger. Servir immédiatement.

Valeur nutritive par portion	
Calories	123
Lipides	5,3 g
saturés	1,3 g
polyinsaturés	1,1 g
monoinsaturés	2,4 g
Cholestérol	53 mg
Sodium	226 mg
Glucides	3,9 g
Fibres	0,8 g
Protéines	14,5 g
Choix	
2	Viandes et substituts

Poulet à l'orge

12 portions, soit 1 cuisse de poulet avec de l'orge par portion

Grandeur de la mijoteuse : une grande mijoteuse d'au moins 5 litres (20 tasses)

J'aime le mélange de saveurs de cette délicieuse recette. Je la réserve habituellement aux repas de famille, mais elle est aussi parfaite pour des invités.

Ajoutez-y alors une belle salade – essayez un mélange de laitue Boston, de mesclun, d'oignon rouge et d'avocat avec une vinaigrette au vinaigre balsamique – et complétez le tout par des petits pains croûtés et du vin blanc.

Vous pouvez faire à l'avance…
Vous pouvez préparer une partie de ce plat avant de le faire cuire. Faites l'étape 1 de la méthode. Couvrez le mélange et mettez-le au frigo jusqu'à 2 jours. Quand vous serez prêt à cuire le plat, continuez selon les directives de la recette.

1 c. à soupe d'huile d'olive
2 oignons hachés
4 branches de céleri coupées en dés
4 gousses d'ail hachées
1 c. à café (1 c. à thé) de sel
½ c. à café (½ c. à thé) de grains de poivre noir concassés
½ c. à café (½ c. à thé) de thym séché
195 g (1 tasse) d'orge rincée *(voir Le conseil du jour)*
1 boîte de 796 ml (28 oz) de tomates en dés, en conserve, avec le jus
250 ml (1 tasse) de vin blanc sec ou de bouillon de poulet pauvre en sel
1,3 kg (3 lb) de cuisses de poulet, sans la peau, avec les os, ou environ 12 cuisses
2 poivrons rouges, hachés
Aneth frais, finement haché

1. Dans un poêlon, chauffer l'huile pendant 30 secondes, à feu moyen. Ajouter les oignons et le céleri et cuire pendant environ 5 min, en brassant, jusqu'à ce qu'ils soient ramollis. Ajouter l'ail, le sel, le poivre et le thym. Cuire pendant 1 min, en brassant. Ajouter l'orge et brasser pour la couvrir du mélange. Ajouter les tomates avec leur jus et le vin, puis porter à ébullition.
2. Disposer le poulet dans la cocotte de la mijoteuse, puis le couvrir du mélange de légumes. Couvrir et cuire à basse température pendant 6 h ou à température élevée pendant 3 h, jusqu'à ce que le jus qui coule du poulet quand on le pique avec une fourchette soit transparent. Ajouter les poivrons et cuire à température élevée pendant 15 min, jusqu'à ce qu'ils soient ramollis. Mettre le mélange dans un plat de service profond, puis garnir généreusement d'aneth. Servir très chaud.

Le conseil du jour
Dans cette recette, vous pouvez utiliser de l'orge mondé ou de l'orge perlé.

Valeur nutritive par portion

Calories	192
Lipides	5,5 g
saturés	1,3 g
polyinsaturés	1,2 g
monoinsaturés	2,4 g
Cholestérol	53 mg
Sodium	368 mg
Glucides	19,9 g
Fibres	2,4 g
Protéines	16,1 g

Choix

1	Glucides
2	Viandes et substituts

Ragoût de poulet traditionnel

12 portions, soit 1 cuisse de poulet avec des légumes par portion

Grandeur de la mijoteuse : une grande mijoteuse d'au moins 5 litres (20 tasses)

J'ai un faible pour ce ragoût bien crémeux qui me rappelle le pâté au poulet, mais contrairement au pâté au poulet, ce ragoût n'a pas de croûte. J'obtiens un peu l'effet du pâté en servant ce ragoût sur des croûtons que je dépose au fond d'une assiette à soupe. Pour obtenir un repas complet et savoureux, ajoutez une salade verte.

Vous pouvez faire à l'avance...
Vous pouvez préparer une partie de ce plat avant de le faire cuire. Faites les étapes 1 et 2 de la méthode. Couvrez le mélange et mettez-le au frigo pendant toute la nuit. Le lendemain matin, continuez selon les directives de la recette.

(Voir cahier photos)

1 pomme de terre pelée et coupée en dés
1 c. à soupe d'huile d'olive
2 oignons finement hachés
4 branches de céleri coupées en dés
2 carottes pelées et coupées en dés
½ c. à café (½ c. à thé) de thym séché ou 3 brins de thym frais
1 feuille de laurier
35 g (¼ tasse) de farine tout usage
375 ml (1 ½ tasse) de bouillon de poulet pauvre en sel
125 ml (½ tasse) de vin blanc sec ou de bouillon de poulet pauvre en sel
Poivre noir fraîchement moulu
1,3 kg (3 lb) de cuisses de poulet, sans la peau, avec les os, ou environ 12 cuisses
170 g (1 tasse) de pois verts, décongelés s'ils étaient surgelés

1. Dans une casserole, mettre la pomme de terre et la couvrir d'eau froide. Porter à ébullition et cuire pendant 2 min. Retirer du feu. Couvrir et réserver.
2. Dans un poêlon, chauffer l'huile pendant 30 secondes, à feu moyen. Ajouter les oignons, le céleri et les carottes. Cuire pendant environ 7 min, en brassant, jusqu'à ce que les carottes soient ramollies. Ajouter le thym, la feuille de laurier et la farine. Cuire pendant 1 min, en brassant. Verser le bouillon et le vin blanc. Cuire pendant environ 4 min, en brassant, jusqu'à ce que le mélange commence à bouillir et à épaissir. Égoutter la pomme de terre réservée, puis l'ajouter au mélange. Poivrer, au goût.
3. Disposer le poulet au fond de la cocotte de la mijoteuse et le couvrir du mélange de légumes. Couvrir et cuire à basse température pendant 6 h ou à température élevée pendant 3 h, jusqu'à ce que le jus qui coule du poulet quand on le pique avec une fourchette soit transparent. Ajouter les pois et bien mélanger. Couvrir et cuire à température élevée pendant 20 min, jusqu'à ce que les pois soient tendres et que le mélange soit très chaud et fasse des bulles.

Le conseil du jour
Comme le poulet cuit en 6 h seulement à basse température, la pomme de terre sera un peu dure, à moins qu'elle ait été blanchie (voir l'étape 1 de la méthode) avant que vous l'ajoutiez au mélange.

Valeur nutritive par portion

Calories	145
Lipides	5,2 g
saturés	1,3 g
polyinsaturés	1,0 g
monoinsaturés	2,3 g
Cholestérol	53 mg
Sodium	139 mg
Glucides	8,4 g
Fibres	1,5 g
Protéines	15,6 g

Choix

½	Glucides
2	Viandes et substituts

Poulet chasseur au brocoli

12 portions, soit 1 cuisse de poulet avec des légumes par portion

Grandeur de la mijoteuse : une grande mijoteuse d'au moins 5 litres (20 tasses)

Voici un plat traditionnel tout à fait succulent. Le brocoli lui ajoute de la saveur et des éléments nutritifs. Pour un repas délicieux, servez ce plat sur de la polenta chaude ou sur des pâtes de grains entiers.

Vous pouvez faire à l'avance…
Vous pouvez préparer une partie de ce plat avant de le faire cuire. Faites l'étape 1 de la méthode. Couvrez le mélange et placez-le au frigo pendant toute la nuit ou même jusqu'à 2 jours. Quand vous serez prêt à cuire le plat, passez aux étapes 2 et 3.

LE CONSEIL DU JOUR
J'aime utiliser les tomates italiennes San Marzano quand je prépare cette recette, car elles ont plus de saveur que les variétés que l'on cultive ici. Si vous ne parvenez pas à en trouver, ajoutez 1 c. à soupe de pâte de tomate en même temps que les tomates.

2 c. à soupe d'huile d'olive, au total
2 oignons finement hachés
4 gousses d'ail émincées
1 c. à café (1 c. à thé) d'origan séché, émietté
½ c. à café (½ c. à thé) de sel
½ c. à café (½ c. à thé) de grains de poivre noir concassés
225 g (8 oz) de champignons café parés et tranchés
250 ml (1 tasse) de vin blanc sec ou de bouillon de poulet pauvre en sel
1 boîte de 796 ml (28 oz) de tomates en dés, en conserve, avec le jus
   (voir Le conseil du jour)
12 cuisses de poulet avec les os, sans la peau
2 piments rouges séchés (facultatif)
1 poivron vert, coupé en dés
200 g (4 tasses) de bouquets de brocoli blanchis

1. Dans un poêlon, chauffer 1 c. à soupe d'huile d'olive à feu moyen pendant 30 secondes. Ajouter les oignons et cuire pendant environ 3 min, en brassant, jusqu'à ce qu'ils soient ramollis. Ajouter l'ail, l'origan, le sel et le poivre. Cuire pendant environ 1 min, en brassant. Ajouter les champignons et les remuer pour les couvrir du mélange. Ajouter le vin blanc et les tomates avec leur jus, puis porter à ébullition.
2. Disposer le poulet au fond de la cocotte de la mijoteuse. Y verser la sauce. Couvrir et cuire à basse température pendant 6 h ou à température élevée pendant 3 h, jusqu'à ce que le jus qui coule du poulet quand on le pique avec une fourchette soit transparent. À l'aide d'une écumoire, transférer le poulet dans un plat de service à l'épreuve de la chaleur, puis mettre le plat au four pour le garder au chaud.
3. Dans un poêlon, chauffer le reste de l'huile d'olive à feu moyen pendant 30 secondes. Ajouter le piment, si désiré, et cuire, en brassant, pendant 1 min. Ajouter le poivron et cuire pendant environ 3 min, en brassant, jusqu'à ce qu'il soit ramolli. Verser dans le poêlon la sauce tomate qui était dans la cocotte et porter à ébullition. Réduire à feu doux et laisser mijoter pendant environ 10 min, jusqu'à ce que la sauce ait légèrement réduit et épaissi. Ajouter le brocoli et cuire jusqu'à ce qu'il soit bien chaud. Mélanger au poulet et servir.

Valeur nutritive par portion	
Calories	159
Lipides	6,7 g
saturés	1,4 g
polyinsaturés	1,4 g
monoinsaturés	1,8 g
Cholestérol	69 mg
Sodium	273 mg
Glucides	7,3 g
Fibres	1,8 g
Protéines	17,8 g
Choix	
2	Viandes et substituts
1	Extra

Cassoulet au poulet

8 portions, soit 1 cuisse de poulet avec des haricots par portion

Grandeur de la mijoteuse : une grande mijoteuse d'au moins 6 litres (24 tasses)

Ce plat nourrissant est toujours un succès, et j'aime particulièrement l'aneth, en touche finale, qui ajoute couleur et saveur. Je sers ce plat avec du pain de grains entiers pour que les invités puissent le tremper dans la sauce. Une salade de carottes râpées fait un bon accompagnement.

Vous pouvez faire à l'avance...
Faites l'étape 1 de la méthode. Couvrez le mélange de haricots et placez-le au frigo jusqu'à 2 jours. Quand vous serez prêt à cuire le plat, passez aux étapes 2 et 3.

LE CONSEIL DU JOUR
Si vous employez de petits champignons café, enlevez la queue et utilisez-les sans les couper. Coupez les gros en 2 ou en 4, selon leur grosseur. Si vous utilisez des champignons portobellos, retirez la queue et les lamelles, puis coupez chacun des chapeaux en 6 morceaux égaux.

1 c. à soupe d'huile d'olive
2 oignons finement hachés
8 carottes pelées et coupées en tranches
4 branches de céleri coupées en tranches
4 gousses d'ail émincées
2 c. à café (2 c. à thé) d'herbes de Provence
½ c. à café (½ c. à thé) de sel
1 c. à café (1 c. à thé) de grains de poivre noir concassés
1 boîte de 796 ml (28 oz) de tomates en dés, en conserve, avec le jus
250 ml (1 tasse) de bouillon de poulet ou de bouillon de légumes, pauvre en sel
2 boîtes de 398 ml (14 oz) de haricots blancs, en conserve,
  ou 370 g (2 tasses) de haricots blancs secs qui ont trempé dans l'eau, cuits et égouttés – voir Haricots secs (recette de base), p. 256
2 feuilles de laurier
900 g (2 lb) de cuisses de poulet avec les os, sans la peau,
  ou environ 8 cuisses
450 g (1 lb) de champignons café ou de champignons portobellos
  (voir Le conseil du jour)
25 g (½ tasse) d'aneth frais, finement haché

1. Dans un grand poêlon, chauffer l'huile d'olive à feu moyen pendant 30 secondes. Ajouter les oignons, les carottes et le céleri. Cuire pendant environ 7 min, en brassant, jusqu'à ce que les carottes soient ramollies. Ajouter l'ail, les herbes de Provence, le sel et le poivre. Cuire pendant 1 min, en brassant. Ajouter les tomates avec leur jus, le bouillon, les haricots et les feuilles de laurier, puis porter à ébullition. Retirer du feu.
2. Verser la moitié du mélange de haricots dans la cocotte de la mijoteuse. Étendre le poulet uniformément sur le mélange. Disposer les champignons uniformément sur le poulet. Verser le reste du mélange de haricots sur les champignons.
3. Couvrir et cuire à basse température pendant 6 h ou à température élevée pendant 3 h, jusqu'à ce que le jus qui coule du poulet quand on le pique avec une fourchette soit transparent. Incorporer l'aneth. Couvrir et cuire à température élevée pendant 15 min, jusqu'à ce que les saveurs se marient.

Valeur nutritive par portion

Calories	281
Lipides	6,8 g
saturés	1,4 g
polyinsaturés	2,6 g
monoinsaturés	1,5 g
Cholestérol	69 mg
Sodium	762 mg
Glucides	32,7 g
Fibres	10,3 g
Protéines	24,4 g

Choix

1 ½	Glucides
3	Viandes et substituts

Poulet au basilic à la française

12 portions, soit 1 cuisse de poulet avec des légumes par portion

Grandeur de la mijoteuse : une mijoteuse de 3,5 à 6 litres (14 à 24 tasses)

J'ai voulu distinguer ce plat du poulet au basilic à la thaïlandaise, qui est bien connu. Dans cette version, on a du poulet, des tomates, des cœurs d'artichaut et des poivrons rouges. Et j'incorpore à la fin une bonne quantité de feuilles de basilic hachées.

Vous pouvez faire à l'avance…
Faites l'étape 1. Couvrez le tout et placez-le au frigo pendant toute la nuit ou même jusqu'à 2 jours. Quand vous serez prêt à cuire le plat, passez à l'étape 2.

LES CONSEILS DU JOUR
Si vous préférez, remplacez le vin par la même quantité de bouillon de poulet pauvre en sel.

Vous pouvez utiliser 1 boîte de tomates de 540 ml (19 oz), plutôt que le format de 398 ml (14 oz).

Valeur nutritive par portion	
Calories	153
Lipides	5,5 g
saturés	1,3 g
polyinsaturés	1,2 g
monoinsaturés	2,1 g
Cholestérol	69 mg
Sodium	339 mg
Glucides	8,3 g
Fibres	2,3 g
Protéines	17,7 g

Choix

½	Glucides
2	Viandes et substituts

1 c. à soupe d'huile d'olive
2 oignons finement hachés
4 gousses d'ail émincées
1 c. à café (1 c. à thé) d'herbes de Provence
½ c. à café (½ c. à thé) de sel
½ c. à café (½ c. à thé) de grains de poivre noir concassés
1 c. à soupe de farine tout usage
125 ml (½ tasse) de vin blanc sec *(voir Les conseils du jour)*
250 ml (1 tasse) de bouillon de poulet pauvre en sel
1 boîte de 398 ml (14 oz) de tomates en dés, en conserve, avec le jus *(voir Les conseils du jour)*
1 boîte de 398 ml (14 oz) de cœurs d'artichaut égouttés, rincés et coupés en quartiers
1,3 kg (3 lb) de cuisses de poulet avec les os, sans la peau, ou environ 12 cuisses
280 g (2 tasses) de poivrons rouges, coupés en dés
25 g (½ tasse) de basilic frais, finement haché

1. Dans un poêlon, chauffer l'huile d'olive à feu moyen pendant 30 secondes. Ajouter les oignons et cuire pendant 3 min, en brassant, jusqu'à ce qu'ils soient ramollis. Ajouter l'ail, les herbes de Provence, le sel et le poivre. Cuire pendant 1 min, en brassant. Ajouter la farine et cuire pendant 1 min, en brassant. Ajouter le vin et cuire pendant 1 min, en brassant. Ajouter le bouillon et les tomates avec leur jus. Porter à ébullition. Incorporer les cœurs d'artichaut, puis retirer du feu.
2. Disposer les morceaux de poulet uniformément au fond de la cocotte de la mijoteuse, puis les couvrir du mélange de tomate. Couvrir et cuire à basse température pendant 6 h ou à température élevée pendant 3 h, jusqu'à ce que le jus qui coule du poulet quand on le pique avec une fourchette soit transparent. Incorporer le poivron et le basilic. Couvrir et cuire à température élevée 30 min, jusqu'à ce que le poivron soit tendre.

Poulet à la sauge comme en Toscane

12 portions, soit 1 cuisse de poulet par portion

Grandeur de la mijoteuse : une grande mijoteuse d'au moins 5 litres (20 tasses)

C'est la sauce fraîche qui donne à ce poulet simple, mais délicieux, sa saveur particulière, un peu poivrée. C'est une version italienne du coq au vin. Servez-le avec du risotto, un légume vert comme le brocoli ou les rapinis et du pain croûté chaud que vous pourrez tremper dans la sauce.

Vous pouvez faire à l'avance…
Vous pouvez préparer une partie de ce plat avant de le faire cuire. Faites l'étape 3 de la méthode en chauffant 1 c. à soupe d'huile dans le poêlon avant de ramollir les oignons. Couvrez le mélange et mettez-le au frigo pendant toute la nuit. Le lendemain matin, continuez selon les directives de la recette.

1,3 kg (3 lb) de cuisses de poulet, avec les os, sans la peau, ou environ 12 cuisses
65 g (½ tasse) de farine tout usage
2 c. à soupe d'huile d'olive
2 oignons finement hachés
2 gousses d'ail hachées
55 g (½ tasse) de sauge fraîche ou 1 c. à café (1 c. à thé) de sauge moulue
   (voir *Le conseil du jour*)
1 c. à café (1 c. à thé) de sel
½ c. à café (½ c. à thé) de grains de poivre noir concassés
500 ml (2 tasses) de vin rouge sec, corsé, comme le chianti

1. Dans une assiette, couvrir toute la surface du poulet de farine, puis secouer pour en enlever l'excès. Jeter le reste de farine.
2. Dans un poêlon, chauffer l'huile pendant 30 secondes, à feu moyen-élevé. Ajouter une partie du poulet et le faire dorer de tous les côtés. Le mettre ensuite dans la cocotte de la mijoteuse. Répéter l'opération pour le reste du poulet.
3. Réduire à feu moyen. Ajouter les oignons au poêlon et cuire pendant environ 3 min, en brassant et en ajoutant de l'huile, au besoin, jusqu'à ce qu'ils soient ramollis. Ajouter l'ail, la sauge, le sel et le poivre. Cuire pendant 1 min, en brassant. Verser le vin, porter à ébullition et laisser mijoter pendant 5 min, en brassant, jusqu'à ce que la sauce ait réduit du tiers.
4. Verser le mélange sur le poulet. Couvrir et cuire à basse température pendant 5 h ou à température élevée pendant 2 ½ h, jusqu'à ce que le jus qui coule du poulet quand on le pique avec une fourchette soit transparent. Servir immédiatement.

Le conseil du jour
Pour de meilleurs résultats, faites ce plat avec de la sauge fraîche, plutôt qu'avec de la sauge moulue.

Valeur nutritive par portion

Calories	189
Lipides	8,0 g
saturés	1,9 g
polyinsaturés	1,5 g
monoinsaturés	3,8 g
Cholestérol	76 mg
Sodium	268 mg
Glucides	6,6 g
Fibres	0,4 g
Protéines	21,0 g

Choix

½	Glucides
3	Viandes et substituts

Cari du capitaine

12 portions, soit 1 cuisse de poulet avec de la sauce par portion

Grandeur de la mijoteuse : une grande mijoteuse d'au moins 5 litres (20 tasses)

Ce type de cari, qui comporte une sauce crémeuse, était populaire au 19ᵉ siècle dans les grands ports de mer américains. Il tire son nom de capitaines qui faisaient le commerce des épices. De nos jours, le lait de coco est associé à la cuisine asiatique. Mais les citoyens de l'époque connaissaient bien cet ingrédient qu'ils le préparaient avec de la noix de coco fraîche provenant des Antilles.

Vous pouvez faire à l'avance…
Vous pouvez préparer une partie de ce plat avant de le faire cuire. Faites l'étape 1 de la méthode. Couvrez le mélange et mettez-le au frigo jusqu'à 2 jours. Quand vous serez prêt à cuire le plat, continuez selon les directives de la recette.

1 c. à soupe d'huile d'olive
2 oignons finement hachés
2 branches de céleri en tranches fines
2 gousses d'ail hachées
½ c. à café (½ c. à thé) de piment de la Jamaïque moulu
½ c. à café (½ c. à thé) de muscade fraîchement râpée
1 bâton de cannelle de 7,5 cm (3 po)
1 feuille de laurier
2 c. à soupe de farine tout usage
250 ml (1 tasse) de bouillon de poulet pauvre en sel
1,3 kg (3 lb) de cuisses de poulet, sans la peau, avec les os, ou environ 12 cuisses
250 ml (1 tasse) de lait de coco, au total
1 c. à soupe de poudre de cari
½ c. à café (½ c. à thé) de cayenne
Riz blanc, chaud

1. Dans un poêlon, chauffer l'huile pendant 30 secondes, à feu moyen. Ajouter les oignons et le céleri. Cuire pendant environ 5 min, en brassant, jusqu'à ce que le céleri soit ramolli. Ajouter l'ail, le piment de la Jamaïque, la muscade, le bâton de cannelle et la feuille de laurier. Cuire pendant 1 min, en brassant. Saupoudrer du mélange de farine et cuire pendant 1 min, en brassant. Verser le bouillon, porter à ébullition et cuire, en brassant, jusqu'à ce que le mélange épaississe.
2. Disposer le poulet au fond de la cocotte de la mijoteuse, puis le couvrir du mélange de légumes. Couvrir et cuire à basse température pendant 6 h ou à température élevée pendant 3 h, jusqu'à ce que le jus qui coule du poulet quand on le pique avec une fourchette soit transparent.
3. Dans un petit bol, mettre 60 ml (¼ tasse) de lait de coco avec la poudre de cari et le cayenne. Bien mélanger. Verser dans la cocotte de la mijoteuse. Incorporer le reste du lait de coco et cuire à température élevée pendant 30 min, jusqu'à ce que les saveurs se marient. Jeter le bâton de cannelle et la feuille de laurier. Servir sur du riz blanc très chaud *(voir Le conseil du jour)*.

Le conseil du jour
Une portion de 95 g (½ tasse) de riz cuit équivaut à 1 choix de Glucides. N'oubliez pas de le calculer.

Valeur nutritive par portion

Calories	161
Lipides	9,5 g
saturés	5,1 g
polyinsaturés	1,1 g
monoinsaturés	2,5 g
Cholestérol	53 mg
Sodium	99 mg
Glucides	4,1 g
Fibres	0,6 g
Protéines	15,0 g

Choix

2	Viandes et substituts
1	Matières grasses

Poulet aux pruneaux et au quinoa à la marocaine

10 portions, soit 1 cuisse de poulet avec des pruneaux et du quinoa par portion

Grandeur de la mijoteuse : une mijoteuse de 3,5 à 6 litres (14 à 24 tasses)

Ce plat, qui est une variante du tajine marocain, fait ressortir le mélange aigre-doux de pruneaux, de miel et de citron. L'ail, l'origan et un peu de poivre complètent le mélange de saveurs. Ce plat est traditionnellement servi avec du couscous, mais j'ai utilisé du quinoa, qui est aussi savoureux que le couscous et plus nutritif.

Vous pouvez faire à l'avance…
Vous pouvez préparer une partie de ce plat avant de le faire cuire. Faites les étapes 1 et 2 de la méthode. Couvrez les deux mélanges séparément et placez-les au frigo pendant toute la nuit ou même jusqu'à 2 jours. Quand vous serez prêt à cuire le plat, passez aux étapes 3 à 5.

220 g (1 ½ tasse) de pruneaux dénoyautés, hachés
375 ml (1 ½ tasse) d'eau
1 c. à soupe de miel liquide
1 c. à café (1 c. à thé) de zeste de citron râpé
4 gousses d'ail émincées
1 c. à soupe d'origan séché, émietté
1 c. à soupe de zeste de citron râpé
½ c. à café (½ c. à thé) de sel
½ c. à café (½ c. à thé) de grains de poivre noir concassés
1,1 kg (2 ½ lb) de cuisses de poulet avec les os, sans la peau, ou environ 10 cuisses
500 ml (2 tasses) de bouillon de poulet pauvre en sel
60 ml (¼ tasse) de jus de citron fraîchement pressé
750 ml (3 tasses) d'eau
310 g (1 ½ tasse) de quinoa rincé *(voir Les conseils du jour)*

1. Dans un bol, mettre les pruneaux, 375 ml (1 ½ tasse) d'eau, le miel et le zeste de citron. Couvrir et réserver *(voir Les conseils du jour)*.
2. Dans la cocotte de la mijoteuse, mettre l'ail, l'origan, le zeste de citron, le sel et le poivre. Ajouter le poulet et mélanger jusqu'à ce qu'il soit uniformément couvert du mélange. Couvrir et placer au réfrigérateur pendant au moins 1 h ou même pendant toute la nuit.
3. Verser le bouillon et le jus de citron dans la cocotte. Bien mélanger. Couvrir et cuire à basse température pendant 5 h ou à température élevée pendant 2 ½ h, jusqu'à ce que le jus qui coule du poulet quand on le pique avec une fourchette soit transparent. Ajouter les pruneaux et leur jus. Couvrir et cuire pendant 30 min pour que les saveurs se marient.

4. Entre-temps, dans une casserole, porter 750 ml (3 tasses) d'eau à ébullition, à feu élevé. Réduire à feu moyen. Ajouter le quinoa en formant un courant régulier et en brassant pour éviter la formation de grumeaux, puis porter de nouveau à ébullition. Couvrir, réduire à feu doux et laisser mijoter pendant environ 15 min, jusqu'à ce que le quinoa soit tendre et que le liquide soit absorbé. Réserver.
5. Pour servir, verser du quinoa dans une assiette, puis garnir du mélange de poulet.

Les conseils du jour
Le quinoa est parfois couvert d'une couche résineuse, la saponine, qu'il faut rincer. Avant de cuire le quinoa, assurez-vous qu'il est débarrassé de toute la saponine. Remplissez un bol d'eau chaude, plongez-y le quinoa et faites tourbillonner les grains. Mettez-le ensuite dans un tamis, puis rincez-le bien sous l'eau froide.

Si vous faites mariner le poulet pendant toute la nuit, placez le mélange de pruneaux au frigo.

Truc santé
Du point de vue nutritionnel, les pruneaux ont beaucoup à offrir. Ils sont une source de potassium, qui aide à contrôler la tension artérielle, quand ils font partie d'une alimentation équilibrée. Ils contiennent aussi des antioxydants (phénols et bêtacarotène). Mais les pruneaux sont mieux connus comme étant une excellente source de fibres. Une portion de 35 g (¼ tasse) de pruneaux contient 3 g de fibres, qui sont associées à toute une gamme de bénéfices santé, en plus d'aider les intestins à bien fonctionner. Les pruneaux ont aussi un faible indice glycémique, ce qui devrait réjouir les personnes atteintes du diabète.

Valeur nutritive par portion	
Calories	265
Lipides	5,6 g
saturés	1,3 g
polyinsaturés	1,5 g
monoinsaturés	2,0 g
Cholestérol	53 mg
Sodium	276 mg
Glucides	36,7 g
Fibres	4,0 g
Protéines	18,5 g
Choix	
2	Glucides
2	Viandes et substituts

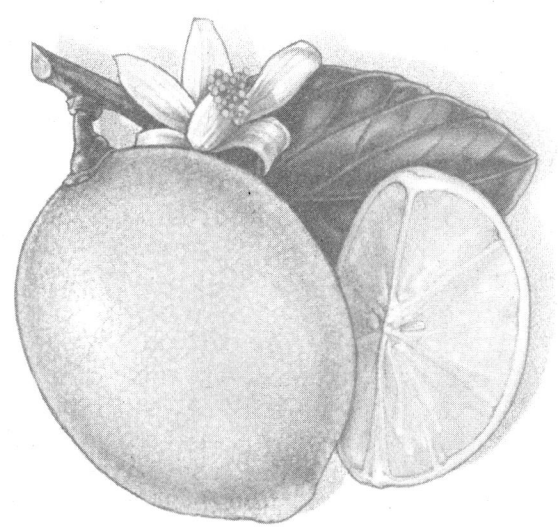

Poulet à l'indienne accompagné d'une purée d'épinards

16 portions, soit 1 cuisse de poulet avec de la sauce par portion

Grandeur de la mijoteuse : une grande mijoteuse d'au moins 5 litres (20 tasses)

Ce plat appétissant est une adaptation d'une de mes recettes indiennes préférées. Je le sers généralement comme plat principal avec du riz et/ou des chapatis de blé entier.

Vous pouvez faire à l'avance…
Vous pouvez préparer une partie de ce plat avant de le faire cuire. Faites l'étape 1 de la méthode. Couvrez le poulet et placez-le au frigo. Faites les étapes 2 et 3. Couvrez le mélange et réfrigérez-le séparément. Le lendemain, passez aux étapes 4 et 5.

1,8 kg (4 lb) de cuisses de poulet avec les os, sans la peau, ou environ 16 cuisses
60 ml (¼ tasse) de jus de citron fraîchement pressé
1 c. à soupe de graines de cumin *(voir Les conseils du jour)*
2 c. à café (2 c. à thé) de graines de coriandre
2 c. à soupe d'huile d'olive
2 oignons finement coupés à la verticale
1 c. à soupe de gingembre frais, pelé et émincé
1 c. à soupe d'ail émincé
1 c. à café (1 c. à thé) de curcuma
1 c. à café (1 c. à thé) de grains de poivre noir concassés
½ c. à café (½ c. à thé) de sel
1 boîte de 398 ml (14 oz) de tomates en dés, en conserve, avec le jus
   (voir Les conseils du jour)
2 paquets de 300 g (10 oz) d'épinards frais ou surgelés
   (voir Les conseils du jour)
1 ou 2 longs piments rouges ou verts, hachés *(voir Les conseils du jour)*
250 ml (1 tasse) de bouillon de poulet pauvre en sel
Le jus de 1 citron vert ou jaune

1. Rincer le poulet sous l'eau froide, puis l'assécher. Dans un bol, mettre le poulet et le jus de citron. Brasser le poulet et le jus de citron et le laisser reposer de 20 à 30 min.

2. Dans un poêlon, faire griller les graines de cumin et de coriandre à sec pendant environ 3 min, à feu moyen, en brassant, jusqu'à ce qu'une bonne odeur s'en dégage et que les graines de cumin commencent tout juste à dorer. Les déposer dans un mortier ou dans un moulin à épices, puis les moudre sans tarder. Réserver.

3. Dans le même poêlon, chauffer l'huile d'olive à feu moyen-élevé pendant 30 secondes. Ajouter les oignons et cuire pendant environ 5 min, en brassant, jusqu'à ce qu'ils commencent à dorer. Réduire à feu moyen et cuire pendant environ 12 min, en brassant, jusqu'à ce qu'ils soient dorés. Ajouter les graines de cumin et de coriandre, le gingembre, l'ail, le curcuma, le poivre et le sel. Cuire pendant 1 min, en brassant. Ajouter les tomates avec leur jus et porter à ébullition. Retirer du feu.

4. Disposer uniformément le poulet mariné au fond de la cocotte de la mijoteuse. Y verser le mélange de tomates. Couvrir et cuire à basse température pendant 6 h ou à température élevée pendant 3 h, jusqu'à ce que le jus qui coule du poulet quand on le pique avec une fourchette soit transparent.
5. Dans un mélangeur ou un robot culinaire, mettre les épinards, les piments et le bouillon. Réduire le mélange en purée. Ajouter ce mélange au poulet et bien brasser. Couvrir et cuire à température élevée pendant 20 min, jusqu'à ce que le mélange fasse des bulles. Tout juste avant de servir, incorporer le jus de citron vert.

Les conseils du jour

Le cumin, une épice au goût poivré et légèrement terreux, est utilisé dans de nombreuses cuisines.

Si vous n'avez pas de boîte de 398 ml (14 oz) de tomates en dés, en conserve, utilisez 540 g (2 tasses) de tomates en conserve avec le jus, grossièrement hachées.

Si vous utilisez des épinards frais, retirez les tiges et, s'ils ne sont pas prélavés, rincez-les dans un évier rempli d'eau tiède. Avant de mettre une partie des épinards en purée, il faudra les tasser dans le mélangeur ou le robot culinaire. Répétez l'opération jusqu'à ce que tous les épinards soient en purée. Si vous utilisez des épinards surgelés, faites-les d'abord décongeler, puis essorez-les bien.

Utilisez 1 piment, et le plat sera moyennement ou très épicé. Mettez un deuxième piment seulement si vous aimez les plats très relevés.

Truc santé

Les épinards contenus dans cette recette fournissent plus de 100 % de la valeur quotidienne en vitamine K. On trouve cette vitamine dans plusieurs légumes verts à feuilles et dans quelques huiles végétales, comme l'huile d'olive. La vitamine K est un important agent de coagulation sanguine et joue aussi un rôle dans la santé des os.

Valeur nutritive par portion

Calories	124
Lipides	5,5 g
saturés	1,3 g
polyinsaturés	1,1 g
monoinsaturés	2,6 g
Cholestérol	48 mg
Sodium	214 mg
Glucides	4,6 g
Fibres	1,6 g
Protéines	14,2 g

Choix

2	Viandes et substituts
1	Extra

Poulet à la mexicaine au parfum de coriandre et de citron

12 portions, soit 1 cuisse de poulet avec de la sauce par portion

Grandeur de la mijoteuse : une mijoteuse de 3,5 à 6 litres (14 à 24 tasses)

Ce plat et sa sauce aux graines de citrouille, aux graines de cumin, à l'origan et à la coriandre me rappelle des repas pris dans la cour d'une charmante hacienda mexicaine. Les Mexicains épaississaient les sauces avec des graines de citrouille longtemps avant l'arrivée des Espagnols. Servez ce plat avec du riz et des épis de maïs.

Vous pouvez faire à l'avance...
Vous pouvez préparer une partie de ce plat avant de le faire cuire. Faites les étapes 1 et 2 de la méthode. Couvrez le mélange et mettez-le au frigo pendant toute la nuit. Le lendemain matin, continuez selon les directives de la recette.

40 g (¼ tasse) de graines de citrouille crues
2 c. à café (2 c. à thé) de graines de cumin
1 c. à soupe d'huile d'olive
2 oignons, en tranches
4 gousses d'ail hachées
2 c. à soupe de pâte de tomate
1 c. à café (1 c. à thé) de sel
1 c. à café (1 c. à thé) de grains de poivre noir concassés
1 c. à café (1 c. à thé) d'origan séché
¼ c. à café (¼ c. à thé) de cannelle moulue
150 g (1 tasse) de coriandre fraîche (les tiges et les feuilles), grossièrement hachée
1 c. à soupe de zeste de citron râpé
2 c. à soupe de jus de citron fraîchement pressé
125 ml (½ tasse) de bouillon de poulet pauvre en sel
1,3 kg (3 lb) de cuisses de poulet, sans la peau, avec les os, ou environ 12 cuisses
1 ou 2 piments jalapeños hachés
Coriandre fraîche et oignons verts, finement hachés
Zeste de citron râpé

1. Dans un poêlon, à feu moyen-élevé, faire griller les graines de citrouille et les graines de cumin à sec pendant environ 3 min, en brassant sans arrêt, jusqu'à ce que les graines de citrouille éclatent et qu'une bonne odeur se dégage des graines de cumin. Mettre les graines dans un petit bol et réserver.
2. Dans le même poêlon, chauffer l'huile pendant 30 secondes, à feu moyen. Ajouter les oignons au poêlon et cuire pendant environ 3 min, en brassant, jusqu'à ce qu'ils soient ramollis. Ajouter l'ail, la pâte de tomate, le sel, le poivre, l'origan et la cannelle. Cuire pendant 1 min, en brassant. Mettre le contenu du poêlon dans un mélangeur ou dans un robot culinaire. Ajouter la coriandre, le zeste et le jus de citron, le bouillon, les graines de citrouille et les graines de cumin réservées, puis faire fonctionner l'appareil jusqu'à consistance onctueuse.

3. Disposer le poulet au fond de la cocotte de la mijoteuse et le couvrir du mélange précédent. Couvrir et cuire à basse température pendant 6 h ou à température élevée pendant 3 h, jusqu'à ce que le jus qui coule du poulet quand on le pique avec une fourchette soit transparent. Incorporer les piments jalapeños. Au moment de servir, garnir de coriandre, d'oignon vert et de zeste de citron.

Le conseil du jour
Achetez les noix et les graines en vrac ou dans un magasin d'aliments naturels où les stocks se renouvellent souvent. Elles seront alors plus fraîches que celles qui se vendent en paquets.

Truc santé
Les fines herbes ajoutent plus que de la couleur et de la saveur aux plats : elles ont aussi des effets bénéfiques sur la santé. Par exemple, des études du Département de l'Agriculture des États-Unis révèlent que plusieurs fines herbes comme la sauge, l'aneth, le thym et le romarin contiennent de grandes quantités d'antioxydants, des substances qui protègent l'organisme contre les effets nuisibles des radicaux libres, un peu comme l'antirouille protège votre automobile de la rouille. Des études récentes suggèrent que les antioxydants contenus dans les aliments ont de très bons effets sur la santé. Certaines études ont aussi démontré que la prise d'antioxydants sous forme de suppléments alimentaires n'a pas les mêmes effets bénéfiques sur la santé.

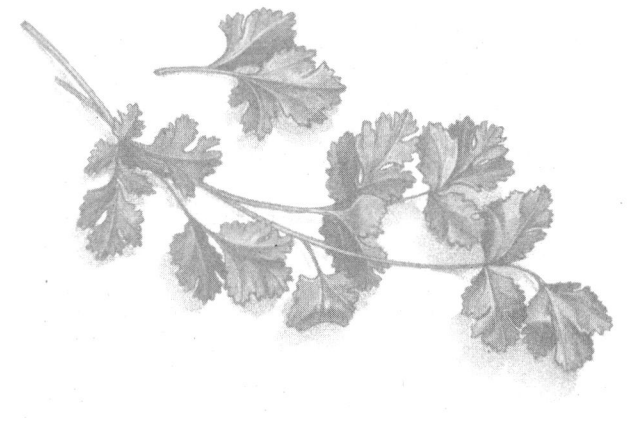

Valeur nutritive par portion	
Calories	126
Lipides	5,4 g
saturés	1,3 g
polyinsaturés	1,1 g
monoinsaturés	2,4 g
Cholestérol	53 mg
Sodium	271 mg
Glucides	4,3 g
Fibres	0,9 g
Protéines	14,8 g

Choix

2	Viandes et substituts

Une excellente poitrine de dinde

8 portions d'environ 75 g (2 ½ oz) de dinde avec de la sauce

Grandeur de la mijoteuse : une grande mijoteuse d'au moins 5 litres (20 tasses)

Si vous voulez servir de la dinde pour une occasion spéciale, mais que vous n'avez pas envie de la cuire au complet, essayez cette délicieuse solution de rechange. Accompagnez-la de pommes de terre rôties ou en purée, de choux de Bruxelles et d'un chutney aux canneberges. Ce sera la fête à coup sûr.

Vous pouvez faire à l'avance...
Vous pouvez préparer une partie de ce plat avant de le faire cuire. Faites les étapes 1 et 3 de la méthode. Couvrez le mélange et mettez-le au frigo jusqu'à 2 jours. Quand vous serez prêt à cuire le plat, faites chauffer 1 c. à soupe d'huile dans un poêlon et y faire dorer la poitrine de dinde (étape 2), ou, si vous manquez de temps, retirez la peau de la volaille, omettez cette étape et placez la dinde directement dans la cocotte. Si vous ne faites pas dorer la dinde, ne la faites pas flamber. Continuez la cuisson selon les directives de la recette.

2 tranches de bacon
2 c. à soupe d'huile d'olive
1 poitrine de dinde, avec la peau, d'environ 900 g (2 lb)
2 c. à soupe de brandy ou de cognac (facultatif)
2 oignons finement hachés
4 carottes pelées et coupées en dés
4 branches de céleri coupées en dés
2 gousses d'ail hachées
1 c. à café (1 c. à thé) de sauge moulue
6 clous de girofle ou 6 baies de piment de la Jamaïque, entiers
1 c. à café (1 c. à thé) de sel
½ c. à café (½ c. à thé) de grains de poivre noir concassés
35 g (¼ tasse) de farine tout usage
180 ml (¾ tasse) de vin blanc sec ou de bouillon de poulet pauvre en sel

1. Dans un poêlon, cuire le bacon à feu moyen-élevé, jusqu'à ce qu'il soit croustillant. Le retirer du poêlon et bien l'égoutter sur du papier essuie-tout. L'émietter et réserver. Égoutter tout le gras du poêlon. Ajouter l'huile.
2. Ajouter la dinde au poêlon et la faire dorer de tous les côtés. Retourner la dinde, côté peau vers le haut, puis y verser le brandy, si désiré. À l'aide d'une longue allumette, mettre le feu à l'alcool, reculer un peu et laisser les flammes diminuer, puis s'éteindre. Mettre la dinde dans la cocotte de la mijoteuse.
3. Réduire à feu moyen. Ajouter les oignons, les carottes et le céleri au poêlon et cuire pendant environ 7 min, en brassant, jusqu'à ce que les légumes soient ramollis. Ajouter l'ail, la sauge, les clous de girofle, le sel et le poivre. Cuire pendant 1 min, en brassant. Saupoudrer le mélange de farine et cuire pendant 1 min, en brassant. Incorporer le bacon réservé et le vin. Cuire, en brassant, jusqu'à ce que le mélange ait épaissi.
4. Verser la sauce sur la dinde. Couvrir et cuire à basse température pendant 6 h ou à température élevée pendant 3 h, jusqu'à ce que la viande soit tendre et qu'elle ait perdu sa couleur rosée ou jusqu'à ce qu'un thermomètre à viande indique 77 °C (170 °F). Mettre la dinde sur un plat de service chaud, y verser la sauce, puis servir très chaud.

Valeur nutritive par portion

Calories	201
Lipides	6,8 g
saturés	2,0 g
polyinsaturés	1,6 g
monoinsaturés	2,3 g
Cholestérol	59 mg
Sodium	404 mg
Glucides	9,6 g
Fibres	1,6 g
Protéines	24,2 g

Choix

½	Glucides
3	Viandes et substituts

Sauce à la dinde, aux champignons et aux pois chiches

6 portions | *Grandeur de la mijoteuse : une mijoteuse de 3,5 à 6 litres (14 à 24 tasses)*

Les enfants veulent toujours reprendre de cette sauce bonne à s'en lécher les doigts. Elle est savoureuse sur des pâtes, sur du riz brun ou sur de la polenta. Servez-la aussi sur du quinoa chaud, qui se marie bien avec la dinde.

Vous pouvez faire à l'avance…
Faites les étapes 1 et 2. Couvrez le mélange et placez-le au frigo toute la nuit ou même jusqu'à 2 jours. Quand vous serez prêt à cuire le plat, passez à l'étape 3.

LES CONSEILS DU JOUR
Vous pouvez remplacer le paprika fort par du paprika doux et y ajouter une pincée de cayenne.

Vous pouvez aussi déposer les graines de fenouil grillées sur une planche à découper et les écraser avec le fond d'une bouteille ou d'un verre gradué.

- ½ c. à café (½ c. à thé) de graines de fenouil
- 1 c. à soupe d'huile d'olive
- 450 g (1 lb) de dinde hachée
- 2 oignons émincés
- 4 branches de céleri coupées en dés
- 2 gousses d'ail émincées
- 1 c. à café (1 c. à thé) d'origan séché, émietté
- ½ c. à café (½ c. à thé) de grains de poivre noir concassés
- 225 g (8 oz) de champignons café nettoyés et coupés en quartiers
- 1 boîte de 796 ml (28 oz) de tomates en dés, en conserve, avec le jus
- 250 ml (1 tasse) de bouillon de légumes ou de bouillon de poulet, pauvre en sel
- 1 boîte de 398 ml (14 oz) de pois chiches, en conserve, égouttés et rincés
- 2 c. à café (2 c. à thé) de paprika fort *(voir Les conseils du jour)* dissous dans 1 c. à soupe de jus de citron
- 1 poivron rouge coupé en dés

1. Dans un poêlon, à sec, faire griller les graines de fenouil pendant 3 min, à feu moyen, en brassant, jusqu'à ce qu'une bonne odeur s'en dégage. Les déposer dans un mortier ou dans un moulin à épices, puis les moudre sans tarder *(voir Les conseils du jour)*. Réserver.
2. Dans le même poêlon, chauffer l'huile d'olive à feu moyen pendant 30 secondes. Ajouter la dinde, les oignons et le céleri. Cuire pendant 6 min, en brassant, jusqu'à ce que le céleri soit ramolli et que la dinde ait perdu sa couleur rosée. Ajouter les graines de fenouil, l'ail, l'origan et le poivre. Cuire pendant 1 min, en brassant. Ajouter les champignons et brasser pour les couvrir du mélange. Ajouter les tomates avec leur jus et le bouillon, puis porter à ébullition. Mettre dans la cocotte de la mijoteuse. Ajouter les pois chiches. Bien mélanger.
3. Couvrir et cuire à basse température pendant 6 h ou à température élevée pendant 3 h, jusqu'à ce que le mélange soit très chaud et fasse des bulles. Ajouter le mélange de paprika et bien brasser. Ajouter les poivrons et bien mélanger. Couvrir et cuire à température élevée pendant 20 min, jusqu'à ce que le poivron soit tendre.

Valeur nutritive par portion	
Calories	260
Lipides	9,6 g
saturés	2,2 g
polyinsaturés	2,2 g
monoinsaturés	4,2 g
Cholestérol	60 mg
Sodium	397 mg
Glucides	26,5 g
Fibres	5,7 g
Protéines	19,0 g

Choix

1 ½	Glucides
2	Viandes et substituts

Casserole de dinde et de piments

8 portions | *Grandeur de la mijoteuse : une mijoteuse de 3,5 à 6 litres (14 à 24 tasses)*

Ce plat contient 5 des nombreuses variétés de piments. J'y ai ajouté du quinoa, qui est très nutritif et peu utilisé Amérique du Nord. Ici, je l'ai incorporé au plat, mais vous pouvez aussi le servir comme accompagnement.

Vous pouvez faire à l'avance...
Vous pouvez préparer une partie de ce plat avant de le faire cuire. Faites l'étape 1 de la méthode. Couvrez le mélange et placez-le au frigo pendant toute la nuit ou même jusqu'à 2 jours. Quand vous serez prêt à cuire le plat, passez aux étapes 2 à 5.

1 c. à soupe d'huile d'olive
2 oignons finement hachés
4 gousses d'ail émincées
2 c. à café (2 c. à thé) d'origan séché, émietté
½ c. à café (½ c. à thé) de grains de poivre noir concassés
250 ml (1 tasse) de vin blanc sec
1 boîte de 398 ml (14 oz) de tomates en dés, en conserve, avec le jus *(voir Les conseils du jour)*
500 ml (2 tasses) de bouillon de poulet pauvre en sel
680 g (1 ½ lb) de poitrine de dinde avec les os, sans la peau, coupée en cubes de 1 cm (½ po)
2 c. à café (2 c. à thé) de paprika doux dissous dans 2 c. à soupe d'eau
1 piment jalapeño finement haché
2 poivrons verts coupés en dés
1 poivron rouge grillé et coupé en dés *(voir Les conseils du jour)*
750 ml (3 tasses) d'eau
310 g (1 ½ tasse) de quinoa rincé *(voir Les conseils du jour, p. 187)*

1. Dans un poêlon, chauffer l'huile d'olive à feu moyen pendant 30 secondes. Ajouter les oignons et cuire pendant environ 3 min, jusqu'à ce qu'ils soient ramollis. Ajouter l'ail, l'origan et le poivre. Cuire pendant 1 min, en brassant. Ajouter le vin blanc et les tomates avec leur jus, puis porter à ébullition. Mettre dans la cocotte de la mijoteuse. Ajouter le bouillon et bien mélanger.
2. Ajouter la dinde et bien mélanger. Couvrir et cuire à basse température pendant 6 h ou à température élevée pendant 3 h, jusqu'à ce que la dinde soit tendre.
3. Ajouter au contenu de la mijoteuse le mélange de paprika, le piment jalapeño, les poivrons verts et le poivron rouge grillé. Bien brasser. Couvrir et cuire à température élevée pendant 30 min, jusqu'à ce que le piment et les poivrons soient tendres.

4. Entre-temps, dans une casserole, porter l'eau à ébullition. Ajouter le quinoa en formant un courant régulier et en brassant pour éviter la formation de grumeaux, puis porter de nouveau à ébullition. Couvrir, réduire à feu doux et laisser mijoter pendant environ 15 min, jusqu'à ce que le quinoa soit tendre et que le liquide soit absorbé. Réserver.
5. Quand le piment et les poivrons sont tendres, ajouter le quinoa cuit à la cocotte et bien mélanger. Servir immédiatement.

Variante
Ragoût de dinde aux piments
Remplacez le quinoa par du riz chaud ou par des pommes de terre en purée et servez le ragoût sur le riz ou sur les pommes de terre.

Les conseils du jour
Les tomates en conserve sont offertes en boîtes de différentes grosseurs. Si votre supermarché a des tomates en dés de 540 ml (19 oz), utilisez ce format plutôt que celui que l'on dit d'employer dans la recette.

Vous pouvez utiliser des poivrons rouges grillés du commerce ou faire griller des poivrons frais.

Truc santé
Une portion de ce plat fournit environ 30 % de l'apport quotidien recommandé en vitamine B6. Les poivrons et la dinde sont une source de vitamine B6, qui a une action bénéfique sur la peau. Mais cette vitamine contribue aussi à garder notre esprit vif et elle accroît l'activité de la sérotonine, ce qui aide à éloigner la dépression. Elle aide aussi l'organisme à produire de nouvelles cellules qui, à leur tour, produiront des anticorps pour combattre l'infection. La vitamine B6 pourrait également réduire les risques de cancer du côlon, l'un des cancers les plus répandus en Amérique du Nord.

Valeur nutritive par portion	
Calories	256
Lipides	5,2 g
saturés	0,9 g
polyinsaturés	1,3 g
monoinsaturés	2,3 g
Cholestérol	37 mg
Sodium	385 mg
Glucides	30,5 g
Fibres	3,5 g
Protéines	22,2 g

Choix

2	Glucides
2	Viandes et substituts

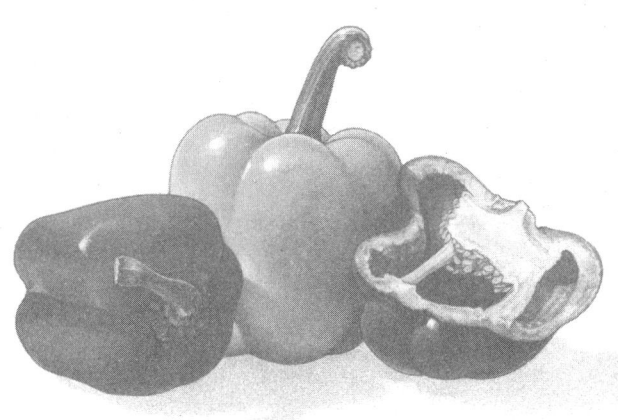

Dinde à la sauce au chocolat

8 portions

Grandeur de la mijoteuse : une grande mijoteuse d'au moins 5 litres (20 tasses)

Dans de nombreuses régions du Mexique, les réjouissances ne sont pas de vraies fêtes sans la dinde à la sauce au chocolat. J'ai adapté la version originale en la simplifiant pour la mijoteuse, et elle est tout à fait délicieuse. Servez-la avec des tortillas chaudes, du riz et du maïs en crème.

Vous pouvez faire à l'avance…
Vous pouvez préparer une partie de ce plat avant de le faire cuire. Faites l'étape 2 de la méthode, puis passez à l'étape 4 en chauffant 1 c. à soupe d'huile dans le poêlon avant d'attendrir les oignons. Couvrez et réfrigérez les sauces séparément jusqu'à 2 jours en étant conscient que les piments perdront de leur force si vous les préparez aussi longtemps à l'avance (pour obtenir d'excellents résultats, faites l'étape 4 pendant que la dinde cuit ou attendez la veille de la cuisson du plat). Quand vous serez prêt à cuire le plat, faites dorer la dinde (étape 1) ou retirez la peau de la dinde, ne la faites pas dorer et mettez-la directement dans la cocotte de la mijoteuse. Continuez selon les directives de la recette.

1 c. à soupe d'huile d'olive
1 poitrine de dinde avec la peau d'ènviron 900 g (2 lb)
2 oignons, en tranches
4 gousses d'ail, en tranches
4 clous de girofle entiers
1 bâton de cannelle de 5 cm (2 po)
1 c. à café (1 c. à thé) de sel
1 c. à café (1 c. à thé) de grains de poivre noir concassés
1 boîte de 796 ml (28 oz) de tomatilles égouttées
15 g (½ oz) de chocolat non sucré, brisé en morceaux
250 ml (1 tasse) de bouillon de poulet pauvre en sel, au total
2 piments séchés anchos, guajillos ou du Nouveau-Mexique
500 ml (2 tasses) d'eau bouillante
75 g (½ tasse) de coriandre fraîche (les tiges et les feuilles), grossièrement hachée
1 c. à soupe de chili en poudre
1 ou 2 piments jalapeños hachés
3 c. à soupe de piments verts doux, coupés en dés (facultatif)

1. Dans un poêlon, chauffer l'huile à feu moyen-élevé pendant 30 secondes. Ajouter la dinde et la faire dorer de tous les côtés. La mettre ensuite dans la cocotte de la mijoteuse.
2. Réduire à feu moyen. Ajouter les oignons au poêlon et cuire pendant 3 min, en brassant, jusqu'à ce qu'ils soient ramollis. Ajouter l'ail, les clous de girofle, le bâton de cannelle, le sel et le poivre. Cuire pendant 1 min, en brassant. Mettre le mélange dans un mélangeur. Ajouter les tomatilles, le chocolat et 125 ml (½ tasse) du bouillon, puis réduire en une purée onctueuse.
3. Verser la sauce sur la dinde, couvrir et cuire à basse température pendant 8 h ou à température élevée pendant 4 h, jusqu'à ce que le jus qui coule de la viande quand on la pique avec une fourchette soit transparent ou bien qu'un thermomètre à viande indique 77 °C (170 °F).

4. Trente minutes avant la fin de la cuisson, faire tremper les piments séchés dans l'eau bouillante pendant 30 min en appuyant sur les piments avec une tasse pour qu'ils soient bien immergés. Les égoutter, jeter l'eau de trempage et les tiges, puis les hacher grossièrement. Les mettre dans un mélangeur. Ajouter la coriandre, les 125 ml (½ tasse) de bouillon qui restent, le chili en poudre et le piment jalapeño, puis réduire en purée. Incorporer la purée au contenu de la mijoteuse avec les piments verts doux, si désiré, et mélanger délicatement. Couvrir et cuire pendant 30 min à température élevée, jusqu'à ce que les saveurs se marient.

Truc santé

La dinde est une excellente source de protéines de haute valeur biologique car, une fois que vous en avez retiré la peau, la viande est très maigre. De plus, la dinde est une bonne source de vitamines du groupe B – niacine, B6 et B12 – ainsi que de zinc, qui renforce le système immunitaire. La dinde est aussi une bonne source de sélénium, un oligoélément qui agit comme antioxydant.

Valeur nutritive par portion	
Calories	224
Lipides	9,8 g
saturés	2,6 g
polyinsaturés	2,2 g
monoinsaturés	3,6 g
Cholestérol	58 mg
Sodium	418 mg
Glucides	10,4 g
Fibres	2,1 g
Protéines	24,7 g

Choix

½	Glucides	
3	Viandes et substituts	

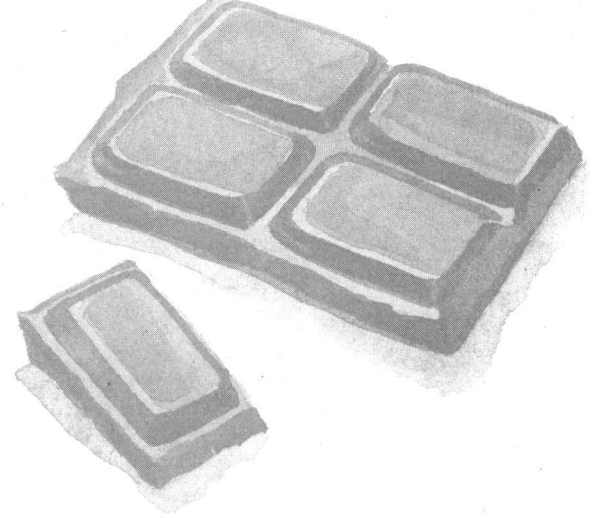

Dinde dans une sauce aux canneberges et aux poireaux

6 portions, soit environ 75 g (2 ½) oz de dinde avec de la sauce par portion

Grandeur de la mijoteuse : une grande mijoteuse d'au moins 5 litres (20 tasses)
Thermomètre à lecture instantanée

Voici une façon simple, mais délicieuse, d'apprêter une poitrine de dinde. Servez-la avec une purée de pommes de terre et avec des haricots verts vapeur, et vous obtiendrez un repas traditionnel des plus réconfortants. Ou remplacez les pommes de terre par un aliment de grains entiers, comme le riz brun ou le quinoa.

Vous pouvez faire à l'avance...
Vous pouvez préparer une partie de ce plat avant de le faire cuire. Faites chauffer l'huile et faites d'abord l'étape 2. Couvrez le mélange et placez-le au frigo pendant toute la nuit ou même jusqu'à 2 jours. Quand vous serez prêt à cuire le plat, passez aux étapes 1 et 3.

1 c. à soupe d'huile d'olive
1 poitrine de dinde de 680 g (env. 1 ½ lb), avec les os et la peau
   (voir Les conseils du jour)
2 poireaux moyens, le blanc et un peu de vert seulement, nettoyés et finement tranchés *(voir Les conseils du jour)*
2 gousses d'ail émincées
2 c. à café (2 c. à thé) de thym séché
½ c. à café (½ c. à thé) de grains de poivre noir concassés
1 c. à soupe de farine tout usage
250 ml (1 tasse) de bouillon de poulet pauvre en sel
65 g (½ tasse) de canneberges séchées
2 c. à soupe de persil frais, finement haché

1. Dans un poêlon, chauffer l'huile d'olive à feu moyen-élevé pendant 30 secondes. Ajouter la poitrine de dinde, la peau vers le bas, et cuire pendant environ 4 min, jusqu'à ce qu'elle soit bien dorée. La mettre dans la cocotte de la mijoteuse, la peau vers le haut.
2. Réduire à feu moyen. Ajouter les poireaux et cuire pendant environ 5 min, en brassant, jusqu'à ce qu'ils soient ramollis. Ajouter l'ail, le thym et le poivre. Cuire pendant 1 min, en brassant. Ajouter la farine et cuire pendant 1 min, en brassant. Ajouter le bouillon et cuire pendant environ 2 min, en brassant, jusqu'à ce que le mélange commence à épaissir. Incorporer les canneberges.
3. Verser suffisamment de sauce dans la cocotte de la mijoteuse pour couvrir la dinde. Couvrir et cuire à basse température de 5 ½ h à 6 h ou à température élevée de 2 ½ h à 3 h, jusqu'à ce qu'un thermomètre à lecture instantanée inséré au milieu de la poitrine indique 80 °C (175 °F). Disposer sur un plat de service et garnir de persil.

LES CONSEILS DU JOUR

J'ai laissé la peau de la dinde et je l'ai fait dorer avant de la faire cuire pour qu'elle ressemble le plus possible à une dinde rôtie traditionnelle.

Pour nettoyer les poireaux : remplissez l'évier d'eau tiède. Coupez les poireaux en 2 dans le sens de la longueur et plongez-les dans l'eau en les faisant tourbillonner pour enlever toute trace de saleté. Mettez-les ensuite dans une passoire, puis rincez-les bien sous l'eau froide.

Valeur nutritive par portion

Calories	218
Lipides	8,5 g
saturés	1,9 g
polyinsaturés	1,5 g
monoinsaturés	4,2 g
Cholestérol	54 mg
Sodium	166 mg
Glucides	13,2 g
Fibres	1,8 g
Protéines	21,7 g

Choix

1	Glucides
3	Viandes et substituts

La viande

Bifteck suisse 200
Bifteck du cow-boy 201
Ragoût de bœuf traditionnel 202
Ragoût de bœuf à la grecque aux oignons et au fromage feta 203
Bœuf à l'aubergine à la grecque 204
Ragoût de bœuf campagnard au fenouil 206
Ragoût de bœuf à l'orge, au romarin et à l'orange 208
Cari de bœuf, de pois chiches et d'épinards 210
Ragoût de bœuf à la méditerranéenne 212
Carbonnade et chou cavalier 214
Bœuf épicé à la marocaine 216
Bœuf au chou-fleur et aux poivrons à l'indienne 218
Casserole de bœuf à l'orge 220
Cari de bœuf épicé 221
Oignons farcis 222
Boulettes de sarrasin dans une sauce tomate 224
Osso buco accompagné de gremolata au citron 226
Ragoût de veau au vin rouge parfumé au romarin 228
Ragoût de veau à l'aneth 229
Goulache de veau 230
Jarrets de veau à la grecque 232
Jarrets d'agneau aux légumineuses 234
Ragoût irlandais 236
Agneau aux lentilles et aux bettes à cardes 237
Agneau aux raisins et aux abricots à la marocaine 238
Cari d'agneau aux pommes et aux bananes 240
Fèves au lard aux olives et au vin blanc 242
Fèves au lard à l'espagnole 244
Côtes levées au chou et aux grains de blé 246

Bifteck suisse

10 portions — Grandeur de la mijoteuse : une grande mijoteuse d'au moins 5 litres (20 tasses)

Voici un plat des années 1950 dont plusieurs se souviendront. Il fallait de bons muscles pour attendrir la viande. Vous pouvez maintenant éviter cette opération en utilisant une mijoteuse. Servez ce plat avec une purée de pommes de terre à l'ail et un légume vert.

Vous pouvez faire à l'avance...
Faites l'étape 2, en chauffant 1 c. à soupe d'huile dans le poêlon avant de faire ramollir oignons, carottes et céleri. Couvrez et mettez au frigo jusqu'à 2 jours. Quand vous serez prêt à cuire le plat, faites griller le bifteck (étape 1) ou omettez cette étape et mettez-le dans la cocotte de la mijoteuse. Poursuivez la cuisson en suivant la recette. Ou bien faites cuire le bifteck toute la nuit, couvrez-le et mettez-la au frigo. Juste avant de servir, portez la viande à ébullition dans un poêlon et laissez mijoter 10 min, jusqu'à ce qu'elle soit très chaude et que la sauce fasse des bulles.

- 1 c. à soupe d'huile d'olive
- 900 g (2 lb) de bifteck de ronde, dont on a retiré le gras *(voir Le conseil du jour)*
- 2 oignons finement hachés
- 1 carotte pelée, en tranches fines
- 1 branche de céleri, en tranches fines
- ½ c. à café (½ c. à thé) de sel
- ¼ c. à café (¼ c. à thé) de grains de poivre noir concassés
- 2 c. à soupe de farine tout usage
- 1 boîte de 796 ml (28 oz) de tomates en dés, en conserve, égouttées, dont on a conservé 125 ml (½ tasse) de jus
- 1 c. à soupe de sauce Worcestershire
- 1 feuille de laurier

1. Dans un poêlon, chauffer l'huile à feu moyen-élevé pendant 30 secondes. Ajouter le bifteck, en morceaux, au besoin, et le faire griller des 2 côtés. Mettre dans la cocotte de la mijoteuse.
2. Réduire à feu moyen-doux. Ajouter au poêlon les oignons, la carotte, le céleri, le sel et le poivre. Couvrir et cuire pendant environ 7 min, jusqu'à ce que la carotte soit ramollie. Saupoudrer les légumes de farine et cuire, en brassant, pendant 1 min. Ajouter les tomates et le jus de tomate réservé ainsi que la sauce Worcestershire. Porter à ébullition, en brassant, jusqu'à ce que le tout ait une consistance légèrement épaisse. Ajouter la feuille de laurier.
3. Verser le mélange de tomate sur la viande. Couvrir et cuire à basse température pendant 8 h ou à température élevée pendant 4 h, jusqu'à ce que la viande soit tendre. Jeter la feuille de laurier.

Le conseil du jour

On utilise habituellement du bifteck de ronde pour préparer ce plat, mais le bifteck de palette ou de côtes croisées offert dans de nombreux supermarchés donne aussi de bons résultats.

Valeur nutritive par portion	
Calories	142
Lipides	3,9 g
saturés	1,0 g
polyinsaturés	0,3 g
monoinsaturés	1,9 g
Cholestérol	39 mg
Sodium	280 mg
Glucides	6,8 g
Fibres	1,1 g
Protéines	19,5 g

Choix

½	Glucides
2 ½	Viandes et substituts

Bifteck du cow-boy

8 portions — *Grandeur de la mijoteuse: une grande mijoteuse d'au moins 5 litres (20 tasses)*

Quand on prépare ce plat à la mijoteuse, on élimine la tâche d'attendrir la viande et de surveiller la poêle à frire. Et le bœuf fond dans la bouche. La sauce riche et relevée servie sur des pommes de terre en purée produit un mariage tout à fait divin. Pour un plat plus piquant, augmentez la quantité de piment jalapeño.

Vous pouvez faire à l'avance…
Vous pouvez préparer une partie de ce plat avant de le faire cuire. Faites l'étape 2 de la méthode, en chauffant 1 c. à soupe d'huile dans le poêlon avant d'attendrir les oignons. Couvrez le mélange et placez-le au frigo jusqu'à 2 jours. Quand vous serez prêt à cuire le plat, faites dorer le bœuf, tel que mentionné à l'étape 1, ou ajoutez-le à la cocotte de la mijoteuse sans le faire griller. Continuez selon les directives de la recette.

1 c. à soupe d'huile d'olive
900 g (2 lb) de bifteck de ronde, dont on a retiré le gras
(voir Le conseil du jour, p. 200)
2 oignons, en tranches fines
3 gousses d'ail hachées
1 c. à café (1 c. à thé) de sel
1 c. à café (1 c. à thé) de grains de poivre noir concassés
35 g (¼ tasse) de farine tout usage
180 ml (¾ tasse) de bouillon de poulet pauvre en sel
1 c. à café (1 c. à thé) de paprika
¼ c. à café (¼ c. à thé) de cayenne
60 ml (¼ tasse) de crème 35 % à fouetter
1 ou 2 piments jalapeños, finement hachés
Purée de pommes de terre légère, chaude

1. Dans un poêlon, chauffer l'huile, à feu moyen-élevé, pendant 30 secondes. Ajouter le bifteck, en morceaux, au besoin, et le faire griller des 2 côtés. Mettre la viande dans la cocotte de la mijoteuse.
2. Réduire à feu moyen. Ajouter les oignons au poêlon. Cuire pendant 3 min, en brassant, jusqu'à ce qu'ils soient ramollis. Ajouter l'ail, le sel et le poivre. Cuire, en brassant, pendant 1 min. Saupoudrer le mélange de farine et cuire, en brassant, pendant 1 min. Verser le bouillon et cuire, en brassant, jusqu'à ce que le mélange ait épaissi (la sauce sera très épaisse).
3. Verser la sauce sur la viande, dans la cocotte de la mijoteuse. Couvrir et cuire à basse température pendant 8 h ou à température élevée pendant 4 h, jusqu'à ce que la viande soit tendre.
4. Dans un petit bol, mettre le paprika et le cayenne. Incorporer graduellement la crème en mélangeant bien. Ajouter ce mélange au contenu de la cocotte de la mijoteuse en même temps que le piment jalapeño. Couvrir et cuire à température élevée pendant 15 min, jusqu'à ce que les saveurs se marient. Servir avec une purée de pommes de terre chaude.

Valeur nutritive par portion

Calories	193
Lipides	7,4 g
saturés	2,9 g
polyinsaturés	0,4 g
monoinsaturés	3,2 g
Cholestérol	59 mg
Sodium	381 mg
Glucides	6,4 g
Fibres	0,8 g
Protéines	24,1 g

Choix

½	Glucides
3	Viandes et substituts

Ragoût de bœuf traditionnel

8 portions

Grandeur de la mijoteuse : une grande mijoteuse d'au moins 5 litres (20 tasses)

Voici un plat classique qui est tout simplement délicieux.

Vous pouvez faire à l'avance...
Vous pouvez préparer une partie de ce plat avant de le faire cuire. Faites l'étape 2 de la méthode, en faisant chauffer 1 c. à soupe d'huile dans le poêlon avant de ramollir les légumes. Couvrez le mélange et placez-le au frigo jusqu'à 2 jours. Quand vous serez prêt à cuire le plat, faites dorer le bœuf, tel que mentionné à l'étape 1, ou omettez cette étape et ajoutez la viande à la cocotte de la mijoteuse sans la faire dorer. Continuez selon les directives de la recette.

1 c. à soupe d'huile d'olive
900 g (2 lb) de bœuf à ragoût, paré et coupé en cubes de 2,5 cm (1 po)
2 gros oignons finement hachés
4 branches de céleri coupées en dés
2 grosses carottes pelées et coupées en dés
2 gousses d'ail hachées
1 c. à café (1 c. à thé) de thym séché
1 c. à café (1 c. à thé) de sel
½ c. à café (½ c. à thé) de grains de poivre noir concassés
¼ c. à café (¼ c. à thé) de farine tout usage
250 ml (1 tasse) de bouillon de bœuf pauvre en sel
125 ml (½ tasse) de vin rouge sec ou de bouillon de bœuf pauvre en sel supplémentaire
2 feuilles de laurier
Persil frais, finement haché

1. Dans un poêlon, chauffer la moitié de l'huile à feu moyen-élevé pendant 30 secondes. Ajouter une partie du bœuf. Cuire pendant environ 4 min, en brassant, jusqu'à ce qu'il soit légèrement doré, en ajoutant un peu d'huile, au besoin. À l'aide d'une écumoire, mettre la viande dans la cocotte de la mijoteuse. Répéter l'opération, jusqu'à ce que tout le bœuf soit doré.
2. Réduire à feu moyen. Ajouter les oignons, le céleri et les carottes. Cuire pendant environ 7 min, en brassant, jusqu'à ce que les légumes soient ramollis. Ajouter l'ail, le thym, le sel et le poivre. Cuire pendant 1 min, en brassant. Ajouter la farine et cuire pendant 1 min, en brassant. Verser le bouillon et le vin. Cuire, en brassant, jusqu'à ce que le tout ait épaissi. Ajouter les feuilles de laurier.
3. Verser le mélange dans la cocotte de la mijoteuse et bien mélanger les ingrédients. Couvrir et cuire à basse température de 8 à 10 h ou à température élevée de 4 à 5 h, jusqu'à ce que le bœuf soit très tendre. Jeter les feuilles de laurier. Juste avant de servir, parsemer généreusement de persil.

Valeur nutritive par portion	
Calories	212
Lipides	8,8 g
saturés	2,8 g
polyinsaturés	0,6 g
monoinsaturés	3,9 g
Cholestérol	47 mg
Sodium	516 mg
Glucides	9,3 g
Fibres	1,4 g
Protéines	22,9 g

Choix

½	Glucides
3	Viandes et substituts

Ragoût de bœuf à la grecque aux oignons et au fromage feta

8 portions

Grandeur de la mijoteuse : une grande mijoteuse d'au moins 5 litres (20 tasses)

Ce ragoût d'origine grecque est tout à fait savoureux. N'utilisez que de la sauce tomate de bonne qualité et servez ce plat comme le font les Grecs, c'est-à-dire avec de longs macaronis chauds au beurre, plutôt qu'avec des macaronis courts. Vous pouvez aussi le servir avec des pommes de terre en purée.

Vous pouvez faire à l'avance…
Vous pouvez préparer une partie de ce plat avant de le faire cuire. Faites l'étape 2 de la méthode, en chauffant 1 c. à soupe d'huile dans le poêlon avant d'attendrir les oignons. Couvrez le mélange et placez-le au frigo jusqu'à 2 jours. Quand vous serez prêt à cuire le plat, faites dorer le bœuf, tel que mentionné à l'étape 1 ou, si vous manquez de temps, omettez cette étape et ajoutez le bœuf à la cocotte de la mijoteuse sans le faire dorer. Passez ensuite aux étapes 3 et 4.

- 1 c. à soupe d'huile d'olive
- 900 g (2 lb) de bœuf à ragoût paré et coupé en cubes de 2,5 cm (1 po)
- 3 gros oignons finement hachés ou 900 g (2 lb) d'oignons perlés *(voir Les conseils du jour)*
- 4 gousses d'ail hachées
- ½ c. à café (½ c. à thé) de cannelle moulue
- ½ c. à café (½ c. à thé) de piment de la Jamaïque moulu
- 375 ml (1 ½ tasse) de sauce tomate
- 3 c. à soupe de vinaigre de vin rouge
- 1 c. à café (1 c. à thé) de sucre cristallisé
- 1 feuille de laurier
- 80 g (½ tasse) de fromage feta allégé, émietté
- Macaronis, nouilles ou pommes de terre en purée

1. Dans un poêlon, chauffer la moitié de l'huile à feu moyen-élevé pendant 30 secondes. Ajouter une partie du bœuf et cuire pendant environ 4 min, en brassant, jusqu'à ce qu'il soit légèrement doré, en ajoutant le reste de l'huile. À l'aide d'une écumoire, mettre la viande dans la cocotte de la mijoteuse. Répéter l'opération jusqu'à ce que tout le bœuf soit doré.
2. Réduire à feu moyen. Ajouter les oignons et cuire pendant 3 min, en brassant, jusqu'à ce qu'ils soient ramollis. Ajouter l'ail, la cannelle et le piment de la Jamaïque. Cuire, en brassant, pendant 1 min. Ajouter la sauce tomate, le vinaigre, le sucre et la feuille de laurier. Bien mélanger.
3. Verser sur la viande et cuire à basse température de 8 à 10 h ou à température élevée de 4 à 5 h, jusqu'à ce que le bœuf soit tendre.
4. Ajouter la feta et cuire à température élevée pendant 10 min. Jeter la feuille de laurier. Verser sur les macaronis chauds au beurre, les nouilles ou les pommes de terre en purée.

Les conseils du jour

Pour peler les oignons perlés, faites une incision en forme de X à la base des oignons, puis mettez-les dans une marmite d'eau bouillante pendant 1 min. Égouttez-les, puis rincez-les sous l'eau froide. La pelure s'enlèvera alors facilement avec un couteau.

Si vous préférez, vous pouvez remplacer le sucre par votre édulcorant hypocalorique préféré.

Valeur nutritive par portion	
Calories	228
Lipides	10,2 g
saturés	3,7 g
polyinsaturés	0,6 g
monoinsaturés	3,8 g
Cholestérol	50 mg
Sodium	454 mg
Glucides	9,7 g
Fibres	1,6 g
Protéines	24,4 g

Choix

½	Glucides
3	Viandes et substituts

Bœuf à l'aubergine à la grecque

8 portions

Grandeur de la mijoteuse : une mijoteuse de 3,5 à 6 litres (14 à 24 tasses)
Une tôle à biscuits munie d'un bord

Ce ragoût divin me rappelle la moussaka, mais celui-ci n'a pas de garniture, et il se prépare beaucoup plus facilement. On le fait avec du vin rouge et de la pâte de tomate riche en lycopène, et il a une saveur intense.

Pour un repas délicieux et plein d'éléments nutritifs, servez-le sur du boulgour chaud *(voir Le conseil du jour)* et accompagnez-le de brocoli vapeur et d'une salade verte.

Vous pouvez faire à l'avance...
Vous pouvez préparer une partie de ce plat avant de le faire cuire. Faites les étapes 1 et 2 de la méthode, en mettant les mélanges d'aubergine et de viande dans des contenants séparés. Couvrez-les et placez-les au frigo pendant toute la nuit ou même jusqu'à 2 jours. Quand vous serez prêt à cuire le plat, mettez les mélanges dans la cocotte de la mijoteuse et passez à l'étape 3.

2 aubergines moyennes, pelées et coupées en 2, et chaque moitié coupée en quartiers
2 c. à soupe de sel casher
2 c. à soupe d'huile d'olive, au total
450 g (1 lb) de bœuf haché, maigre
4 oignons finement tranchés à la verticale
4 gousses d'ail émincées
2 c. à café (2 c. à thé) d'origan séché, émietté
1 c. à café (1 c. à thé) de cannelle moulue
½ c. à café (½ c. à thé) de sel
½ c. à café (½ c. à thé) de grains de poivre noir concassés
1 boîte de 156 ml (5 ½ oz) de pâte de tomate, en conserve
250 ml (1 tasse) de vin rouge sec
60 g (1 tasse) de persil frais, bien tassé, finement haché
Fromage parmesan râpé

1. Dans une passoire, au-dessus de l'évier, mettre les aubergines et le sel. Remuer la passoire pour que les aubergines soient bien couvertes de sel, puis laisser reposer de 30 min à 1 h. Entre-temps, préchauffer le four à 200 °C (400 °F). Bien rincer les aubergines sous l'eau froide, puis les égoutter. Les assécher avec du papier essuie-tout. Les badigeonner de 1 c. à soupe d'huile. Les déposer sur la tôle à biscuits et cuire au four pendant environ 20 min, jusqu'à ce qu'elles soient ramollies et qu'une bonne odeur s'en dégage. Les mettre dans la cocotte de la mijoteuse.

2. Dans un poêlon, chauffer le reste de l'huile à feu moyen pendant 30 secondes. Ajouter le bœuf haché et les oignons. Cuire pendant environ 10 min, en brassant et en brisant la viande avec une cuillère, jusqu'à ce que le bœuf ait perdu sa couleur rosée. Ajouter l'ail, l'origan, la cannelle, le sel et le poivre. Cuire pendant 1 min, en brassant. Ajouter la pâte de tomate et le vin rouge. Bien mélanger. Mettre dans la cocotte de la mijoteuse. Bien mélanger.

3. Couvrir et cuire à basse température pendant 8 h ou à température élevée pendant 4 h, jusqu'à ce que le mélange fasse des bulles et que l'aubergine soit tendre. Incorporer le persil et servir. Mettre un contenant de parmesan sur la table pour que chacun puisse se servir.

Le conseil du jour
Pour cuire le boulgour, mettez 400 g (2 tasses) de boulgour moyen ou fin dans 1 litre (4 tasses) d'eau bouillante. Couvrez et laissez reposer pendant environ 20 min, jusqu'à ce que l'eau soit absorbée et que le boulgour soit tendre.

Truc santé

Dans mes recettes, j'utilise souvent une bonne quantité de persil, et ce pour deux raisons: le persil est savoureux et plein d'éléments nutritifs, comme la vitamine K.

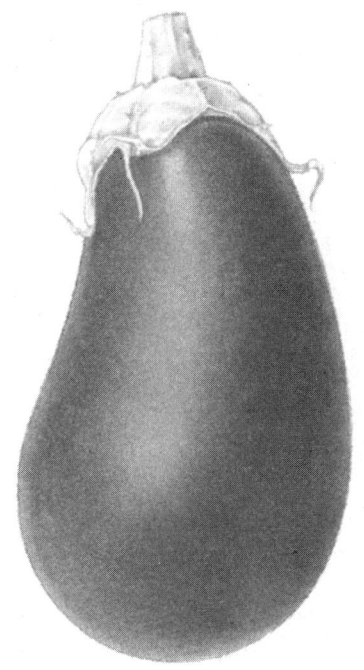

Valeur nutritive par portion	
Calories	225
Lipides	11,7 g
saturés	3,7 g
polyinsaturés	0,7 g
monoinsaturés	6,0 g
Cholestérol	34 mg
Sodium	204 mg
Glucides	17,8 g
Fibres	4,8 g
Protéines	13,9 g

Choix

1	Glucides
1 ½	Viandes et substituts
1	Lipides

Ragoût de bœuf campagnard au fenouil

6 portions — *Grandeur de la mijoteuse : une grande mijoteuse d'au moins 5 litres (20 tasses)*

Ce ragoût, qui provient de la cuisine campagnarde française, est l'antidote parfait à une soirée glaciale. Si vous n'êtes pas amateur d'anchois, ne vous en faites pas, car ils ajoutent de la profondeur à la sauce, mais on n'en distingue pratiquement plus le goût quand le plat est cuit. J'aime servir ce ragoût sur du quinoa ou sur du couscous de blé entier, garni d'une bonne quantité de persil. Mais vous pouvez aussi accompagner ce plat de pommes de terre en purée.

(Voir cahier photos)

- ½ c. à café (½ c. à thé) de graines de fenouil
- 1 c. à soupe d'huile d'olive
- 680 g (1 ½ lb) de bœuf à ragoût, dont on a retiré le gras, coupé en cubes de 2,5 cm (1 po)
- 2 oignons finement hachés
- 4 branches de céleri, en tranches fines
- 1 bulbe de fenouil, paré, dont on a retiré le cœur, puis tranché finement à la verticale
- 4 gousses d'ail hachées
- 4 filets d'anchois émincés
- 1 c. à café (1 c. à thé) de thym séché
- ¼ c. à café (¼ c. à thé) de sel
- ½ c. à café (½ c. à thé) de grains de poivre noir concassés
- 1 c. à soupe de farine tout usage
- 1 boîte de 796 ml (28 oz) de tomates en dés, en conserve, avec le jus
- 2 feuilles de laurier
- 70 g (½ tasse) d'olives noires, dénoyautées et hachées

1. Dans un poêlon, à sec, faire griller les graines de fenouil pendant environ 3 min, à feu moyen, en brassant, jusqu'à ce qu'une bonne odeur s'en dégage. Les déposer dans un mortier ou dans un moulin à épices et les moudre sans tarder. (Ou mettre les graines sur une planche à découper, puis les écraser avec le fond d'une bouteille ou d'une tasse). Réserver.

2. Dans le même poêlon, chauffer la moitié de l'huile, à feu moyen-élevé, pendant 30 secondes. Ajouter une partie du bœuf et cuire pendant environ 4 min, en brassant, jusqu'à ce qu'il soit légèrement doré, en ajoutant un peu d'huile, au besoin. À l'aide d'une écumoire, mettre la viande dans la cocotte de la mijoteuse. Répéter l'opération jusqu'à ce que tout le bœuf soit doré.

Vous pouvez faire à l'avance...
Vous pouvez préparer une partie de ce plat avant de le faire cuire. Faites l'étape 1 de la méthode. Puis passez à l'étape 3, en chauffant 1 c. à soupe d'huile dans le poêlon avant d'attendrir les oignons. Couvrez le mélange et placez-le au frigo jusqu'à 2 jours. Quand vous serez prêt à cuire le plat, faites dorer le bœuf, tel que mentionné à l'étape 2, ou ajoutez-le à la cocotte de la mijoteuse sans le faire dorer. Mélangez bien et passez à l'étape 4.

3. Réduire à feu moyen. Ajouter les oignons, le céleri et le bulbe de fenouil au poêlon. Cuire pendant 5 min, en brassant, jusqu'à ce que le céleri soit ramolli. Ajouter l'ail, les anchois, le thym, le sel, le poivre et les graines de fenouil réservées. Cuire, en brassant, pendant 1 min. Ajouter la farine et cuire, en brassant, pendant 1 min. Ajouter les tomates avec leur jus et porter à ébullition. Cuire, en brassant, pendant environ 2 min, seulement jusqu'à ce que le mélange commence à épaissir. Ajouter les feuilles de laurier et bien mélanger.

4. Mettre dans la cocotte de la mijoteuse. Couvrir et cuire à basse température pendant 8 h ou à température élevée pendant 4 h, jusqu'à ce que le bœuf soit tendre. Jeter les feuilles de laurier. Incorporer les olives et servir.

Truc santé
Lorsque vous préparez un plat contenant du bœuf, retirez le plus de gras visible possible pour réduire votre apport en calories et en lipides saturés. Environ la moitié des calories du bœuf non dégraissé proviennent des lipides.

Valeur nutritive par portion	
Calories	257
Lipides	11,0 g
saturés	3,1 g
polyinsaturés	0,9 g
monoinsaturés	5,2 g
Cholestérol	49 mg
Sodium	624 mg
Glucides	15,6 g
Fibres	3,7 g
Protéines	24,9 g
Choix	
1	Glucides
3	Viandes et substituts

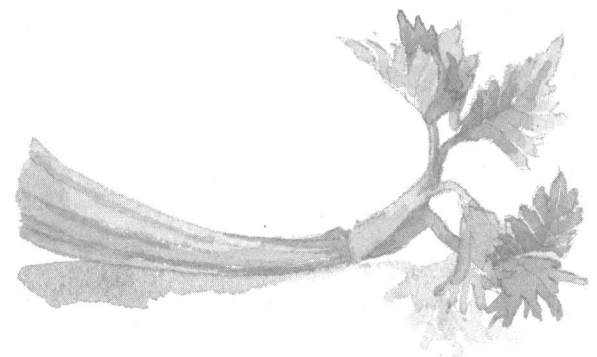

Ragoût de bœuf à l'orge, au romarin et à l'orange

10 portions

Grandeur de la mijoteuse : une grande mijoteuse d'au moins 5 litres (20 tasses)

Ce copieux ragoût, aux saveurs riches, peut constituer un bon plat familial ou un plat à servir aux invités. Ajoutez-y une salade verte et un petit pain croûté de grains entiers.

Vous pouvez faire à l'avance...

Vous pouvez préparer une partie de ce plat avant de le faire cuire. Faites l'étape 2 de la méthode. Couvrez le mélange et placez-le au frigo pendant toute la nuit ou même jusqu'à 2 jours. Quand vous serez prêt à cuire le plat, faites dorer le bœuf tel que mentionné à l'étape 1 ou ajoutez-le au contenu de la cocotte sans le faire dorer. Mélangez bien et passez aux étapes 3 et 4.

- 2 c. à soupe d'huile d'olive, au total
- 900 g (2 lb) de bœuf à ragoût paré et coupé en cubes de 2,5 cm (1 po)
- 225 g (8 oz) de champignons *(voir Les conseils du jour)*
- 3 oignons finement hachés
- 4 branches de céleri coupées en dés
- 4 carottes pelées et coupées en dés
- 4 gousses d'ail émincées
- 4 brins de romarin frais ou 2 c. à café (2 c. à thé) de romarin séché, émietté
- 1 c. à café (1 c. à thé) de grains de poivre noir concassés
- Le zeste râpé et le jus de 1 orange
- 195 g (1 tasse) d'orge mondé, rincé *(voir Les conseils du jour)*
- 750 ml (3 tasses) de bouillon de bœuf pauvre en sel
- 375 ml (1 ½ tasse) de vin rouge sec

La persillade (facultatif)

- 60 g (1 tasse) de persil frais, finement haché
- 4 gousses d'ail émincées
- 1 c. à café (1 c. à thé) de vinaigre balsamique

1. Dans un poêlon, chauffer 1 c. à soupe d'huile d'olive à feu moyen-élevé. Ajouter une partie du bœuf et cuire pendant environ 4 min, en brassant, jusqu'à ce qu'il soit doré. Mettre le bœuf dans la cocotte de la mijoteuse. Répéter l'opération jusqu'à ce que tout le bœuf soit doré.

2. Ajouter le reste de l'huile au poêlon. Ajouter les champignons et cuire pendant environ 2 min, en brassant, jusqu'à ce qu'ils soient saisis. Les mettre dans la cocotte de la mijoteuse. Réduire à feu moyen. Ajouter les oignons, le céleri et les carottes. Cuire pendant environ 7 min, en brassant, jusqu'à ce que les carottes soient ramollies. Ajouter l'ail, le romarin, le poivre et le zeste d'orange. Cuire pendant 1 min, en brassant. Ajouter l'orge et remuer pour bien le couvrir du mélange. Ajouter le jus d'orange, le bouillon et le vin, puis porter à ébullition. Mettre dans la cocotte de la mijoteuse. Bien mélanger.

3. Couvrir et cuire à basse température pendant 8 h ou à température élevée pendant 4 h, jusqu'à ce que la viande soit tendre.
4. Pour faire la persillade (facultatif): dans un bol, mettre le persil, l'ail et le vinaigre. Laisser reposer pendant 30 min à la température de la pièce pour permettre aux saveurs de se marier. Verser le ragoût dans les assiettes et garnir de persillade, si désiré.

Les conseils du jour

Si vous utilisez de petits champignons, coupez-les en quartiers. Et coupez les plus gros en tranches.

Pour tirer le maximum d'éléments nutritifs de cette recette, assurez-vous d'utiliser de l'orge mondé, plutôt que de l'orge perlé, car on a retiré le germe et la plus grande partie du son de l'orge perlé.

Calculez 1 c. à soupe de persillade comme un Extra.

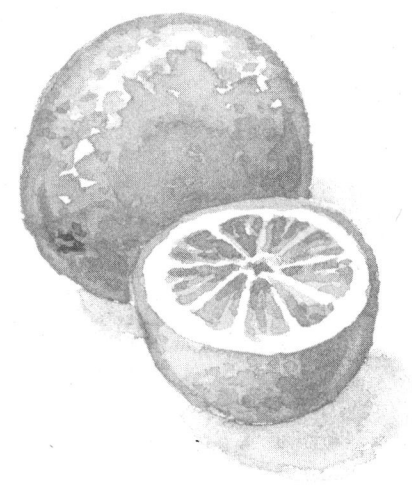

Valeur nutritive par portion	
Calories	286
Lipides	9,7 g
saturés	2,8 g
polyinsaturés	0,8 g
monoinsaturés	4,5 g
Cholestérol	44 mg
Sodium	387 mg
Glucides	26,3 g
Fibres	3,7 g
Protéines	23,7 g

Choix

1 ½	Glucides
3	Viandes et substituts

Cari de bœuf, de pois chiches et d'épinards

6 portions | *Grandeur de la mijoteuse : une mijoteuse de 3,5 à 6 litres (14 à 24 tasses)*

Du bœuf et des pois chiches dans une sauce à l'indienne, voici un mélange tout à fait savoureux. J'aime le servir sur du riz brun à grain long, pas seulement parce que j'apprécie son agréable saveur de noisette, mais aussi pour sa teneur en fibres. Complétez ce repas par une assiette de tomates en tranches, en saison, où vous aurez versé un filet d'huile d'olive et de vinaigre balsamique, ou par une salade verte.

Vous pouvez faire à l'avance…
Vous pouvez préparer une partie de ce plat avant de le faire cuire. Chauffez 1 c. à soupe de l'huile et faites l'étape 2 de la méthode. Couvrez le mélange et placez-le au frigo pendant toute la nuit ou même jusqu'à 2 jours. Quand vous serez prêt à cuire le plat, faites dorer le bœuf tel que mentionné à l'étape 1 ou mettez-le dans la mijoteuse sans le faire dorer. Mélangez bien et passez à l'étape 3.

1 c. à soupe d'huile d'olive
450 g (1 lb) de bœuf à ragoût, paré et coupé en cubes de 1 cm (½ po)
2 oignons finement hachés
4 gousses d'ail émincées
1 c. à soupe de gingembre frais, émincé
½ c. à café (½ c. à thé) de grains de poivre noir concassés
1 bâton de cannelle de 2,5 cm (1 po)
1 feuille de laurier
250 ml (1 tasse) de bouillon de bœuf pauvre en sel
1 boîte de 398 ou 540 ml (14 ou 19 oz) de pois chiches, en conserve, égouttés et rincés, ou 185 g (1 tasse) de pois chiches secs, qui ont trempé dans l'eau, cuits et égouttés (voir Variantes, p. 257)
1 c. à café (1 c. à thé) de poudre de cari dissoute dans 2 c. à café (2 c. à thé) de jus de citron fraîchement pressé
450 g (7 ½ tasses) d'épinards frais, dont on a retiré les tiges, ou 1 paquet de 300 g (10 oz) d'épinards, décongelés s'ils étaient surgelés *(voir Les conseils du jour)*
Yogourt nature faible en gras (facultatif)

1. Dans un poêlon, chauffer l'huile pendant 30 secondes, à feu moyen-élevé. Ajouter une partie du bœuf et le faire dorer pendant environ 4 min, en brassant et en ajoutant de l'huile, au besoin. Le mettre dans la cocotte de la mijoteuse. Répéter l'opération jusqu'à ce que tout le bœuf soit doré.

2. Réduire à feu moyen. Ajouter les oignons au poêlon et cuire pendant environ 3 min, en brassant, jusqu'à ce qu'ils soient ramollis. Ajouter l'ail, le gingembre, le poivre, la cannelle et la feuille de laurier. Cuire, en brassant pendant 1 min. Ajouter le bouillon et porter à ébullition. Mettre dans la cocotte de la mijoteuse.

3. Ajouter les pois chiches et bien mélanger. Couvrir et cuire à basse température pendant 8 h ou à température élevée pendant 4 h, jusqu'à ce que le bœuf soit tendre. Ajouter le mélange de poudre de cari et bien mélanger. Ajouter une partie des épinards, en brassant, jusqu'à ce qu'ils soient bien plongés dans le liquide. Répéter l'opération jusqu'à ce que tous les épinards soient bien couverts de liquide. Couvrir et cuire à température élevée pendant 20 min, jusqu'à ce que les épinards soient tendres. Jeter le bâton de cannelle et la feuille de laurier. Servir dans des bols et garnir de yogourt, si désiré.

Le conseil du jour
Si vous utilisez des épinards frais, assurez-vous de retirer les tiges et, s'ils ne sont pas prélavés, rincez-les bien dans un évier rempli d'eau tiède.

Truc santé
La viande est l'une des meilleures sources de vitamine B12, qui contribue, entre autres, à la formation des globules rouges et des cellules nerveuses.

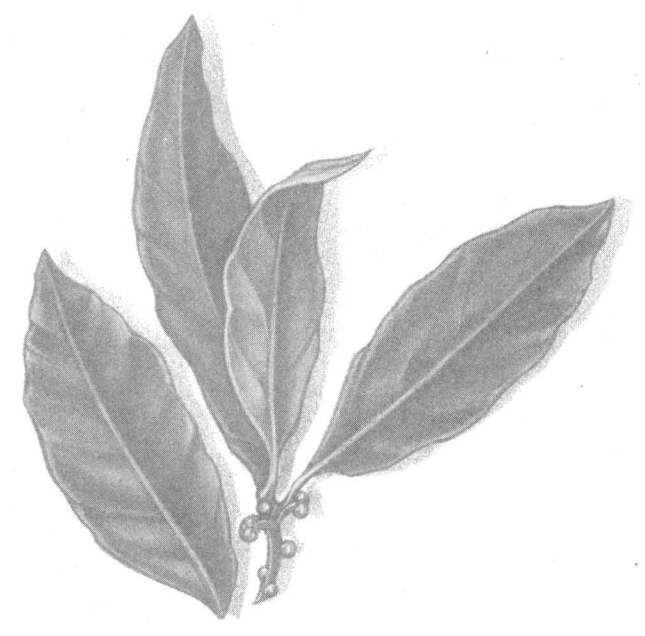

Valeur nutritive par portion	
Calories	235
Lipides	8,5 g
saturés	2,4 g
polyinsaturés	0,8 g
monoinsaturés	3,9 g
Cholestérol	37 mg
Sodium	378 mg
Glucides	18,3 g
Fibres	4,3 g
Protéines	21,8 g

Choix
1	Glucides
2 ½	Viandes et substituts

Ragoût de bœuf à la méditerranéenne

10 portions | *Grandeur de la mijoteuse : une mijoteuse de 3,5 à 6 litres (14 à 24 tasses)*

Les savoureux piments, doux ou piquants, sont tellement associés à la cuisine méditerranéenne qu'il est intéressant de rappeler qu'ils proviennent d'Amérique du Nord et qu'ils n'ont pas traversé l'Atlantique avant que Christophe Colomb en apporte en Espagne. Ici, ils se mêlent au cumin, aux olives et aux tomates et transforment un humble ragoût de bœuf en un délice épicurien.

Vous pouvez faire à l'avance...
Vous pouvez préparer une partie de ce plat avant de le faire cuire. Chauffez l'huile et faites l'étape 3 de la méthode. Couvrez le mélange et placez-le au frigo pendant toute la nuit ou même jusqu'à 2 jours. Quand vous serez prêt à cuire le plat, passez aux étapes 1, 2 et 4.

35 g (¼ tasse) de farine tout usage
1 c. à café (1 c. à thé) de thym séché, émietté
1 c. à café (1 c. à thé) de zeste de citron râpé (facultatif)
½ c. à café (½ c. à thé) de sel
½ c. à café (½ c. à thé) de grains de poivre noir concassés
900 g (2 lb) de bœuf à ragoût paré et coupé en cubes de 2,5 cm (1 po)
2 c. à soupe d'huile d'olive, au total
2 oignons hachés
4 gousses d'ail émincées
1 c. à soupe de graines de cumin grillées et moulues
   (voir Les conseils du jour)
250 ml (1 tasse) de bouillon de bœuf pauvre en sel
125 ml (½ tasse) de vin rouge sec
1 boîte de 398 ml (14 oz) de tomates en dés, en conserve,
   avec le jus *(voir Les conseils du jour)*
2 feuilles de laurier
2 poivrons rouges grillés, finement tranchés, puis coupés
   en morceaux de 2,5 cm (1 po) *(voir Les conseils du jour)*
90 g (½ tasse) d'olives vertes dénoyautées, en tranches
30 g (½ tasse) de persil frais, finement haché

1. Dans un sac en plastique refermable, mettre la farine, le thym, le zeste de citron, si désiré, le sel et le poivre. Ajouter le bœuf et remuer le sac jusqu'à ce que le bœuf soit bien couvert du mélange. Enlever tout excès de farine qu'il pourrait y avoir sur le bœuf et réserver.

2. Dans un poêlon, chauffer 1 c. à soupe de l'huile d'olive pendant 30 secondes, à feu moyen-élevé. Ajouter une partie du bœuf et le faire dorer pendant environ 4 min, en brassant et en ajoutant de l'huile, au besoin. Le mettre dans la cocotte de la mijoteuse. Répéter l'opération jusqu'à ce que tout le bœuf soit doré.

3. Réduire à feu moyen. Ajouter les oignons et l'ail au poêlon et cuire pendant environ 3 min, en brassant, jusqu'à ce que les oignons soient ramollis. Parsemer des graines de cumin grillées et du mélange de farine. Cuire pendant 1 min, en brassant. Ajouter le bouillon, le vin, les tomates et leur jus ainsi que les feuilles de laurier, puis porter à ébullition. Cuire, en brassant, pendant environ 2 min, jusqu'à ce que le mélange ait légèrement épaissi. Mettre dans la cocotte de la mijoteuse. Bien mélanger.

4. Couvrir et cuire à basse température pendant 8 h ou à température élevée pendant 4 h, jusqu'à ce que le mélange fasse des bulles et que le bœuf soit tendre. Incorporer les poivrons grillés, les olives et le persil. Couvrir et cuire à température élevée pendant 15 min, jusqu'à ce que les poivrons soient bien chauds. Jeter les feuilles de laurier.

Les conseils du jour
Remplacez le thym par la même quantité de thym citronnelle, si désiré.

Pour faire griller les graines de cumin: mettez-les dans un poêlon, à sec, et faites-les griller pendant environ 3 min, à feu moyen, en brassant, jusqu'à ce qu'une bonne odeur s'en dégage et qu'elles commencent tout juste à dorer. Mettez-les dans un mortier ou dans un moulin à épices, il faut alors les moudre sans tarder.

Cette recette donne un plat moyennement assaisonné. Si vous aimez le goût du cumin, vous pouvez mettre jusqu'à 2 c. à soupe de graines de cumin.

Si vous n'avez pas de mortier ni de moulin à épices, déposez les graines de cumin grillées sur une planche à découper, puis écrasez-les avec le fond d'une bouteille de vin ou d'un verre gradué.

Les tomates en conserve sont offertes en boîtes de différentes grosseurs. Si votre supermarché a des tomates en dés de 540 ml (19 oz), utilisez ce format plutôt que celui que l'on dit d'employer dans la recette.

Utilisez des poivrons rouges grillés vendus dans le commerce si vous n'avez pas le temps de les faire griller vous-même.

Truc santé

Comme tous les aliments d'origine animale, la viande est une source de cholestérol alimentaire. La relation entre l'apport de cholestérol alimentaire et l'élévation du cholestérol sanguin semble varier en fonction des personnes. Toutefois, l'American Heart Association recommande aux adultes en bonne santé de consommer moins de 300 mg de cholestérol alimentaire par jour.

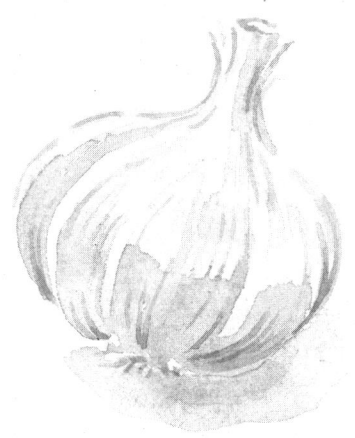

Valeur nutritive par portion	
Calories	216
Lipides	10,4 g
saturés	2,9 g
polyinsaturés	0,7 g
monoinsaturés	5,2 g
Cholestérol	44 mg
Sodium	542 mg
Glucides	8,4 g
Fibres	1,3 g
Protéines	21,9 g

Choix

½	Glucides
3	Viandes et substituts

Carbonnade et chou cavalier

10 portions | *Grandeur de la mijoteuse : une mijoteuse de 3,5 à 6 litres (14 à 24 tasses)*

Ce ragoût qui contient du bœuf, des oignons et de la bière est l'un des plats préférés des Belges. La carbonnade est un excellent plat réconfortant, mais elle peut être fade et riche. Je préfère cette version plus légère assaisonnée d'un peu d'épices. Les feuilles de chou lui ajoutent de la saveur et des éléments nutritifs. Servez ce plat sur des fettuccinis de blé entier chauds, sur des nouilles de riz brun ou sur une purée de pommes de terre, et vous aurez un repas qui deviendra vite le préféré de votre famille.

Vous pouvez faire à l'avance…
Vous pouvez préparer une partie de ce plat avant de le faire cuire. Chauffez 1 c. à soupe de l'huile et faites l'étape 2 de la méthode. Couvrez le mélange et placez-le au frigo pendant toute la nuit ou même jusqu'à 2 jours. Quand vous serez prêt à cuire le plat, faites dorer le bœuf, tel que mentionné à l'étape 1, ou ajoutez-le à la cocotte sans le faire dorer. Mélangez bien et passez à l'étape 3.

Environ 2 c. à soupe d'huile d'olive, au total
900 g (2 lb) de bœuf à ragoût paré et coupé en cubes de 2,5 cm (1 po)
3 oignons finement tranchés à la verticale
4 gousses d'ail émincées
1 c. à café (1 c. à thé) de thym séché, émietté
1 c. à café (1 c. à thé) de sel
½ c. à café (½ c. à thé) de grains de poivre noir concassés
2 c. à soupe de farine tout usage
1 c. à soupe de pâte de tomate
500 ml (2 tasses) de bière brune
125 ml (½ tasse) de bouillon de poulet pauvre en sel
2 feuilles de laurier
1 c. à soupe de paprika dissous dans 2 c. à soupe de vinaigre de cidre
    (voir Les conseils du jour)
Les feuilles de 2 choux cavaliers, finement tranchées
    (voir Les conseils du jour)

1. Dans un poêlon, chauffer 1 c. à soupe de l'huile pendant 30 secondes, à feu moyen-élevé. Ajouter une partie du bœuf et le faire dorer pendant environ 5 min, en brassant et en ajoutant de l'huile, au besoin. Le mettre dans la cocotte de la mijoteuse. Répéter l'opération jusqu'à ce que tout le bœuf soit doré.
2. Réduire à feu moyen. Ajouter les oignons au poêlon et cuire pendant environ 3 min, en brassant, jusqu'à ce qu'ils soient ramollis. Ajouter l'ail, le thym, le sel et le poivre. Cuire, en brassant, pendant 1 min. Ajouter la farine et cuire, en brassant, pendant environ 2 min, jusqu'à ce qu'elle soit dorée. Incorporer la pâte de tomate. Ajouter la bière, le bouillon et les feuilles de laurier, puis porter à ébullition. Cuire pendant 1 min, en brassant et en raclant le fond du poêlon pour enlever tous les petits morceaux qui y ont adhéré. Mettre dans la cocotte de la mijoteuse. Bien mélanger.

3. Couvrir et cuire à basse température pendant 8 h ou à température élevée pendant 4 h jusqu'à ce que la viande soit tendre. Ajouter le mélange de paprika. Bien mélanger. Ajouter une partie des feuilles de chou et les plonger complètement dans le liquide avant d'en ajouter d'autres. Répéter l'opération jusqu'à ce que tout le chou soit couvert de liquide. Couvrir et cuire à température élevée pendant 30 min, jusqu'à ce que le chou soit tendre. Jeter les feuilles de laurier.

Les conseils du jour

Je préfère utiliser du paprika doux pour faire cette recette. Si vous aimez les plats plus relevés, utilisez du paprika fort, mais diminuez la quantité à 2 c. à café (2 c. à thé).

L'une des façons de préparer le chou cavalier pour l'utiliser dans un ragoût est de le couper en chiffonnade. Retirer la côte centrale qui part du bas de la feuille. Empilez environ 6 feuilles. Roulez-les comme un cigare, puis tranchez-les aussi fin que possible. Répétez l'opération jusqu'à ce que toutes les feuilles soient tranchées.

Truc santé

Comme toutes les viandes, le bœuf est une bonne source de zinc. L'un des rôles du zinc est, entre autres, de stimuler l'activité des enzymes, de favoriser la guérison des blessures, de renforcer le système immunitaire et de favoriser la croissance. La volaille, le poisson, les grains entiers, les légumineuses, les noix et les graines, les graines de citrouille, particulièrement, contiennent aussi des quantités variables de zinc.

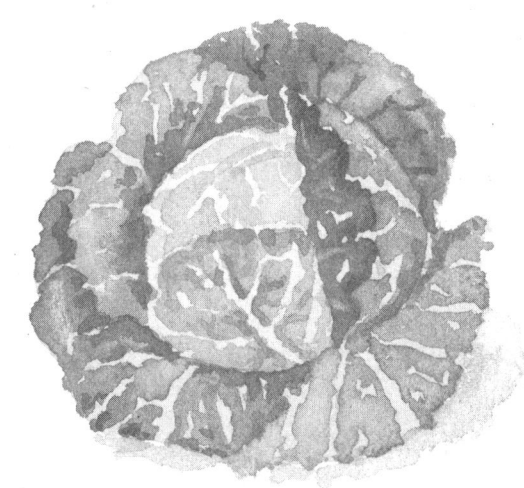

Valeur nutritive par portion	
Calories	213
Lipides	9,4 g
saturés	2,7 g
polyinsaturés	0,7 g
monoinsaturés	4,5 g
Cholestérol	44 mg
Sodium	326 mg
Glucides	10,0 g
Fibres	1,8 g
Protéines	21,8 g

Choix

½	Glucides
3	Viandes et substituts

Bœuf épicé à la marocaine

8 portions | *Grandeur de la mijoteuse : une grande mijoteuse d'au moins 5 litres (20 tasses)*

Voici un plat succulent. J'adore la saveur douce du panais. J'aime aussi la façon dont le cumin, la coriandre, la cannelle, le poivre noir et le cayenne se mêlent pour créer un bouillon riche et délicieux.

Vous pouvez faire à l'avance...
Vous pouvez préparer une partie de ce plat avant de le faire cuire. Faites l'étape 2, en chauffant 1 c. à soupe d'huile dans le poêlon avant d'attendrir les légumes. Couvrez le mélange et placez-le au frigo toute la nuit. Le lendemain, faites dorer le bœuf (étape 1) ou omettez cette étape et ajoutez la viande directement dans la cocotte de la mijoteuse. Passez à l'étape 3 et continuez selon les directives de la recette. Ou encore, faites cuire le plat pendant la nuit, mais n'y ajoutez pas le persil. Couvrez le plat et placez-le au frigo toute la journée. Au moment de servir, portez le mélange à ébullition dans une cocotte en métal et laissez-le mijoter pendant 10 min, jusqu'à ce que la viande soit très chaude et que la sauce fasse des bulles. Incorporez le persil et servez.

(Voir cahier photos)

1 c. à soupe d'huile d'olive
900 g (2 lb) de bœuf à ragoût paré et coupé en cubes de 2,5 cm (1 po)
2 oignons hachés
4 grosses carottes pelées et hachées
4 gros panais pelés et hachés
4 gousses d'ail hachées
1 c. à café (1 c. à thé) de grains de poivre noir concassés
1 bâton de cannelle de 15 cm (6 po)
2 c. à soupe de graines de cumin grillées et moulues *(voir Le conseil du jour)*
2 c. à café (2 c. à thé) de graines de coriandre grillées et moulues
2 c. à soupe de farine tout usage
1 boîte de 796 ml (28 oz) de tomates en dés, en conserve, égouttées
1 c. à soupe de pâte de tomate
250 ml (1 tasse) de bouillon de bœuf pauvre en sel
125 ml (½ tasse) de vin rouge sec
½ c. à café (½ c. à thé) de cayenne
1 c. à soupe de jus de citron fraîchement pressé
Persil frais, finement haché

1. Dans un poêlon, chauffer la moitié de l'huile à feu moyen-élevé pendant 30 secondes. Ajouter une partie du bœuf et cuire pendant environ 4 min, en brassant, jusqu'à ce qu'il soit légèrement doré, et en ajoutant le reste de l'huile, au besoin. À l'aide d'une écumoire, mettre la viande dans la cocotte de la mijoteuse. Répéter l'opération jusqu'à ce que tout le bœuf soit doré.
2. Réduire à feu moyen. Ajouter les oignons, les carottes et les panais au poêlon. Cuire pendant environ 7 min, en brassant, jusqu'à ce que les carottes soient ramollies. Ajouter l'ail, le poivre, la cannelle et les graines de cumin et de coriandre grillées et moulues. Cuire, en brassant, pendant 1 min. Ajouter la farine et cuire, en brassant, pendant 1 min. Ajouter les tomates, la pâte de tomate, le bouillon et le vin, puis porter à ébullition, en brassant.

3. Mettre dans la cocotte de la mijoteuse. Couvrir et cuire à basse température pendant 8 h ou à température élevée pendant 4 h, jusqu'à ce que les légumes soient tendres. Dissoudre le cayenne dans le jus de citron, puis les incorporer au mélange. Garnir généreusement de persil avant de servir.

Le conseil du jour

Pour faire griller les graines de cumin et les graines de coriandre : mettez-les dans un poêlon, à sec, et faites-les griller à feu moyen pendant environ 3 min, en brassant, jusqu'à ce qu'une bonne odeur s'en dégage et que les graines de cumin commencent tout juste à dorer. Mettez-les dans un mortier ou dans un moulin à épices, il faut alors les moudre sans tarder.

Truc santé

Lorsqu'on pense aux légumes, ce ne sont malheureusement pas les panais qui nous viennent d'abord à l'esprit. Ces derniers appartiennent à la même famille que le persil, la coriandre, la carotte et le céleri. Une portion de 80 g (½ tasse) de panais cuits contient une grande quantité de folate et de potassium et est une source de plusieurs autres éléments nutritifs comme des fibres, de la vitamine C et du magnésium.

Valeur nutritive par portion	
Calories	277
Lipides	9,5 g
saturés	2,8 g
polyinsaturés	0,7 g
monoinsaturés	4,0 g
Cholestérol	47 mg
Sodium	344 mg
Glucides	24,0 g
Fibres	4,4 g
Protéines	24,6 g
Choix	
1	Glucides
3	Viandes et substituts

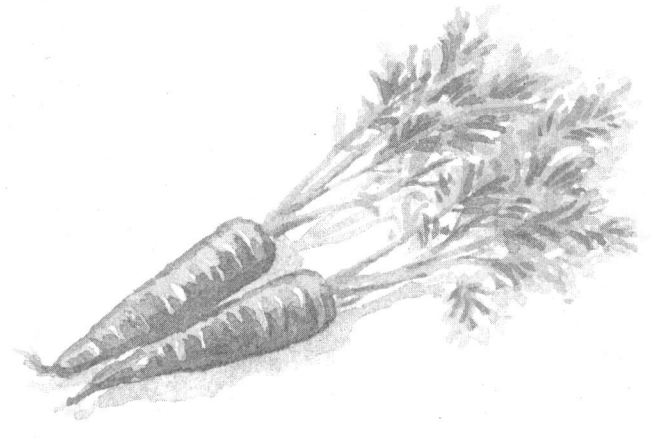

Bœuf au chou-fleur et aux poivrons à l'indienne

10 portions | *Grandeur de la mijoteuse : une mijoteuse de 3,5 à 6 litres (14 à 24 tasses)*

Si vous rêvez de quelque chose qui ressemble à un cari de bœuf, mais qui est plus nutritif, cette recette est faite pour vous.

Vous pouvez faire à l'avance…
Vous pouvez préparer une partie de ce plat avant de le faire cuire. Chauffez l'huile et faites l'étape 2 de la méthode. Couvrez le mélange et placez-le au frigo pendant toute la nuit ou même jusqu'à 2 jours. Quand vous serez prêt à cuire le plat, faites dorer le bœuf, tel que mentionné à l'étape 1, ou mettez-le dans la mijoteuse sans le faire dorer. Mélangez bien, puis passez à l'étape 3.

Environ 1 c. à soupe d'huile d'olive
900 g (2 lb) de bœuf à ragoût paré et coupé en cubes de 1 cm (½ po)
2 oignons finement hachés
1 c. à soupe de gingembre frais, émincé
2 gousses d'ail émincées
1 bâton de cannelle de 5 cm (2 po)
1 c. à café (1 c. à thé) de grains de poivre noir concassés
 (voir Les conseils du jour)
2 feuilles de laurier
2 c. à soupe de graines de cumin grillées et moulues
 (voir Les conseils du jour, p. 213)
1 c. à soupe de graines de coriandre grillées et moulues
250 ml (1 tasse) de bouillon de bœuf pauvre en sel
2 c. à soupe de pâte de tomate
1 poivron rouge coupé en dés
1 ou 2 longs piments verts, émincés
530 g (4 tasses) de bouquets de chou-fleur cuits *(voir Les conseils du jour)*
Yogourt nature faible en gras
20 g (¼ tasse) d'amandes effilées, grillées
75 g (½ tasse) de coriandre fraîche, finement hachée

1. Dans un poêlon, chauffer la moitié de l'huile d'olive pendant 30 secondes, à feu moyen-élevé. Ajouter une partie du bœuf et le faire dorer pendant environ 4 min, en brassant et en ajoutant le reste de l'huile, au besoin. À l'aide d'une écumoire, le mettre dans la cocotte de la mijoteuse. Répéter l'opération jusqu'à ce que tout le bœuf soit doré.

2. Réduire à feu moyen. Ajouter les oignons au poêlon et cuire pendant environ 3 min, en brassant, jusqu'à ce qu'ils soient ramollis. Ajouter le gingembre, l'ail, la cannelle, le poivre, les feuilles de laurier ainsi que les graines de cumin et de coriandre moulues. Cuire pendant 1 min, en brassant. Ajouter le bouillon et la pâte de tomate, puis porter à ébullition en raclant le fond du poêlon pour enlever tous les petits morceaux qui y ont adhéré. Mettre dans la cocotte de la mijoteuse. Bien mélanger.

3. Couvrir et cuire à basse température de 6 à 8 h ou à température élevée de 3 à 4 h, jusqu'à ce que le bœuf soit tendre. Jeter les feuilles de laurier et le bâton de cannelle. Ajouter le poivron rouge et le piment. Bien mélanger. Incorporer le chou-fleur cuit. Couvrir et cuire à température élevée pendant 20 min, jusqu'à ce que le poivron soit tendre. Pour servir, garnir d'un peu de yogourt, d'amandes grillées et de coriandre.

Variante
Vous pouvez remplacer le chou-fleur par 780 g (4 tasses) de bouquets de brocoli cuits.

Les conseils du jour
La quantité de grains de poivre noir mentionnée dans la recette donne un plat piquant. Si vous préférez un plat moins poivré, réduisez la quantité de poivre de moitié.

À mon avis, le chou-fleur doit être cuit rapidement dans de l'eau bouillante qui bout à gros bouillons. Faites-le cuire jusqu'à ce qu'il soit al dente, soit environ 3 min après que l'eau a recommencé à bouillir, égouttez-le, puis ajoutez-le à la mijoteuse.

Servez ce plat sur du riz brun à grain long avec une salade de concombre comme accompagnement.

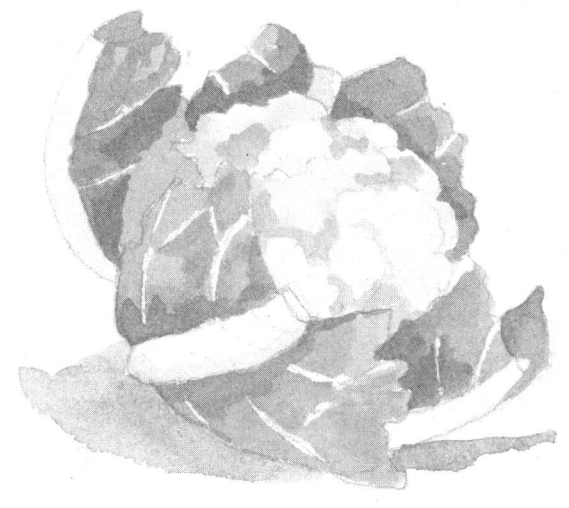

Valeur nutritive par portion	
Calories	210
Lipides	10,1 g
saturés	2,7 g
polyinsaturés	1,0 g
monoinsaturés	4,7 g
Cholestérol	44 mg
Sodium	167 mg
Glucides	7,5 g
Fibres	2,7 g
Protéines	22,9 g

Choix

3	Viandes et substituts
1	Extra

Casserole de bœuf à l'orge

8 portions

Grandeur de la mijoteuse: une grande mijoteuse d'au moins 5 litres (20 tasses)

J'ai actualisé une recette écossaise en lui ajoutant des champignons séchés pour en rehausser la saveur et de l'orge pour en améliorer la valeur nutritive, la transformant en une casserole. Une sauce délicieuse et une base de céréales en font le plat réconfortant par excellence. C'est le plat idéal à servir les soirs où tous ont des horaires différents. Laissez le plat dans la mijoteuse à basse température, et les membres de votre famille pourront se servir. Déposez sur la table ce qu'il faut pour préparer une salade et du pain de blé entier pour compléter le repas.

Vous pouvez faire à l'avance...
Vous pouvez préparer une partie de ce plat avant de le faire cuire. Faites les étapes 1 et 2 de la méthode. Couvrez le mélange et placez-le au frigo pendant toute la nuit. Le lendemain matin, continuez selon les directives de la recette.

2 c. à soupe de champignons sauvages séchés, émiettés
   (voir Les conseils du jour)
125 ml (½ tasse) d'eau chaude
1 c. à soupe d'huile d'olive
450 g (1 lb) de bœuf haché maigre
2 oignons finement hachés
4 gousses d'ail hachées
1 c. à soupe de romarin frais, finement haché, ou
   2 c. à café (2 c. à thé) de romarin séché, émietté
½ c. à café (½ c. à thé) de grains de poivre noir concassés
340 g (12 oz) de champignons café, en tranches
1 boîte de 796 ml (28 oz) de tomates en dés, en conserve, égouttées
500 ml (2 tasses) de bouillon de bœuf pauvre en sel
195 g (1 tasse) d'orge rincée *(voir Les conseils du jour)*

1. Dans un bol, mettre les champignons séchés et l'eau chaude. Bien brasser et laisser reposer pendant 30 min. Passer les champignons dans un tamis à mailles fines et conserver séparément les champignons et le liquide de trempage. Réserver.
2. Dans un poêlon, chauffer l'huile à feu moyen pendant 30 secondes. Ajouter le bœuf et les oignons. Cuire 5 min, en brassant et en brisant la viande avec le dos d'une cuillère, jusqu'à ce qu'elle ait perdu sa couleur rosée. Ajouter l'ail, le romarin, le poivre et les champignons réservés. Cuire 1 min, en brassant. Ajouter les champignons café et bien mélanger. Ajouter les tomates, le bouillon et le liquide de trempage des champignons. Porter à ébullition.
3. Mettre dans la cocotte de la mijoteuse. Incorporer l'orge. Couvrir et cuire à basse température de 6 à 8 h ou à température élevée de 3 à 4 h, jusqu'à ce que l'orge soit tendre.

Les conseils du jour
Cette quantité de champignons séchés équivaut à la moitié d'un paquet de 14 g (½ oz). Si vous les émiettez avec les doigts avant le trempage, vous n'aurez pas besoin de les hacher.

Même si l'orge perlé est plus facile à trouver, essayez d'utiliser de l'orge mondé pour faire les recettes de ce livre. L'orge momdé contient plus d'éléments nutritifs, dont des fibres, que son petit frère raffiné, car il contient encore une partie du son.

Valeur nutritive par portion

Calories	261
Lipides	10,3 g
saturés	3,5 g
polyinsaturés	0,7 g
monoinsaturés	4,9 g
Cholestérol	34 mg
Sodium	421 mg
Glucides	28,1 g
Fibres	3,6 g
Protéines	15,3 g

Choix

1 ½	Glucides
1 ½	Viandes et substituts
½	Matières grasses

Cari de bœuf épicé

8 portions | *Grandeur de la mijoteuse : une mijoteuse de 3,5 à 5 litres (14 à 20 tasses)*

Dans ce plat d'inspiration indienne, les morceaux de bœuf cuisent dans leur propre jus, assaisonnés d'épices. L'utilisation d'épices entières, comme les clous de girofle, les graines de coriandre et le bâton de cannelle, plutôt que d'épices moulues, améliore le résultat final, car les épices libèrent lentement leur saveur pendant la cuisson du cari. Servez ce plat avec du riz blanc et du pain nan pour tremper dans la sauce.

Vous pouvez faire à l'avance…
Vous pouvez préparer une partie de ce plat avant de le faire cuire. Faites l'étape 2 de la méthode, en chauffant 1 c. à soupe d'huile dans le poêlon avant d'attendrir les oignons. Couvrez le mélange et placez-le au frigo jusqu'à 2 jours. Quand vous serez prêt à cuire le plat, faites dorer le bœuf, tel que mentionné à l'étape 1, ou omettez cette étape et ajoutez le bœuf à la cocotte de la mijoteuse sans le faire dorer. Continuez la cuisson, puis passez à l'étape 3.

Environ 1 c. à soupe d'huile d'olive
900 g (2 lb) de bœuf à ragoût paré et coupé en cubes de 2,5 cm (1 po)
2 oignons finement hachés
4 gousses d'ail hachées
1 c. à soupe de gingembre frais, émincé
1 c. à soupe de graines de coriandre
1 c. à café (1 c. à thé) de curcuma
1 bâton de cannelle de 5 cm (2 po)
4 clous de girofle
1 c. à café (1 c. à thé) de sel
1 c. à café (1 c. à thé) de grains de poivre noir concassés
½ c. à café (½ c. à thé) de graines de fenouil
60 ml (¼ tasse) de bouillon de bœuf pauvre en sel
2 longs piments rouges ou verts, finement hachés *(voir Le conseil du jour)*

1. Dans un poêlon, chauffer la moitié de l'huile à feu moyen-élevé pendant 30 secondes. Ajouter une partie du bœuf et cuire pendant environ 4 min, en brassant, jusqu'à ce qu'il soit légèrement doré, en ajoutant le reste de l'huile, au besoin. À l'aide d'une écumoire, mettre la viande dans la cocotte de la mijoteuse. Répéter l'opération jusqu'à ce que tout le bœuf soit doré.
2. Réduire à feu moyen. Ajouter les oignons au poêlon. Cuire, en brassant, pendant environ 3 min, jusqu'à ce qu'ils soient ramollis. Ajouter l'ail, le gingembre, les graines de coriandre, le curcuma, le bâton de cannelle, les clous de girofle, le sel, le poivre et les graines de fenouil. Cuire, en brassant, pendant 1 min. Verser le bouillon et porter à ébullition.
3. Verser le mélange sur le bœuf. Couvrir et cuire à basse température de 8 à 10 h ou à température élevée de 4 à 5 h, jusqu'à ce que la viande soit tendre. Incorporer les piments. Couvrir et cuire à température élevée pendant 10 min. Servir immédiatement.

LE CONSEIL DU JOUR
Il y a tellement de types de piments que ça peut porter à confusion. Vous pouvez trouver les longs piments rouges ou verts, qui sont généralement utilisés dans la cuisine indienne, dans les marchés asiatiques. On les appelle parfois cayennes ou piments Serrano. Il ne faut pas les confondre avec les piments Serrano mexicains, qui sont différents.

Valeur nutritive par portion

Calories	190
Lipides	8,8 g
saturés	2,7 g
polyinsaturés	0,5 g
monoinsaturés	4,0 g
Cholestérol	47 mg
Sodium	387 mg
Glucides	4,8 g
Fibres	1,0 g
Protéines	22,2 g

Choix

3	Viandes et substituts

Oignons farcis

6 portions

Grandeur de la mijoteuse : une grande mijoteuse ovale d'au moins 6 litres (24 tasses)

Voici une savoureuse suggestion pour briser la routine des repas de semaine : des oignons farcis au bœuf haché et au boulgour, garnis de parmesan et d'aneth. Tous les types d'oignon doux, comme le Vidalia, l'oignon espagnol et l'oignon rouge constituent un bon choix. Assurez-vous seulement qu'ils sont croquants et bien frais et que vous pourrez tous les mettre dans la cocotte de la mijoteuse. Pour ajouter une touche de couleur, des éléments nutritifs et de la saveur, servez les oignons avec une salade verte parsemée de carottes râpées.

Vous pouvez faire à l'avance…
Vous pouvez préparer une partie de ce plat avant de le faire cuire. Faites les étapes 1 à 3 de la méthode. Faites bien refroidir la garniture, puis passez à l'étape 4. Couvrez le tout et placez-le au frigo pendant toute la nuit ou même jusqu'à 2 jours. Quand vous serez prêt à cuire le plat, passez à l'étape 5.

100 g (½ tasse) de boulgour
125 ml (½ tasse) d'eau bouillante
6 gros oignons doux
1 c. à soupe d'huile d'olive
340 g (12 oz) de bœuf haché, extra-maigre
6 gousses d'ail émincées
1 c. à café (1 c. à thé) d'origan séché, émietté
½ c. à café (½ c. à thé) de sel
½ c. à café (½ c. à thé) de grains de poivre noir concassés
125 ml (½ tasse) de vin blanc sec ou de bouillon de poulet pauvre en sel
1 boîte de 398 ml (14 oz) de tomates en dés, en conserve, avec le jus
   (voir Les conseils du jour)
60 g (½ tasse) de parmesan râpé
30 g (½ tasse) d'aneth ou de persil frais, finement haché

1. Dans un bol, mettre le boulgour et l'eau bouillante. Laisser reposer pendant 20 min.
2. Couper la base et le dessus des oignons, puis les peler. Évider les oignons *(voir Les conseils du jour)* et jeter le centre. Mettre les oignons dans une grande casserole d'eau bouillante et les blanchir pendant 5 min. Les égoutter, puis les rincer dans l'eau froide. Les mettre dans la cocotte de la mijoteuse, la cavité vers le haut.
3. Dans un poêlon, chauffer l'huile d'olive à feu moyen pendant 30 secondes. Ajouter le bœuf haché, l'ail, l'origan, le sel et le poivre. Cuire pendant environ 5 min, en brassant et en brisant la viande avec une cuillère, jusqu'à ce que le bœuf ait perdu sa couleur rosée. Ajouter le vin blanc et les tomates avec leur jus, puis porter à ébullition. Incorporer le boulgour.

4. Farcir les oignons du mélange de bœuf. Pour tasser la farce le plus possible, utiliser un objet émoussé comme un couteau de cuisine. Mettre le reste de la farce sur les oignons.
5. Couvrir et cuire à basse température pendant 8 h ou à température élevée pendant 4 h, jusqu'à ce que les oignons soient tendres et que le mélange soit très chaud et fasse des bulles. Pour servir, déposer un oignon sur chacune des assiettes. Saupoudrer de parmesan et garnir d'aneth ou de persil.

Les conseils du jour

Les tomates en conserve sont offertes en boîtes de différentes grosseurs. Si votre supermarché a des tomates en dés de 540 ml (19 oz), utilisez ce format plutôt que celui que l'on dit d'employer dans la recette.

Pour faire les cavités dans les oignons, utilisez un vide-pomme.

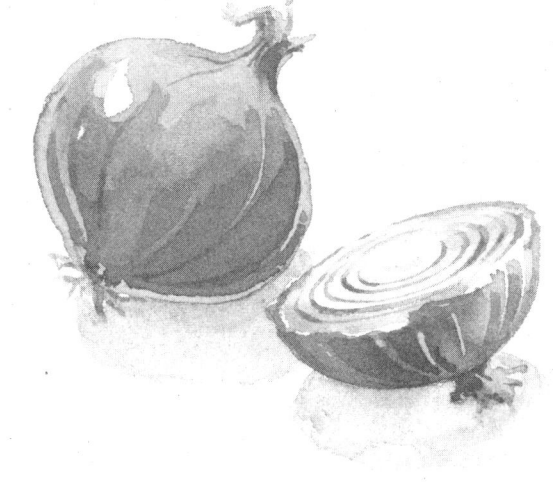

Valeur nutritive par portion	
Calories	294
Lipides	9,6 g
saturés	3,7 g
polyinsaturés	0,5 g
monoinsaturés	4,3 g
Cholestérol	38 mg
Sodium	508 mg
Glucides	34,2 g
Fibres	4,4 g
Protéines	19,8 g

Choix

2	Glucides
2	Viandes et substituts

Boulettes de sarrasin dans une sauce tomate

8 portions — *Grandeur de la mijoteuse : une mijoteuse de 3,5 à 6 litres (14 à 24 tasses)*

Ce plat savoureux ressemble davantage à un pain de viande en sauce qu'aux traditionnelles boulettes nageant dans la sauce. Il peut être servi sur du riz cuit, sur de la purée de pommes de terre ou sur des pâtes. J'aime servir ce plat avec des légumes verts au goût amer, comme les rapinis, sur lesquels je verse un filet d'huile d'olive extra-vierge et du jus de citron fraîchement pressé, mais le brocoli vapeur est aussi un bon accompagnement.

Les boulettes
- 110 g (½ tasse) de gruau de sarrasin ou kacha *(voir Les conseils du jour)*
- 250 ml (1 tasse) d'eau bouillante
- 1 oignon finement haché
- 30 g (½ tasse) de persil frais, finement haché
- ½ c. à café (½ c. à thé) de sel
- ¼ c. à café (¼ c. à thé) de poivre noir fraîchement moulu
- ¼ c. à café (¼ c. à thé) de cannelle moulue
- 450 g (1 lb) de bœuf haché maigre
- 1 œuf battu
- Environ 2 c. à soupe d'huile d'olive, au total

La sauce tomate
- 2 oignons finement hachés
- 4 gousses d'ail émincées
- 1 c. à café (1 c. à thé) d'origan séché, émietté
- ½ c. à café (½ c. à thé) de sel
- ½ c. à café (½ c. à thé) de grains de poivre noir concassés
- 1 boîte de 796 ml (28 oz) de tomates en dés, en conserve, avec le jus
- 250 ml (1 tasse) de vin rouge sec

1. Pour faire les boulettes : dans une casserole, mettre le gruau de sarrasin et l'eau bouillante. Couvrir et cuire à feu doux pendant environ 20 min, jusqu'à ce que toute l'eau soit absorbée. Retirer du feu et réserver.

2. Dans un bol, mélanger l'oignon, le persil, le sel, le poivre et la cannelle. Ajouter le bœuf haché et l'œuf. Bien mélanger avec les mains. À l'aide d'une cuillère en bois (ce sera encore très chaud), incorporer le gruau de sarrasin cuit. Faire 24 boulettes d'environ 4 cm (1 ½ po) de diamètre.

3. Dans un poêlon, chauffer 1 c. à soupe de l'huile d'olive à feu moyen-élevé. Ajouter une partie des boulettes et les faire dorer pendant environ 5 min. Les mettre dans la cocotte de la mijoteuse. Répéter l'opération jusqu'à ce que toutes les boulettes soient dorées.

4. Pour faire la sauce tomate : réduire à feu moyen et ajouter de l'huile, au besoin. Ajouter les oignons et cuire pendant environ 3 min, en brassant, jusqu'à ce qu'ils soient ramollis. Ajouter l'ail, l'origan, le sel et le poivre. Cuire pendant 1 min, en brassant. Ajouter les tomates avec leur jus et le vin, puis porter à ébullition.
5. Verser la sauce sur les boulettes. Couvrir et cuire à basse température pendant 7 h ou à température élevée pendant 3 ½ h, jusqu'à ce que ce soit très chaud et que la sauce fasse des bulles.

Les conseils du jour

Le gruau de sarrasin est aussi appelé kacha. Si vous préférez, vous pouvez le remplacer par la même quantité de boulgour. Si vous employez du boulgour, mettez-le dans l'eau bouillante et laissez-le reposer pendant environ 20 min, jusqu'à ce que toute l'eau soit absorbée. Passez ensuite à l'étape 2.

Préparez les boulettes et la sauce pendant que la kacha cuit. Vous serez alors prêt à commencer la cuisson à la mijoteuse dès que les boulettes et la sauce seront prêtes.

Truc santé

Le sarrasin ne contient pas de gluten, ce qui en fait la « céréale » idéale pour les personnes qui sont allergiques au gluten. Mais en réalité, le sarrasin est le fruit d'une plante.

Valeur nutritive par portion	
Calories	233
Lipides	12,2 g
saturés	3,8 g
polyinsaturés	0,7 g
monoinsaturés	6,3 g
Cholestérol	57 mg
Sodium	484 mg
Glucides	17,1 g
Fibres	2,7 g
Protéines	14,9 g
Choix	
1	Glucides
2	Viandes et substituts
½	Glucides

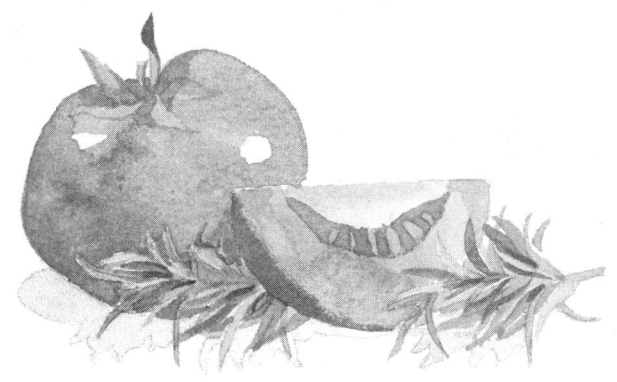

Osso buco accompagné de gremolata au citron

8 portions — Grandeur de la mijoteuse : une grande mijoteuse d'au moins 5 litres (20 tasses)

L'osso buco est sans doute mon plat de veau préféré. J'aime la sauce parfumée au vin et la viande rehaussée d'un soupçon de gremolata. Mais j'aime par-dessus tout manger la moelle que contiennent les os, un plaisir unique, tout à fait exquis. Utilisez de toutes petites cuillères pour retirer toute la moelle des os.

Vous pouvez faire à l'avance…
Vous pouvez préparer une partie de ce plat avant de le faire cuire. Faites les étapes 1 à 4 de la méthode, en chauffant 1 c. à soupe d'huile dans le poêlon avant de faire ramollir les poireaux, les carottes et le céleri. Couvrez la sauce et mettez-la au frigo jusqu'à 2 jours. Quand vous serez prêt à cuire le plat, continuez selon les directives de la recette. Ou encore, faites cuire la viande pendant toute la nuit dans la mijoteuse. Couvrez-la, puis mettez-la au frigo jusqu'à 2 jours. Quand vous serez prêt à servir, retirez le gras figé, puis mettez le tout dans une grosse cocotte en métal. Portez à ébullition et laissez mijoter pendant 10 min, jusqu'à ce que la viande soit bien chaude et que la sauce fasse des bulles.

1 paquet de 14 g (½ oz) de bolets séchés
250 ml (1 tasse) d'eau bouillante
35 g (¼ tasse) de farine tout usage
1 c. à café (1 c. à thé) de sel
½ c. à café (½ c. à thé) de grains de poivre noir concassés
8 jarrets de veau, en tranches, d'environ 180 g (6 oz) chacun
   (voir Les conseils du jour)
1 c. à soupe d'huile d'olive
1 c. à soupe de beurre
3 poireaux, le blanc seulement, nettoyés et coupés en tranches fines
   (voir Les conseils du jour)
2 carottes pelées et finement hachées
2 branches de céleri finement hachées
2 gousses d'ail finement hachées
1 c. à café (1 c. à thé) de thym séché ou 2 brins de thym frais
125 ml (½ tasse) de vin blanc sec

La gremolata au citron
2 gousses d'ail hachées
60 g (1 tasse) de persil finement haché
Le zeste de 1 citron râpé
1 c. à soupe d'huile d'olive extra-vierge

1. Dans un bol, mettre les champignons séchés et l'eau bouillante. Laisser reposer pendant 30 min. Passer les champignons dans un tamis à mailles fines et conserver le liquide de trempage. Assécher les champignons avec du papier essuie-tout, puis les hacher finement. Réserver.
2. Dans un bol, mélanger la farine, le sel et le poivre. En couvrir légèrement les jarrets, puis secouer pour enlever l'excès de farine. Conserver ce qui reste du mélange de farine.
3. Dans un grand poêlon, chauffer l'huile d'olive et le beurre à feu moyen. Ajouter le veau et cuire jusqu'à ce qu'il soit doré de tous les côtés. Mettre dans la cocotte de la mijoteuse.

4. Ajouter les poireaux, les carottes et le céleri au poêlon. Bien mélanger. Réduire à feu doux. Couvrir et cuire pendant environ 10 min, jusqu'à ce que les légumes soient ramollis. Régler l'appareil à feu moyen. Ajouter l'ail, le thym et les champignons réservés. Cuire pendant 1 min, en brassant. Ajouter le mélange de farine réservé et cuire pendant 1 min, en brassant. Ajouter le vin et le liquide de trempage des champignons, puis porter à ébullition.
5. Verser le mélange sur le veau. Couvrir et cuire à basse température pendant 12 h, jusqu'à ce que le veau soit tendre.
6. Pour faire la gremolata : juste avant de servir, mettre l'ail, le persil, le zeste de citron et l'huile d'olive dans un petit bol, puis le déposer sur la table pour que les invités puissent se servir.

Les conseils du jour

Les tranches de jarret de veau préemballées sont généralement trop grosses pour constituer une seule portion de cette recette. Demandez à votre boucher de couper le jarret de veau en tranches de 2,5 cm (1 po) d'épaisseur.

Pour nettoyer les poireaux : remplissez l'évier d'eau tiède. Coupez les poireaux en 2 dans le sens de la longueur et plongez-les dans l'eau en les faisant tourbillonner pour enlever toute trace de saleté. Mettez-les ensuite dans une passoire, puis rincez-les bien sous l'eau froide.

Truc santé

Les bolets séchés utilisés dans cette recette ajoutent de la profondeur et une saveur incomparable à cette sauce exquise. Les champignons contiennent très peu de calories – moins de 20 calories par 70 g (1 tasse) de champignons crus, tranchés –, mais ils sont une source de potassium, qui aide à contrôler la tension artérielle, et de zinc, qui stimule le système immunitaire.

Valeur nutritive par portion	
Calories	205
Lipides	6,7 g
saturés	2,1 g
polyinsaturés	0,6 g
monoinsaturés	2,9 g
Cholestérol	101 mg
Sodium	390 mg
Glucides	11,7 g
Fibres	2,5 g
Protéines	23,9 g

Choix

½	Glucides
3	Viandes et substituts

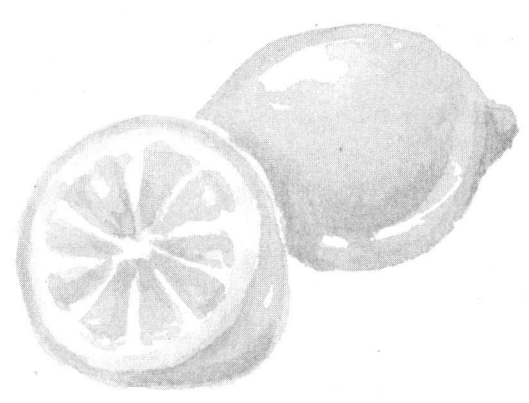

Ragoût de veau au vin rouge parfumé au romarin

10 portions | *Grandeur de la mijoteuse : une grande mijoteuse d'au moins 5 litres (20 tasses)*

Voici un savoureux ragoût d'inspiration italienne, qui est à la fois simple et raffiné. Servez-le sur de la Polenta (recette de base) (p. 254) et accompagnez-le de brocoli vapeur ou de rapinis.

Vous pouvez faire à l'avance...
Vous pouvez préparer une partie de ce plat avant de le faire cuire. Faites les étapes 1 et 3 de la méthode, puis réfrigérez le mélange jusqu'à 2 jours. Quand vous serez prêt à cuire le plat, mettez le veau dans la mijoteuse sans le faire dorer et passez à l'étape 4.

3 tranches de bacon coupées dans le sens de la largeur, en fines lanières
1 c. à soupe d'huile d'olive
900 g (2 lb) de veau à ragoût paré et coupé en cubes de 2,5 cm (1 po)
3 poireaux, le blanc seulement, nettoyés et grossièrement hachés
3 grosses carottes pelées et coupées en dés
2 branches de céleri coupées en dés
2 gousses d'ail hachées
1 ½ c. à soupe de romarin frais, haché, ou de feuilles de romarin séché, émiettées *(voir Le conseil du jour)*
1 c. à café (1 c. à thé) de sel
½ c. à café (½ c. à thé) de grains de poivre noir concassés
2 c. à soupe de farine tout usage
125 ml (½ tasse) de vin rouge sec
125 ml (½ tasse) de bouillon de poulet pauvre en sel
Brins de romarin frais (facultatif)

1. Chauffer un poêlon à feu moyen pendant 30 secondes. Ajouter le bacon et cuire, en brassant, jusqu'à ce qu'il soit croustillant. Égoutter le gras.
2. Ajouter la moitié de l'huile. Ajouter une partie du veau au poêlon et cuire pendant environ 4 min, en brassant et en ajoutant le reste de l'huile, au besoin, jusqu'à ce que la viande commence à dorer. À l'aide d'une écumoire, mettre le veau dans la cocotte de la mijoteuse. Répéter l'opération pour le reste du veau.
3. Ajouter au poêlon les poireaux, les carottes et le céleri. Cuire pendant environ 7 min, en brassant, jusqu'à ce qu'ils soient ramollis. Ajouter l'ail, le romarin, le sel, le poivre et le bacon réservé. Cuire pendant 1 min, en brassant. Saupoudrer le mélange de farine et cuire pendant 1 min, en brassant. Verser le vin et le bouillon. Cuire, en brassant, jusqu'à ce que le mélange épaississe.
4. Verser le mélange sur la viande et bien mélanger. Couvrir et cuire à basse température de 8 à 10 h ou à température élevée de 4 à 6 h, jusqu'à ce que la viande soit tendre. Garnir de brins de romarin, si désiré, puis servir.

Le conseil du jour
Si vous utilisez du romarin frais et que vous aimez les saveurs plus prononcées, insérez un brin de romarin entier dans la viande avant d'ajouter la sauce. Retirez-le avant de servir.

Valeur nutritive par portion

Calories	158
Lipides	4,8 g
saturés	1,2 g
polyinsaturés	0,6 g
monoinsaturés	2,2 g
Cholestérol	78 mg
Sodium	388 mg
Glucides	8,2 g
Fibres	2,1 g
Protéines	20,0 g

Choix
½ Glucides
2 ½ Viandes et substituts

Ragoût de veau à l'aneth

10 portions | *Grandeur de la mijoteuse : une grande mijoteuse d'au moins 5 litres (20 tasses)*

Voici une version allégée d'une blanquette de veau que je prépare depuis de nombreuses années. La recette est tirée d'un livre intitulé *The Silver Palate Cookbook*. J'aime servir ce ragoût le dimanche soir sur des fettuccinis de blé entier ou sur des nouilles de riz brun.

Vous pouvez faire à l'avance…
Vous pouvez préparer une partie de ce plat avant de le faire cuire. Faites l'étape 3 de la méthode. Couvrez le mélange, puis réfrigérez-le jusqu'à 2 jours. Quand vous serez prêt à cuire le plat, continuez selon les directives de la recette.

2 c. à soupe de farine tout usage
1 c. à soupe de paprika
¼ c. à café (¼ c. à thé) de muscade moulue
1 c. à café (1 c. à thé) de sel
½ c. à café (½ c. à thé) de grains de poivre noir concassés
1 c. à soupe de beurre
2 c. à soupe d'huile d'olive, au total
900 g (2 lb) de veau à ragoût paré et coupé en cubes de 2,5 cm (1 po)
2 oignons, en tranches fines
2 grosses carottes pelées, coupées en 4 dans le sens de la longueur, puis en tranches très fines
4 branches de céleri, en tranches fines
250 ml (1 tasse) de bouillon de poulet pauvre en sel
125 ml (½ tasse) de vermouth sec ou de vin blanc
125 ml (½ tasse) de crème 35 % à fouetter
25 g (½ tasse) d'aneth frais, finement haché
Nouilles au beurre chaudes (facultatif)

1. Dans un bol, mettre la farine, le paprika, la muscade, le sel et le poivre. Réserver.
2. Dans un poêlon, faire fondre le beurre et 1 c. à soupe de l'huile, à feu moyen. Ajouter le veau et cuire de 3 à 4 min, en brassant, sans le faire dorer. Saupoudrer la viande du mélange de farine, bien mêler puis, à l'aide d'une écumoire, mettre dans la cocotte de la mijoteuse.
3. Ajouter le reste de l'huile au poêlon. Y mettre les oignons, les carottes et le céleri. Cuire pendant environ 7 min, en brassant, jusqu'à ce que les légumes soient ramollis. Verser le bouillon et le vermouth, puis porter à ébullition.
4. Verser le mélange sur le veau, couvrir et cuire à basse température de 8 à 10 h ou à température élevée de 4 à 5 h, jusqu'à ce que le ragoût soit très chaud et qu'il fasse des bulles. Incorporer la crème et l'aneth. Servir sur des nouilles, si désiré.

Valeur nutritive par portion

Calories	204
Lipides	10,7 g
saturés	3,9 g
polyinsaturés	0,8 g
monoinsaturés	5,0 g
Cholestérol	92 mg
Sodium	385 mg
Glucides	6,4 g
Fibres	1,2 g
Protéines	19,7 g

Choix
½ Glucides
2 ½ Viandes et substituts

Goulache de veau

8 portions | *Grandeur de la mijoteuse : une mijoteuse de 3,5 à 6 litres (14 à 24 tasses)*

Cette version du goulache, un succulent ragoût hongrois assaisonné de paprika, est plus légère que la recette originale au bœuf. On le sert généralement sur des pâtes chaudes, mais vous pouvez aussi le servir sur une purée de pommes de terre. Les poivrons rouges en rehaussent la saveur et ils ajoutent de précieux éléments nutritifs à ce plat.

Vous pouvez faire à l'avance…

Vous pouvez préparer une partie de ce plat avant de le faire cuire. Chauffez 1 c. à soupe d'huile d'olive et faites l'étape 2 de la méthode. Couvrez le mélange et placez-le au frigo pendant toute la nuit ou même jusqu'à une journée entière. Quand vous serez prêt à cuire le plat, faites dorer le veau, tel que mentionné à l'étape 1, ou ajoutez-le au contenu de la cocotte sans le faire dorer. Mélangez bien et passez aux étapes 3 et 4.

(Voir cahier photos)

- 2 c. à soupe d'huile d'olive, au total
- 900 g (2 lb) de veau à ragoût paré et coupé en cubes de 2,5 cm (1 po)
- 2 oignons finement hachés
- 4 gousses d'ail émincées
- 1 c. à café (1 c. à thé) de graines de carvi *(voir Les conseils du jour)*
- ½ c. à café (½ c. à thé) de grains de poivre noir concassés
- 450 g (1 lb) de champignons *(voir Les conseils du jour)*
- 2 c. à soupe de farine tout usage
- 1 boîte de 398 ml (14 oz) de tomates en dés, en conserve, avec le jus *(voir Les conseils du jour)*
- 250 ml (1 tasse) de bouillon de poulet pauvre en sel
- 1 c. à soupe de paprika hongrois doux, dissous dans 2 c. à soupe d'eau ou de bouillon de poulet pauvre en sel
- 2 poivrons rouges, coupés en dés
- 25 g (½ tasse) d'aneth frais, haché
- Crème sure ou crème aigre (facultatif)

1. Dans un poêlon, chauffer 1 c. à soupe de l'huile d'olive à feu moyen-élevé pendant 30 secondes. Ajouter une partie du veau et cuire pendant environ 5 min, jusqu'à ce qu'il soit doré, en ajoutant de l'huile, au besoin. À l'aide d'une écumoire, mettre le veau dans la cocotte de la mijoteuse. Répéter l'opération jusqu'à ce que tout le veau soit doré.

2. Réduire à feu moyen. Ajouter les oignons au poêlon et cuire pendant environ 3 min, en brassant, jusqu'à ce qu'ils soient ramollis. Ajouter l'ail, les graines de carvi et le poivre. Cuire pendant 1 min, en brassant. Ajouter les champignons et remuer pour bien les enduire du mélange. Ajouter la farine et cuire pendant 1 min, en brassant. Ajouter les tomates avec leur jus et le bouillon, puis porter à ébullition. Mettre dans la cocotte de la mijoteuse et bien mélanger.

3. Couvrir et cuire à basse température pendant 8 h ou à température élevée pendant 4 h, jusqu'à ce que le veau soit tendre.

4. Ajouter le mélange de paprika au contenu de la mijoteuse et bien mêler. Ajouter les poivrons rouges et bien mélanger. Couvrir et cuire à température élevée pendant 30 min, jusqu'à ce que les poivrons soient tendres. Pour servir, verser dans des bols et garnir chaque portion de 1 c. à soupe d'aneth et d'une bonne cuillerée de crème sure, si désiré.

Les conseils du jour

Ce plat contient un soupçon de carvi. Si vous préférez une saveur plus prononcée, vous pouvez mettre jusqu'à 2 c. à café (2 c. à thé) de graines de carvi.

Dans ce ragoût, j'aime bien utiliser de petits champignons café entiers, mais si vous ne parvenez pas à en trouver, des champignons blancs ou de plus gros champignons café, en quartiers ou en tranches, selon leur grosseur, feront très bien l'affaire.

Les tomates en conserve sont offertes en boîtes de différentes grosseurs. Si votre supermarché a des tomates en dés de 540 ml (19 oz), utilisez ce format plutôt que celui que l'on dit d'employer dans la recette.

Truc santé

D'un goût franc et relevé, le carvi est une plante aromatique appréciée tant pour ses propriétés médicinales que culinaires et ce, depuis des temps immémoriaux. Depuis des siècles, il est utilisé pour faciliter la digestion et il sert souvent à tempérer le goût ardent de certains mélanges d'épices comme la harissa de la cuisine tunisienne ou le garam masala, une préparation légèrement sucrée de la cuisine indienne. Selon l'expert en condiments Ian Hemphill, la Hollande est le plus grand producteur de carvi, et le carvi hollandais est l'un des meilleurs du monde.

Valeur nutritive par portion	
Calories	207
Lipides	6,8 g
saturés	1,4 g
polyinsaturés	0,8 g
monoinsaturés	3,5 g
Cholestérol	95 mg
Sodium	221 mg
Glucides	11,3 g
Fibres	2,4 g
Protéines	25,5 g

Choix

½	Glucides
3	Viandes et substituts

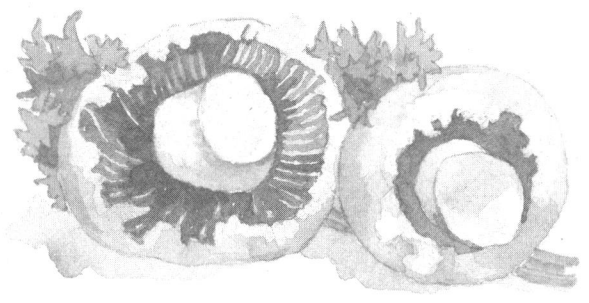

Jarrets de veau à la grecque

6 portions — *Grandeur de la mijoteuse : une mijoteuse de 3,5 à 6 litres (14 à 24 tasses)*

Même si j'adore l'osso buco, de temps en temps, j'aime bien apprêter différemment cette succulente coupe de viande. Cette version utilise des ingrédients associés à la cuisine grecque (ail, origan, vin blanc et une gremolata agrémentée de feta et de câpres). Servez les jarrets sur du riz brun ou sur des langues d'oiseau (orzo) chaudes mélangées à de l'huile d'olive extra-vierge et ajoutez un plat de légumes verts comme les rapinis pour compléter le repas.

Vous pouvez faire à l'avance…
Vous pouvez préparer une partie de ce plat avant de le faire cuire. Chauffez 1 c. à soupe de l'huile et faites l'étape 2 de la méthode. Couvrez le mélange et placez-le au frigo pendant toute la nuit ou même jusqu'à une journée entière. Quand vous serez prêt à cuire le plat, passez aux étapes 1, 3 et 4.

6 tranches de jarrets de veau d'environ 180 g (6 oz) chacune
45 g (⅓ tasse) de farine tout usage
2 c. à soupe d'huile d'olive, au total
3 poireaux, le blanc seulement, nettoyés et finement tranchés
   (voir Les conseils du jour, p. 227)
12 gousses d'ail en lamelles
2 c. à café (2 c. à thé) d'origan séché, émietté
½ c. à café (½ c. à thé) de grains de poivre noir concassés
250 ml (1 tasse) de vin blanc sec
3 c. à soupe de pâte de tomate
500 ml (2 tasses) de bouillon de poulet pauvre en sel

La gremolata
30 g (½ tasse) de persil frais, finement haché
1 c. à soupe de câpres égouttées, émincées
1 c. à soupe de zeste de citron finement râpé
40 g (¼ tasse) de feta émiettée

1. Mettre les tranches de veau dans une assiette et les couvrir de farine. Remuer l'assiette pour faire tomber le surplus de farine. Dans un poêlon, chauffer 1 c. à soupe de l'huile d'olive à feu moyen-élevé. Ajouter une partie du veau et cuire, en brassant, pendant 5 min, en ajoutant de l'huile au besoin, jusqu'à ce que la viande soit dorée de tous les côtés. Mettre dans la cocotte de la mijoteuse. Répéter l'opération jusqu'à ce que tout le veau soit doré.

2. Réduire à feu moyen. Ajouter les poireaux et cuire pendant environ 5 min, en brassant, jusqu'à ce qu'ils soient ramollis. Ajouter l'ail, l'origan et le poivre. Cuire pendant 1 min, en brassant. Ajouter le vin blanc, la pâte de tomate et le bouillon, en brassant, puis porter à ébullition. Mettre dans la cocotte de la mijoteuse.

3. Couvrir et cuire à basse température pendant 12 h ou à température élevée pendant 6 h, jusqu'à ce que le veau soit tendre.
4. Pour faire la gremolata : dans un bol, mélanger le persil, les câpres et le zeste de citron. Ajouter la feta et brasser jusqu'à ce qu'elle soit bien incorporée. La servir avec le veau.

Le conseil du jour

Les tranches de jarret de veau préemballées sont généralement trop grosses pour constituer une seule portion de cette recette. Demandez à votre boucher de couper le jarret de veau en tranches de 2,5 cm (1 po) d'épaisseur.

Truc santé

Une portion de ce plat fournit de nombreux éléments nutritifs. C'est une excellente source de vitamines B6, B12 et K ainsi que de phosphore, de potassium, de fer et de zinc. C'est aussi une bonne source de magnésium et de folate et une source de vitamines A et C ainsi que de calcium. De plus, elle contient une certaine quantité de fibres alimentaires.

Valeur nutritive par portion	
Calories	263
Lipides	9,3 g
saturés	2,3 g
polyinsaturés	0,9 g
monoinsaturés	4,6 g
Cholestérol	100 mg
Sodium	365 mg
Glucides	17,9 g
Fibres	3,6 g
Protéines	26,9 g
Choix	
1	Glucides
3	Viandes et substituts

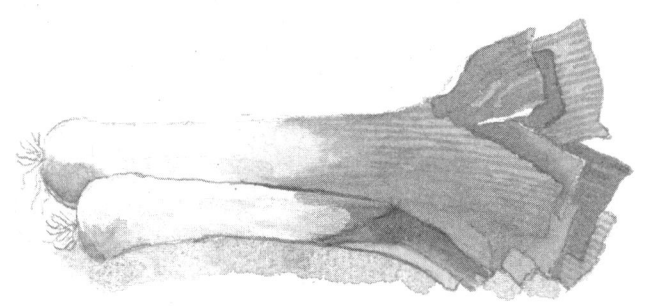

Jarrets d'agneau aux légumineuses

12 portions de 45 g (1 ½ oz) de viande avec des haricots

Grandeur de la mijoteuse : une grande mijoteuse d'au moins 5 litres (20 tasses)

L'agneau cuit avec des légumineuses dans une délicieuse sauce au vin est un classique de la cuisine française. Cela n'a rien d'étonnant, car c'est un mélange alléchant. Si vous préférez les saveurs plus prononcées, piquez un brin entier de romarin frais avec la tige dans l'agneau avant d'ajouter la sauce. Servez l'agneau avec du pain croûté, une salade verte ou des tomates fraîchement cueillies et une bonne vinaigrette, ainsi qu'avec un vin rouge corsé. Vous aurez un repas dont tout le monde se souviendra.

Vous pouvez faire à l'avance…
Vous pouvez préparer une partie de ce plat avant de le faire cuire. Égouttez les haricots. Faites l'étape 4 en chauffant 1 c. à soupe de l'huile dans le poêlon avant de ramollir les légumes et de les saupoudrer de 1 c. à soupe de farine. Couvrez le mélange et mettez-le au frigo jusqu'à 2 jours. Quand vous serez prêt à cuire le plat, continuez selon les directives de la recette.

420 g (2 tasses) de petits haricots blancs ou de flageolets secs, qui ont trempé dans l'eau, rincés et égouttés
35 g (¼ tasse) de farine tout usage
1 c. à café (1 c. à thé) de sel
½ c. à café (½ c. à thé) de grains de poivre noir concassés
6 jarrets d'agneau tranchés en 2
2 c. à soupe d'huile d'olive, au total
2 oignons finement hachés
2 carottes pelées et coupées en dés
4 branches de céleri coupées en dés
6 gousses d'ail hachées
1 c. à soupe de romarin frais, finement haché
Le zeste râpé et le jus de 1 orange
250 ml (1 tasse) de bouillon de bœuf pauvre en sel
125 ml (½ tasse) de vin rouge sec
Persil frais, finement haché

1. Mettre les haricots dans la cocotte de la mijoteuse.
2. Mettre la farine, le sel et le poivre dans une assiette. Couvrir légèrement l'agneau de ce mélange, puis secouer pour enlever l'excès de farine. Conserver ce qui reste du mélange de farine.
3. Dans un poêlon, chauffer 1 c. à soupe de l'huile, à feu moyen-élevé. Ajouter une partie de l'agneau. Cuire, en retournant la viande et en ajoutant de l'huile, au besoin, jusqu'à ce qu'elle soit dorée de tous les côtés. À l'aide de pinces de cuisine, mettre l'agneau dans la cocotte de la mijoteuse. Répéter l'opération pour le reste de la viande. Conserver seulement 1 c. à soupe du gras du poêlon.

4. Réduire à feu moyen. Ajouter les oignons, les carottes et le céleri au poêlon et cuire pendant environ 7 min, en brassant, jusqu'à ce que les carottes soient ramollies. Ajouter l'ail, le romarin et le zeste d'orange. Cuire pendant 1 min, en brassant. Saupoudrer les légumes de la farine réservée. Cuire pendant 1 min, en brassant. Ajouter le jus d'orange, le bouillon et le vin, puis porter à ébullition.
5. Verser la sauce sur la viande. Couvrir et cuire à basse température de 10 à 12 h ou à température élevée de 5 à 6 h, jusqu'à ce que la viande se détache des os et que les haricots soient tendres. Jeter les os et mettre l'agneau et les haricots dans un plat de service profond. Garder au chaud. Dans une casserole, à feu moyen-élevé, réduire le jus de cuisson du tiers. Verser sur la viande, puis garnir généreusement de persil.

Le conseil du jour
Un jarret d'agneau complet est trop gros pour constituer une seule portion de cette recette. Demandez à votre boucher de le couper en 2 morceaux égaux.

Truc santé
Les petits haricots blancs utilisés dans cette recette en augmentent la teneur en fibres (plus de 6 g par portion).

Valeur nutritive par portion	
Calories	253
Lipides	6,5 g
saturés	2,1 g
polyinsaturés	0,7 g
monoinsaturés	3,2 g
Cholestérol	44 mg
Sodium	326 mg
Glucides	27,7 g
Fibres	6,4 g
Protéines	21,1 g

Choix

1 ½	Glucides
3	Viandes et substituts

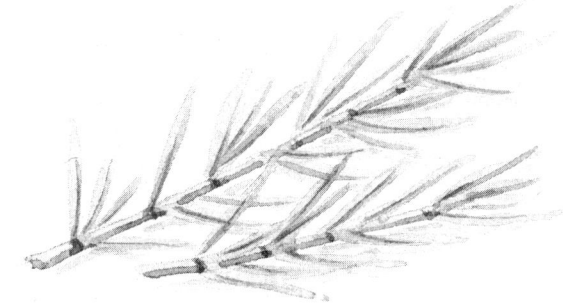

Ragoût irlandais

8 portions — *Grandeur de la mijoteuse : une grande mijoteuse d'au moins 5 litres (20 tasses)*

Ce ragoût consistant et savoureux est un favori de tous les temps et il est difficile de l'améliorer. Vous pouvez simplement l'accompagner de légumes verts comme les haricots ou le brocoli, d'un petit pain croûté et d'un verre de bière brune ou de vin rouge corsé.

Vous pouvez faire à l'avance…
Vous pouvez préparer une partie de ce plat avant de le faire cuire. Faites l'étape 3 de la méthode en chauffant 1 c. à soupe de l'huile dans le poêlon avant de faire ramollir les légumes. Couvrez le mélange et mettez-le au frigo jusqu'à 2 jours. Quand vous serez prêt à cuire le plat, faites griller l'agneau (étapes 1 et 2), puis passez à l'étape 4.

- 35 g (¼ tasse) de farine tout usage
- 1 c. à café (1 c. à thé) de sel
- ½ c. à café (½ c. à thé) de grains de poivre noir concassés
- 2 c. à soupe d'huile d'olive, au total
- 900 g (2 lb) d'agneau à ragoût paré et coupé en cubes de 2,5 cm (1 po)
- 3 oignons finement hachés
- 2 grosses carottes pelées et coupées en dés
- 1 c. à café (1 c. à thé) de thym séché
- 2 c. à soupe de pâte de tomate
- 1 c. à soupe de sauce Worcestershire
- 250 ml (1 tasse) de bouillon de bœuf pauvre en sel
- 4 pommes de terre moyennes, pelées et coupées en cubes de 1 cm (½ po)
- 255 g (1 ½ tasse) de pois verts

1. Mettre la farine, le sel et le poivre dans une assiette. Couvrir légèrement l'agneau de ce mélange, puis secouer pour enlever l'excès de farine. Conserver ce qui reste du mélange de farine.
2. Dans un poêlon, chauffer 1 c. à soupe de l'huile pendant 30 secondes, à feu moyen-élevé. Ajouter une partie de l'agneau et cuire pendant environ 4 min, en brassant et en ajoutant de l'huile, au besoin, jusqu'à ce que la viande soit dorée. À l'aide d'une écumoire, mettre la viande dans la cocotte de la mijoteuse. Répéter l'opération pour le reste de la viande. Conserver seulement 1 c. à soupe de gras du poêlon.
3. Réduire à feu moyen. Ajouter les oignons et les carottes au poêlon et cuire pendant environ 7 min, en brassant, jusqu'à ce que les carottes soient ramollies. Ajouter le thym et la farine réservée. Cuire pendant 1 min, en brassant. Incorporer la pâte de tomate, la sauce Worcestershire et le bouillon, puis porter à ébullition.
4. Mettre les pommes de terre dans la cocotte de la mijoteuse. Ajouter le mélange d'oignon et bien mélanger. Couvrir et cuire à basse température de 8 à 10 h ou à température élevée de 4 à 5 h, jusqu'à ce que le mélange fasse des bulles et que les pommes de terre soient tendres. Incorporer les pois. Couvrir et cuire à température élevée de 15 à 20 min, jusqu'à ce que les pois soient cuits.

Valeur nutritive par portion

Calories	286
Lipides	9,7 g
saturés	2,7 g
polyinsaturés	1,0 g
monoinsaturés	5,0 g
Cholestérol	73 mg
Sodium	567 mg
Glucides	22,3 g
Fibres	3,2 g
Protéines	26,8 g

Choix

1	Glucides
3	Viandes et substituts

Agneau aux lentilles et aux bettes à cardes

12 portions — *Grandeur de la mijoteuse : une grande mijoteuse d'au moins 5 litres (20 tasses)*

Ce ragoût campagnard est le plat idéal à servir aux invités comme à la famille. Il suffit de lui ajouter une salade verte parsemée de carottes râpées.

Vous pouvez faire à l'avance…
Chauffez 1 c. à soupe de l'huile et faites l'étape 2. Couvrez le mélange et placez-le au frigo toute la nuit ou même jusqu'à une journée entière. Quand vous serez prêt à cuire le plat, faites dorer l'agneau (étape 1) ou ajoutez-le à la cocotte de la mijoteuse sans le faire dorer. Mélangez et passez à l'étape 3.

Les conseils du jour
Retirez les tiges des épinards frais, puis hachez les feuilles avant de les utiliser. S'ils ne sont pas prélavés, rincez-les dans l'eau tiède. Si les épinards sont surgelés, décongelez-les d'abord.

Les restes se réchauffent bien et sont souvent meilleurs le lendemain.

Ingrédients
- Environ 2 c. à soupe d'huile d'olive, au total
- 900 g (2 lb) d'agneau à ragoût paré et coupé en cubes de 2,5 cm (1 po)
- 2 oignons finement hachés
- 8 carottes pelées, en tranches
- 4 branches de céleri, en tranches
- 4 gousses d'ail émincées
- 2 c. à café (2 c. à thé) d'herbes de Provence
- 1 c. à café (1 c. à thé) de sel
- ½ c. à café (½ c. à thé) de grains de poivre noir concassés
- 2 feuilles de laurier
- 250 ml (1 tasse) de bouillon de légumes ou de poulet, pauvre en sel
- 1 boîte de 796 ml (28 oz) de tomates en dés, en conserve, avec le jus
- 340 g (2 tasses) de lentilles vertes ou brunes, rincées
- 2 bottes de bettes à cardes dont on a retiré les tiges, hachées, ou 2 paquets de 300 g (10 oz) d'épinards frais ou surgelés *(voir Les conseils du jour)*

1. Dans un poêlon, chauffer 1 c. à soupe de l'huile d'olive pendant 30 secondes, à feu moyen-élevé. Ajouter une partie de l'agneau et cuire, en brassant pendant environ 4 min et en ajoutant de l'huile au besoin, jusqu'à ce que la viande soit dorée. Mettre dans la cocotte de la mijoteuse. Répéter l'opération jusqu'à ce que tout l'agneau soit doré.
2. Réduire à feu moyen. Égoutter tout le jus de cuisson du poêlon, sauf 1 c. à soupe. Ajouter au poêlon les oignons, les carottes et le céleri. Cuire pendant environ 7 min, en brassant, jusqu'à ce que les carottes soient ramollies. Ajouter l'ail, les herbes de Provence, le sel et le poivre. Cuire pendant 1 min, en brassant. Ajouter les feuilles de laurier, le bouillon et les tomates avec leur jus, puis porter à ébullition. Mettre dans la cocotte de la mijoteuse. Incorporer les lentilles.
3. Couvrir et cuire à basse température pendant 8 h ou à température élevée pendant 4 h, jusqu'à ce que le mélange fasse des bulles et que l'agneau et les lentilles soient tendres. Ajouter une partie des bettes à cardes, en brassant, jusqu'à ce qu'elles soient légèrement tendres. Répéter l'opération jusqu'à ce que toutes les bettes soient dans la mijoteuse. Couvrir et cuire à température élevée de 20 à 30 min, jusqu'à ce que les bettes soient tendres. Jeter les feuilles de laurier.

Valeur nutritive par portion

Calories	277
Lipides	6,8 g
saturés	1,8 g
polyinsaturés	0,8 g
monoinsaturés	3,3 g
Cholestérol	0 mg
Sodium	462 mg
Glucides	29,6 g
Fibres	6,6 g
Protéines	25,4 g

Choix
1 ½	Glucides
3	Viandes et substituts

Agneau aux raisins et aux abricots à la marocaine

8 portions | *Grandeur de la mijoteuse : une mijoteuse de 3,5 à 6 litres (14 à 24 tasses)*

Cette recette classique de type tajine, dans laquelle l'agneau est braisé avec des épices et du miel, est un appétissant mélange de sucré-salé. J'aime servir l'agneau sur du couscous, de blé entier, de préférence, qui est l'accompagnement traditionnel. Ce plat est également délicieux avec du quinoa.

Vous pouvez faire à l'avance...
Vous pouvez préparer une partie de ce plat avant de le faire cuire. Faites l'étape 1 de la méthode. Chauffez 1 c. à soupe de l'huile, puis passez à l'étape 3. Couvrez le mélange et placez-le au frigo pendant toute la nuit ou même jusqu'à 2 jours. Quand vous serez prêt à cuire le plat, faites dorer l'agneau tel que mentionné à l'étape 2 ou ajoutez-le à la cocotte de la mijoteuse sans le faire dorer. Mélangez bien, continuez et faites l'étape 4.

1 c. à soupe de graines de cumin
1 c. à café (1 c. à thé) de graines de coriandre
Environ 2 c. à soupe d'huile d'olive, au total
900 g (2 lb) d'agneau à ragoût paré et coupé en cubes de 2,5 cm (1 po)
1 oignon finement haché
1 c. à soupe de gingembre frais, émincé
1 c. à café (1 c. à thé) de zeste de citron râpé
1 c. à café (1 c. à thé) de sel
Environ ½ c. à café (½ c. à thé) de grains de poivre noir concassés (*voir Le conseil du jour*)
1 bâton de cannelle de 2,5 cm (1 po)
125 ml (½ tasse) de bouillon de poulet pauvre en sel
1 c. à soupe de jus de citron fraîchement pressé
1 c. à soupe de miel liquide
170 g (1 tasse) d'abricots séchés, hachés
75 g (½ tasse) de raisins secs
40 g (¼ tasse) de coriandre fraîche, finement hachée

1. Dans un poêlon, à feu moyen, faire griller les graines de cumin et les graines de coriandre à sec pendant environ 3 min, en brassant, jusqu'à ce qu'une bonne odeur s'en dégage et que les graines de cumin commencent tout juste à dorer. Les déposer dans un mortier ou dans un moulin à épices, puis les moudre sans tarder. Réserver.
2. Dans le même poêlon, chauffer 1 c. à soupe de l'huile d'olive pendant 30 secondes, à feu moyen-élevé. Ajouter une partie de l'agneau et cuire, en brassant pendant environ 4 min, en ajoutant de l'huile, au besoin, jusqu'à ce que la viande soit dorée. Mettre dans la cocotte de la mijoteuse. Répéter l'opération jusqu'à ce que toute la viande soit dorée.

3. Réduire à feu moyen. Ajouter au poêlon l'oignon et cuire, en brassant, jusqu'à ce qu'il soit ramolli. Ajouter le gingembre, le zeste de citron, le sel, le poivre, le bâton de cannelle et les graines de cumin et de coriandre. Cuire pendant 1 min, en brassant. Ajouter le bouillon et porter à ébullition. Mettre dans la cocotte de la mijoteuse. Bien mélanger.
4. Couvrir et cuire à basse température de 7 à 8 h ou à température élevée de 3 à 4 h, jusqu'à ce que l'agneau soit tendre. Ajouter le jus de citron et le miel. Bien mélanger. Incorporer les abricots et les raisins. Couvrir et cuire à température élevée pendant 20 min, jusqu'à ce que les fruits soient bien chauds. Garnir de coriandre. Jeter le bâton de cannelle.

Le conseil du jour

Pour contrebalancer la douceur des abricots et des raisins, j'aime bien que ce plat soit poivré. J'utilise donc habituellement 1 c. à café (1 c. à thé) de poivre noir fraîchement moulu dans cette recette. Mais je suis amateur de poivre, alors allez-y selon vos préférences.

Truc santé

En plus de donner à cette recette une note exotique, les abricots en améliorent la valeur nutritive en ajoutant des fibres, de la vitamine A (sous forme de bêtacarotène), du potassium et du fer. Les abricots cuits possèdent un avantage supplémentaire, car l'organisme peut utiliser plus facilement le bêtacarotène provenant des aliments cuits. On trouve des abricots séchés pendant toute l'année et ils constituent une collation très nutritive. Une chose à surveiller cependant: la plupart des abricots séchés sont traités au dioxyde de soufre, qui conserve leur couleur orange vif, mais qui peut provoquer des réactions allergiques ou une crise d'asthme chez les personnes qui y sont sensibles. Je préfère acheter des abricots sans dioxyde de soufre dans les magasins d'aliments naturels.

Valeur nutritive par portion	
Calories	246
Lipides	8,7 g
saturés	2,7 g
polyinsaturés	0,8 g
monoinsaturés	4,1 g
Cholestérol	65 mg
Sodium	418 mg
Glucides	22,5 g
Fibres	2,3 g
Protéines	20,7 g

Choix

1	Glucides
2 ½	Viandes et substituts

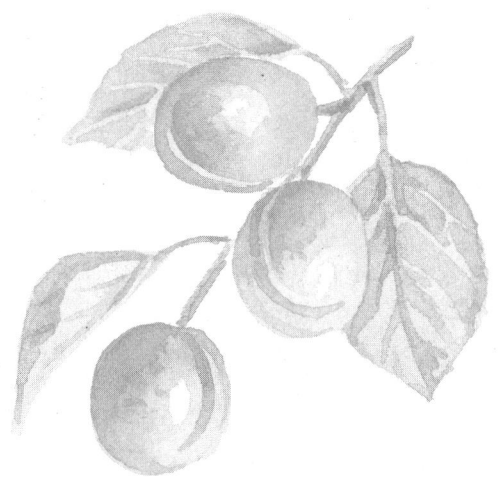

Cari d'agneau aux pommes et aux bananes

8 portions | *Grandeur de la mijoteuse : une mijoteuse de 3,5 à 6 litres (14 à 24 tasses)*

Le dosage des épices donne ici un plat doux, alors si vous aimez les plats plus relevés, ajoutez un deuxième piment ou jusqu'à ¼ c. à café (¼ c. à thé) de cayenne avec le piment. Vous aurez alors un bon équilibre entre le côté piquant et la douceur des fruits. Pour compléter le repas, servez le cari sur du riz brun à grain long et ajoutez des épinards vapeur.

Vous pouvez faire à l'avance…
Vous pouvez préparer une partie de ce plat avant de le faire cuire. Faites l'étape 1 de la méthode. Chauffez l'huile et passez à l'étape 3. Couvrez le mélange et mettez-le au frigo jusqu'à 2 jours. Quand vous serez prêt à cuire le plat, faites dorer l'agneau (étape 2) ou ajoutez-le à la mijoteuse sans le faire griller. Mélangez bien, puis passez à l'étape 4.

1 c. à soupe de graines de cumin
1 c. à café (1 c. à thé) de graines de coriandre
Environ 1 c. à soupe d'huile d'olive
900 g (2 lb) d'agneau à ragoût paré et coupé en cubes de 2,5 cm (1 po)
2 oignons finement hachés
4 gousses d'ail hachées
1 c. à soupe de gingembre frais, émincé
2 c. à café (2 c. à thé) de curcuma
1 bâton de cannelle de 5 cm (2 po)
2 gousses de cardamome brune, broyées
½ c. à café (½ c. à thé) de grains de poivre noir concassés
250 ml (1 tasse) de bouillon de bœuf ou de bouillon de poulet, pauvre en sel
1 ou 2 longs piments rouges ou verts *(voir Le conseil du jour)*, émincés, ou ¼ c. à café (¼ c. à thé) de cayenne dissous dans 1 c. à soupe d'eau bouillante
3 pommes pelées et évidées, en tranches fines
2 bananes, en tranches fines
40 g (¼ tasse) de coriandre ou de persil, frais, finement haché

1. Dans un grand poêlon, à feu moyen, faire griller les graines de cumin et les graines de coriandre à sec pendant environ 3 min, en brassant, jusqu'à ce qu'une bonne odeur s'en dégage et que les graines de cumin commencent tout juste à dorer. Les mettre dans un mortier ou dans un moulin à épices, puis les moudre sans tarder. Réserver.

2. Dans le même poêlon, chauffer l'huile à feu moyen-élevé pendant 30 secondes. Ajouter une partie de l'agneau et cuire pendant environ 4 min, en brassant, jusqu'à ce qu'il soit doré, en ajoutant de l'huile, au besoin. À l'aide d'une écumoire, mettre la viande dans la cocotte de la mijoteuse. Répéter l'opération jusqu'à ce que tout l'agneau soit doré.

3. Réduire à feu moyen. Ajouter les oignons au poêlon. Cuire, en brassant, pendant environ 3 min, jusqu'à ce qu'ils soient ramollis. Ajouter l'ail, le gingembre, le curcuma, le bâton de cannelle, la cardamome, le poivre et les graines de cumin et de coriandre moulues réservées. Cuire, en brassant, pendant 1 min, jusqu'à ce qu'une bonne odeur s'en dégage. Verser le bouillon et porter à ébullition.
4. Verser la sauce sur l'agneau et bien mélanger. Couvrir et cuire à basse température de 7 à 8 h ou à température élevée de 3 à 4 h, jusqu'à ce que la viande soit très tendre. Jeter le bâton de cannelle et les gousses de cardamome. Ajouter une partie des piments, des pommes et des bananes, puis brasser pour bien incorporer le tout avant d'en ajouter une autre partie. Couvrir et cuire à température élevée pendant 30 min, jusqu'à ce que les fruits soient tendres et chauds. Garnir de coriandre fraîche.

Le conseil du jour

Il y a tellement de types de piments que ça peut porter à confusion. Les longs piments rouges ou verts sont généralement utilisés dans la cuisine indienne et vous pouvez les trouver dans les marchés asiatiques. On les appelle parfois cayennes ou piments Serrano. Il ne faut pas les confondre avec les piments Serrano mexicains, qui sont différents.

Truc santé

La plupart d'entre nous ont grandi en croyant qu'une pomme par jour pouvait éloigner le médecin. Les scientifiques sont maintenant en mesure de confirmer cette croyance et de l'expliquer. Nous savons depuis longtemps que les pommes contiennent des éléments nutritifs comme de la vitamine C et des fibres. Mais aujourd'hui, c'est l'éventail de phytochimiques, comme la quercétine (un flavonoïde que l'on trouve surtout dans la peau du fruit), qui intéresse davantage les chercheurs. La quercétine est un puissant antioxydant qui aide à renforcer le système immunitaire.

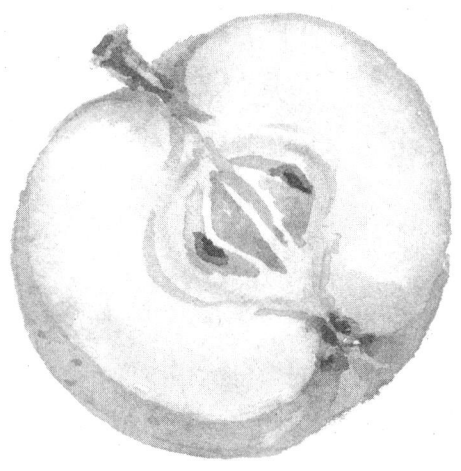

Valeur nutritive par portion	
Calories	244
Lipides	8,4 g
saturés	2,5 g
polyinsaturés	0,8 g
monoinsaturés	3,8 g
Cholestérol	73 mg
Sodium	151 mg
Glucides	18,3 g
Fibres	2,2 g
Protéines	24,4 g

Choix

1	Glucides
3	Viandes et substituts

Fèves au lard aux olives et au vin blanc

12 portions — *Grandeur de la mijoteuse : une grande mijoteuse d'au moins 5 litres (20 tasses)*

Cette recette demande un peu de planification, car il faut mariner le porc pendant toute la nuit dans un mélange de sel et d'ail. Par ailleurs, ce plat savoureux est ce qu'il y a de plus simple à préparer. Pour compléter les saveurs méditerranéennes, j'aime bien l'accompagner d'une assiette de poivrons grillés. Vous pouvez y ajouter du pain croûté chaud, comme la ciabatta et, si vous avez envie de faire la fête, un Rioja corsé. Votre repas sera alors parfait. Vous obtiendrez une bonne quantité de fèves au lard, mais le plat se réchauffe très bien.

Vous pouvez faire à l'avance...

Vous pouvez préparer une partie de ce plat avant de le faire cuire. Faites l'étape 1 de la méthode. Faites chauffer 1 c. à soupe de l'huile, puis passez à l'étape 3. Couvrez les mélanges de viande et d'oignon séparément, puis mettez-les au frigo jusqu'à 2 jours. Quand vous serez prêt à cuire le plat, faites griller le porc tel que mentionné à l'étape 2 ou mettez-le dans la cocotte de la mijoteuse sans le faire griller. Mélangez bien et passez à l'étape 4.

1 c. à soupe d'ail, réduit en purée *(voir Le conseil du jour)*
½ c. à café (½ c. à thé) de grains de poivre noir concassés
900 g (2 lb) d'épaule de porc parée, désossée et coupée en petits morceaux
2 c. à soupe d'huile d'olive, au total
3 oignons finement tranchés à la verticale
6 filets d'anchois finement hachés
2 c. à café (2 c. à thé) de thym séché, émietté
250 ml (1 tasse) de vin blanc sec
1 c. à café (1 c. à thé) de vinaigre de vin blanc
1 boîte de 398 ml (14 oz) de tomates en dés, en conserve, avec le jus
  (voir Les conseils du jour, p. 231)
740 g (4 tasses) de haricots blancs ou de petits haricots blancs secs, cuits, ou encore de haricots blancs, ou de petits haricots blancs, en conserve, égouttés et rincés
1 c. à café (1 c. à thé) de paprika, fumé, de préférence, dissous dans 1 c. à soupe de vin blanc ou d'eau
60 g (1 tasse) de persil frais, finement haché
135 g (1 tasse) d'olives Calamata dénoyautées, hachées

1. Dans un bol assez grand pour y mettre tout le porc, mettre l'ail et le poivre. Ajouter le porc et brasser pour qu'il soit bien couvert du mélange. Couvrir et mettre au réfrigérateur pendant toute la nuit.

2. Dans un poêlon, chauffer 1 c. à soupe de l'huile, à feu moyen-élevé, pendant 30 secondes. Assécher une partie du porc avec du papier essuie-tout et cuire le porc, en brassant, pendant environ 5 min, en ajoutant de l'huile, au besoin, jusqu'à ce qu'il soit doré. À l'aide d'une écumoire, le mettre dans la cocotte de la mijoteuse. Répéter l'opération pour tout le porc.

3. Réduire à feu moyen. Ajouter les oignons et les anchois au poêlon et cuire pendant environ 3 min, en brassant, jusqu'à ce que les oignons soient ramollis. Ajouter le thym et cuire, en brassant, pendant 1 min. Verser le vin et le vinaigre. Cuire pendant 2 min, en brassant et en raclant le fond du poêlon pour enlever tous les petits morceaux qui y ont adhéré. Ajouter les tomates avec leur jus, puis porter à ébullition. Mettre dans la cocotte de la mijoteuse. Ajouter les haricots et bien mélanger.
4. Couvrir et cuire à basse température de 8 à 10 h ou à température élevée de 4 à 5 h, jusqu'à ce que le porc soit très tendre (la viande doit se détacher des os). Incorporer le mélange de paprika, le persil et les olives. Couvrir et cuire à température élevée pendant 15 min, jusqu'à ce que ce soit bien chaud.

Le conseil de jour
Pour mettre de l'ail en purée, servez-vous d'une râpe dont les aspérités sont très affûtées.

Truc santé
Les techniques d'élevage contemporaines ont changé notre perception du porc. Comme cet animal avait jadis une teneur élevée en lipides, il a souvent été rejeté par les consommateurs soucieux de leur santé. Cette teneur a été réduite de presque 50 %, comparativement à il y a à peine 10 ans. Le porc, consommé avec modération, représente donc maintenant un bon choix alimentaire.

Valeur nutritive par portion	
Calories	268
Lipides	10,7 g
saturés	2,6 g
polyinsaturés	1,2 g
monoinsaturés	6,0 g
Cholestérol	55 mg
Sodium	549 mg
Glucides	21,4 g
Fibres	7,6 g
Protéines	22,1 g
Choix	
1	Glucides
3	Viandes et substituts

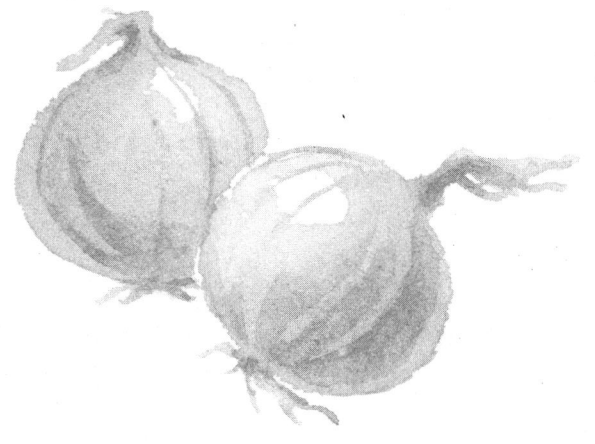

Fèves au lard à l'espagnole

10 portions

Grandeur de la mijoteuse : une grande mijoteuse d'au moins 5 litres (20 tasses)

Voici un plat qui est aussi savoureux que les meilleures fèves au lard, mais il est encore plus nutritif. L'épaule de porc picnic dégraissée remplace le porc salé ou le bacon, et on ajoute du chou frisé, qui est rempli d'éléments nutritifs, juste avant la fin de la cuisson. Servez ce plat avec une salade verte parsemée de carottes râpées et avec des petits pains croûtés pour compléter le repas.

Vous pouvez faire à l'avance...
Vous pouvez préparer une partie de ce plat avant de le faire cuire. Chauffez 1 c. à soupe de l'huile et faites l'étape 2 de la méthode. Couvrez le mélange et placez-le au frigo pendant toute la nuit ou même jusqu'à 2 jours. Quand vous serez prêt à cuire le plat, faites dorer le porc, tel que mentionné à l'étape 1, ou ajoutez-le à la cocotte de la mijoteuse sans le faire dorer. Mélangez bien et passez aux étapes 3 et 4.

2 c. à soupe d'huile d'olive, au total
900 g (2 lb) d'épaule de porc picnic, désossée, parée et coupée en petits morceaux
3 oignons finement hachés
4 gousses d'ail émincées
2 c. à café (2 c. à thé) d'origan séché, émietté
1 c. à café (1 c. à thé) de sel
½ c. à café (½ c. à thé) de grains de poivre noir concassés
250 ml (1 tasse) de vin blanc sec ou de bouillon de poulet pauvre en sel
2 c. à café (2 c. à thé) de vinaigre de xérès ou de vinaigre de vin blanc
1 boîte de 796 ml (28 oz) de tomates en dés, en conserve, avec le jus
2 boîtes de 398 ou 540 ml (14 ou 19 oz) de haricots blancs, égouttés et rincés, ou 370 g (2 tasses) de haricots blancs secs qui ont trempé dans l'eau, cuits et égouttés – voir Haricots secs (recette de base), p. 256
2 c. à café (2 c. à thé) de paprika fort ou doux dissous dans 2 c. à soupe de vin blanc sec ou d'eau
600 g (8 tasses) de chou frisé, grossièrement haché, dont on a retiré les côtes centrales *(voir Les conseils du jour)*

1. Dans un poêlon, chauffer 1 c. à soupe d'huile d'olive à feu moyen-élevé. Ajouter une partie du porc et cuire, en brassant pendant environ 5 min, en ajoutant de l'huile, au besoin, jusqu'à ce que la viande soit dorée. Mettre dans la cocotte de la mijoteuse. Répéter l'opération jusqu'à ce que tout le porc soit doré.
2. Réduire à feu moyen. Ajouter les oignons au poêlon et cuire pendant environ 3 min, en brassant, jusqu'à ce qu'ils soient ramollis. Ajouter l'ail, l'origan, le sel et le poivre. Cuire pendant 1 min, en brassant. Ajouter le vin et le vinaigre et cuire pendant 1 min, en brassant. Ajouter les tomates avec leur jus et porter à ébullition. Mettre dans la cocotte de la mijoteuse. Ajouter les haricots et bien mélanger.

3. Couvrir et cuire à basse température pendant 8 h ou à température élevée pendant 4 h, jusqu'à ce que le porc soit très tendre (il doit se défaire à la fourchette).
4. Ajouter le mélange de paprika et bien mélanger. Ajouter une partie du chou, en brassant après chaque ajout, et cuire jusqu'à ce qu'il soit légèrement tendre. Couvrir et cuire à température élevée pendant 30 min, jusqu'à ce que le chou soit tendre. Servir immédiatement.

Les conseils du jour

Quand vous préparez le chou, retirez la tige, puis pliez les feuilles en 2 et enlevez la côte centrale qui part du bas de la feuille.

Vous pouvez remplacer le chou par la même quantité d'épinards ou de bettes à cardes.

Truc santé

Il est difficile de croire que ce délicieux ragoût est aussi nutritif. Une portion de ce plat constitue une excellente source de vitamines A, C, B6 et K, ainsi que de phosphore, de potassium, de fer et de zinc. C'est aussi une bonne source de vitamine B12, de folate et de magnésium, et une source de calcium. Et comme si ce n'était pas suffisant, elle a aussi une teneur très élevée en fibres alimentaires.

Valeur nutritive par portion	
Calories	277
Lipides	9,5 g
saturés	2,6 g
polyinsaturés	1,3 g
monoinsaturés	4,8 g
Cholestérol	57 mg
Sodium	563 mg
Glucides	23,4 g
Fibres	6,9 g
Protéines	25,8 g
Choix	
1	Glucides
3	Viandes et substituts

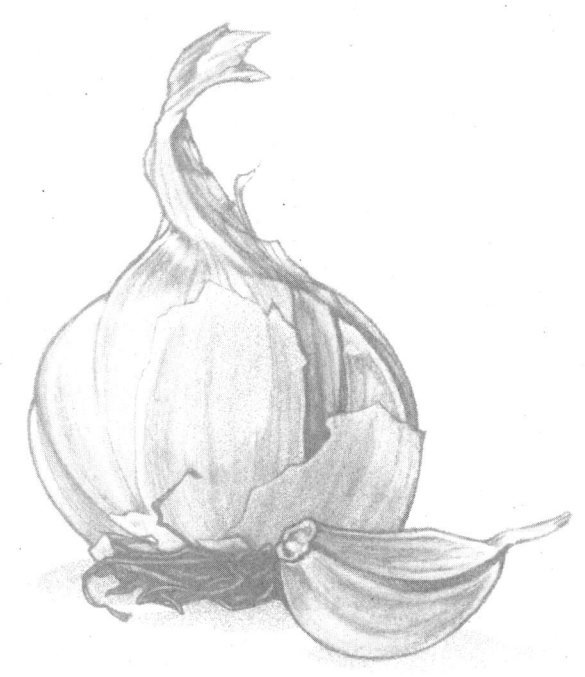

Côtes levées au chou et aux grains de blé

8 portions

Grandeur de la mijoteuse : une grande mijoteuse d'au moins 6 litres (24 tasses)

Cette recette me rappelle l'un de mes plats préférés des États du Sud américain. Dans la recette originale, le chou est cuit avec du jarret de porc et assaisonné d'un soupçon de vinaigre. J'ai remplacé le jarret par des côtes de porc et j'ai ajouté des grains de blé nutritifs. J'aime servir ce plat dans de grandes assiettes à soupe avec des petits pains de blé entier que l'on peut tremper dans la sauce.

Vous pouvez faire à l'avance…

Vous pouvez préparer une partie de ce plat avant de le faire cuire. Chauffez 1 c. à soupe de l'huile et faites l'étape 2 de la méthode. Couvrez le mélange et placez-le au frigo pendant toute la nuit ou même jusqu'à 2 jours. Quand vous serez prêt à cuire le plat, faites dorer les côtes, tel que mentionné à l'étape 1. Passez ensuite à l'étape 3.

1 c. à soupe d'huile d'olive
1,1 kg (2 ½ lb) de longe partie des côtes ou de côtes de flanc de porc, dont on a retiré le gras, en tranches
2 oignons finement hachés
8 branches de céleri coupées en dés
2 gousses d'ail émincées
1 bâton de cannelle de 5 cm (2 po)
½ c. à café (½ c. à thé) de grains de poivre noir concassés
450 g (2 tasses) de grains de blé, rincés
1 litre (4 tasses) de bouillon de poulet ou de bouillon de légumes, pauvre en sel
1 c. à soupe de paprika dissous dans 2 c. à soupe de vinaigre de vin blanc
600 g (8 tasses) de feuilles de chou vert, parées et finement tranchées
 (voir Les conseils du jour)
Vinaigre balsamique ou vinaigre de vin blanc

1. Dans un poêlon, chauffer l'huile d'olive pendant 30 secondes à feu moyen-élevé. Ajouter une partie des côtes et les faire dorer des 2 côtés pendant environ 5 min. Les mettre dans la cocotte de la mijoteuse. Répéter l'opération jusqu'à ce que toutes les côtes soient dorées.

2. En utilisant le même poêlon, réduire à feu moyen, puis ajouter les oignons et le céleri. Cuire pendant environ 5 min, en brassant, jusqu'à ce que le céleri soit ramolli. Ajouter l'ail, la cannelle et le poivre. Cuire pendant 1 min, en brassant. Ajouter les grains de blé, puis brasser pour les couvrir du mélange. Verser le bouillon, puis porter à ébullition. Mettre dans la cocotte de la mijoteuse.

3. Couvrir et cuire à basse température pendant 8 h ou à température élevée pendant 4 h, jusqu'à ce que les côtes soient tendres et que la viande se détache des os. Ajouter le mélange de paprika et bien mêler. Ajouter une partie du chou et le plonger complètement dans le liquide avant d'en ajouter une autre partie. Répéter l'opération jusqu'à ce que tout le chou soit plongé dans le liquide. Couvrir et cuire à température élevée pendant 30 min, jusqu'à ce que le chou soit tendre. Jeter le bâton de cannelle.

Les conseils du jour

Une portion de ce plat peut sembler riche en calories, mais il constitue presque un repas en lui-même, et vous n'aurez pratiquement rien à ajouter pour le compléter.

L'une des façons de préparer les feuilles de chou pour les utiliser dans un ragoût est de les couper en chiffonnade. Retirez la côte centrale qui part du bas de la feuille. Empilez environ 6 feuilles. Roulez-les comme un cigare, puis tranchez-les aussi fin que possible. Répétez l'opération jusqu'à ce que toutes les feuilles soient tranchées.

Déposez un petit flacon d'un bon vinaigre sur la table pour que chacun puisse, à son goût, ajouter un peu de piquant.

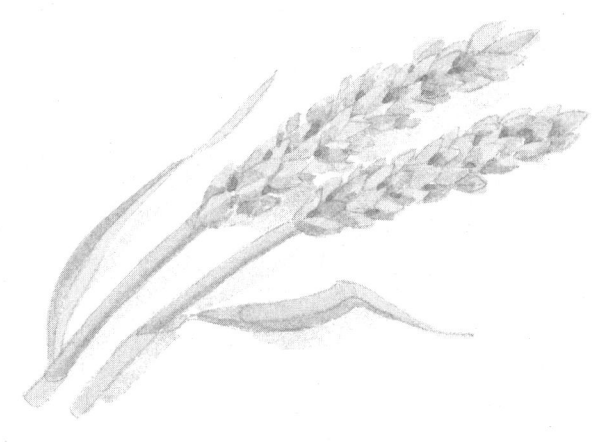

Valeur nutritive par portion	
Calories	383
Lipides	16,2 g
saturés	4,9 g
polyinsaturés	2,0 g
monoinsaturés	7,5 g
Cholestérol	60 mg
Sodium	391 mg
Glucides	38,8 g
Fibres	7,4 g
Protéines	22,1 g

Choix

2	Glucides
2	Viandes et substituts
1	Matières grasses

Les céréales et les accompagnements

Pilaf d'orge et de riz sauvage. 250
« Risotto » aux poireaux et à l'orge 251
Pilaf de riz et de boulgour. 252
Polenta (recette de base) 254
Polenta crémeuse au maïs et au piment. 255
Haricots secs (recette de base) 256
Ratatouille. 258
Plat traditionnel juif aux champignons 260
Purée de panais et de carottes au cumin 262
Gratin de fenouil parfumé au safran. 263
Haricots de Lima au fromage. 264

Pilaf d'orge et de riz sauvage

8 portions
CONVIENT AU VÉGÉTALIEN

Grandeur de la mijoteuse : une grande mijoteuse de 5 litres (20 tasses) (voir Les conseils du jour)

Servez ce succulent pilaf comme plat d'accompagnement nutritif ou faites-en un plat principal léger en lui ajoutant une salade de tomates en tranches ou des légumes mélangés.

Vous pouvez faire à l'avance...
Vous pouvez préparer une partie de ce plat avant de le faire cuire. Faites l'étape 1 de la méthode. Couvrez le mélange et placez-le au frigo pendant toute la nuit ou même jusqu'à 2 jours. Quand vous serez prêt à cuire le plat, passez à l'étape 2.

1 c. à soupe d'huile d'olive
1 oignon finement haché
4 gousses d'ail émincées
2 c. à café (2 c. à thé) de romarin séché, émietté
½ c. à café (½ c. à thé) de grains de poivre noir concassés
1 boîte de 796 ml (28 oz) de tomates en dés, en conserve, égouttées
85 g (½ tasse) de riz sauvage
95 g (½ tasse) d'orge mondé, rincé
500 ml (2 tasses) de bouillon de légumes ou de bouillon de poulet, pauvre en sel, ou d'eau
40 g (¼ tasse) de pignons grillés *(voir Les conseils du jour)*

1. Dans un poêlon, chauffer l'huile pendant 30 secondes, à feu moyen. Ajouter l'oignon et cuire pendant environ 3 min, en brassant, jusqu'à ce qu'il soit ramolli. Ajouter l'ail, le romarin et le poivre. Cuire pendant 1 min, en brassant. Ajouter les tomates et porter à ébullition. Mettre dans la cocotte de la mijoteuse.
2. Ajouter le riz, l'orge et le bouillon. Bien mélanger. Déposer 2 linges à vaisselle propres pliés en 2 (ce qui donne 4 épaisseurs) sur le dessus de la mijoteuse *(voir Les conseils du jour)*. Couvrir et cuire à basse température pendant 8 h ou à température élevée pendant 4 h. Parsemer de pignons et servir chaud.

LES CONSEILS DU JOUR

Si vous utilisez une mijoteuse plus petite, le temps de cuisson diminue : 5 à 6 h à basse température et 2 ½ à 3 h à température élevée.

Pour faire griller les pignons : mettez-les dans un poêlon, à sec. Faites-les griller de 3 à 4 min, à feu moyen, en brassant sans arrêt, jusqu'à ce qu'ils commencent à dorer. Retirez-les du feu et mettez-les immédiatement dans un petit bol. Attention : quand les pignons commencent à brunir, ils peuvent brûler rapidement.

Les linges à vaisselle pliés en 2 absorbent l'humidité qui s'accumule pendant la cuisson, l'empêchant de détremper le pilaf.

Valeur nutritive par portion	
Calories	149
Lipides	4,7 g
saturés	0,8 g
polyinsaturés	1,4 g
monoinsaturés	2,3 g
Cholestérol	0 mg
Sodium	291 mg
Glucides	23,9 g
Fibres	3,2 g
Protéines	4,4 g

Choix

1 ½ Glucides
1 Matières grasses

« Risotto » aux poireaux et à l'orge

10 portions
CONVIENT AU VÉGÉTALIEN

Grandeur de la mijoteuse : une mijoteuse de 3,5 à 6 litres (14 à 24 tasses)

Vous pouvez faire à l'avance…
Vous pouvez préparer une partie de ce plat la veille. Faites l'étape 1 de la méthode. Couvrez le mélange et placez-le au frigo pendant toute la nuit. Le lendemain matin, continuez selon les directives de la recette.

1 c. à soupe d'huile d'olive
3 poireaux, le blanc seulement, nettoyés et finement hachés
   (voir *Le conseil du jour*)
1 c. à café (1 c. à thé) de sel
½ c. à café (½ c. à thé) de grains de poivre noir concassés
390 g (2 tasses) d'orge mondé ou d'orge perlé, rincé
1 boîte de 796 ml (28 oz) de tomates en dés grossièrement hachées, en conserve, avec le jus
750 ml (3 tasses) de bouillon de légumes pauvre en sel ou d'eau

1. Dans un poêlon, chauffer l'huile à feu moyen pendant 30 secondes. Ajouter les poireaux et cuire pendant environ 5 min, en brassant, jusqu'à ce qu'ils soient ramollis. Ajouter le sel, le poivre et l'orge. Cuire, en brassant, pendant 1 min. Ajouter les tomates avec leur jus et le bouillon, puis porter à ébullition. Mettre dans la cocotte de la mijoteuse.
2. Couvrir et cuire à basse température pendant 8 h ou à température élevée pendant 4 h, jusqu'à ce que l'orge soit tendre. Servir très chaud.

LE CONSEIL DU JOUR
Pour nettoyer les poireaux : remplissez l'évier d'eau tiède. Coupez les poireaux en 2 dans le sens de la longueur et plongez-les dans l'eau en les faisant tourbillonner pour enlever toute trace de saleté. Mettez-les ensuite dans une passoire et rincez-les bien sous l'eau froide.

Valeur nutritive par portion	
Calories	160
Lipides	1,9 g
saturés	0,3 g
polyinsaturés	0,4 g
monoinsaturés	0,9 g
Cholestérol	0 mg
Sodium	427 mg
Glucides	33,9 g
Fibres	4,1 g
Protéines	3,4 g
Choix	
2	Glucides
½	Matières grasses

Pilaf de riz et de boulgour

8 portions
CONVIENT AU VÉGÉTALIEN

Grandeur de la mijoteuse : une grande mijoteuse d'au moins 5 litres (20 tasses)

Ce savoureux pilaf fait un bon repas de semaine ou un plat d'accompagnement intéressant, quand on le sert avec une salade de tomates en tranches, avec des carottes râpées et une vinaigrette ou avec une salade verte. Il se conserve chaud dans la mijoteuse et il est parfait pour les soirs où les membres de la famille ont des horaires différents. Ils peuvent donc se servir eux-mêmes.

Vous pouvez faire à l'avance...
Vous pouvez préparer une partie de ce plat avant de le faire cuire. Faites l'étape 2 de la méthode. Couvrez le mélange et placez-le au frigo pendant toute la nuit. Le lendemain matin, faites tremper le boulgour (étape 1) et continuez selon les directives de la recette.

200 g (1 tasse) de boulgour de texture grossière *(voir Les conseils du jour)*
750 ml (3 tasses) d'eau bouillante
1 c. à soupe d'huile d'olive
2 gros poireaux, le blanc seulement, coupés en 2 dans le sens de la longueur, nettoyés et tranchés finement *(voir Le conseil du jour, p. 251)*
2 branches de céleri coupées en dés
2 carottes pelées et coupées en dés
4 gousses d'ail hachées
1 c. à café (1 c. à thé) de thym séché, émietté
½ c. à café (½ c. à thé) de grains de poivre noir concassés
165 g (1 tasse) d'un mélange de riz brun et de riz sauvage, rincé
(voir Les conseils du jour)
15 g (¼ tasse) de tomates séchées réhydratées, finement hachées
500 ml (2 tasses) de bouillon de poulet ou de bouillon de légumes, pauvre en sel

1. Dans un bol, mettre le boulgour et l'eau bouillante. Laisser reposer pendant 20 min, jusqu'à ce que l'eau ait été absorbée.
2. Dans un grand poêlon, chauffer l'huile à feu moyen. Ajouter les poireaux, le céleri et les carottes. Cuire pendant environ 7 min, en brassant, jusqu'à ce que les carottes soient ramollies. Ajouter l'ail, le thym et le poivre. Cuire, en brassant, pendant 1 min. Ajouter le riz et brasser pour bien l'enduire du mélange. Ajouter les tomates séchées et bien brasser. Verser le bouillon, en brassant, et porter à ébullition.
3. Mettre dans la cocotte de la mijoteuse. Incorporer le boulgour qui a trempé dans l'eau. Déposer un linge à vaisselle propre plié en 2 (ce qui donne 2 épaisseurs) sur le dessus de la mijoteuse pour absorber l'humidité. Couvrir et cuire à température élevée pendant 3 h ou à basse température pendant 6 h, jusqu'à ce que le liquide ait été absorbé et que le riz soit pratiquement tendre.

LES CONSEILS DU JOUR

Ne vous en faites pas si le boulgour n'a pas absorbé toute l'eau au moment où vous êtes prêt à l'ajouter au riz. Le reste sera absorbé pendant la cuisson.

Vous pouvez maintenant trouver des mélanges de riz sauvage et de plusieurs variétés de riz brun dans le commerce. Vous pouvez remplacer le mélange proposé dans la recette par du riz brun ordinaire ou faire votre propre mélange en utilisant 80 g (½ tasse) de chaque type de riz.

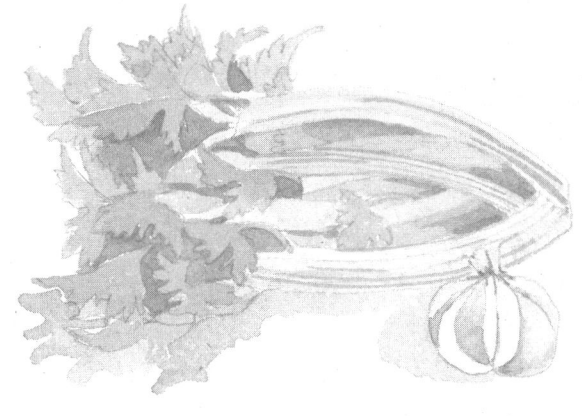

Valeur nutritive par portion	
Calories	192
Lipides	2,7 g
saturés	0,4 g
polyinsaturés	0,6 g
monoinsaturés	1,5 g
Cholestérol	0 mg
Sodium	188 mg
Glucides	37,9 g
Fibres	5,5 g
Protéines	6,0 g

Choix

2	Glucides
½	Matières grasses

Polenta (recette de base)

8 portions
CONVIENT AU VÉGÉTALIEN

Grandeur de la mijoteuse : une mijoteuse de 3,5 à 6 litres (14 à 24 tasses)

La polenta, de la semoule de maïs cuite dans un liquide assaisonné, est extrêmement nutritive et peut se servir avec plusieurs aliments. On la sert habituellement comme plat d'accompagnement. Pour ajouter de la variété à votre alimentation, songez à la garnir de sauces que l'on sert généralement sur les pâtes.

Vous pouvez faire à l'avance...
Vous pouvez préparer une partie de ce plat avant de le faire cuire. Faites l'étape 1 de la méthode. Mettez le tout dans un contenant, couvrez le mélange et placez-le au frigo pendant toute la nuit ou même jusqu'à 2 jours. Quand vous serez prêt à cuire le plat, continuez et faites l'étape 2.

1 litre (4 tasses) de bouillon de légumes ou de bouillon de poulet, pauvre en sel, ou d'eau
½ c. à café (½ c. à thé) de sel
¼ c. à café (¼ c. à thé) de poivre noir fraîchement moulu
180 g (1 ¼ tasse) de semoule de maïs jaune, grossière, moulue à la meule, de préférence

1. Dans une casserole, à feu moyen, porter à ébullition le bouillon avec le sel et le poivre. Ajouter la semoule de maïs en un filet mince et continu, en brassant constamment.
2. Pour cuire directement dans la cocotte : mettre le mélange dans la cocotte de la mijoteuse préparée *(voir Le conseil du jour)*. Couvrir et cuire à basse température pendant 1 ½ h.
3. Pour cuire dans un plat allant au four : mettre le mélange dans le plat allant au four *(voir Le conseil du jour)*. Couvrir de papier d'aluminium et le fixer avec une ficelle. Déposer le plat dans la cocotte de la mijoteuse et y verser suffisamment d'eau bouillante pour qu'il y ait 2,5 cm (1 po) au fond de la cocotte. Couvrir et cuire à basse température pendant 1 ½ h.

Le conseil du jour
Vous pouvez cuire la polenta directement dans la cocotte de la mijoteuse ou dans un plat de 1,5 litre (6 tasses) légèrement graissé, allant au four. Si vous la faites cuire dans la cocotte, je vous recommande d'utiliser une petite mijoteuse d'au plus 3,5 litres (14 tasses), légèrement graissée. Si vous utilisez un plat allant au four, vous aurez besoin d'une grande mijoteuse ovale d'au moins 5 litres (20 tasses).

Valeur nutritive par portion	
Calories	88
Lipides	0,5 g
saturés	0,1 g
polyinsaturés	0,2 g
monoinsaturés	0,1 g
Cholestérol	0 mg
Sodium	319 mg
Glucides	17,3 g
Fibres	1,6 g
Protéines	3,1 g
Choix	
1 Glucides	

Polenta crémeuse au maïs et au piment

8 portions
CONVIENT AU VÉGÉTARIEN

Grandeur de la mijoteuse : une petite mijoteuse de 3,5 litres (14 tasses)
Cocotte de la mijoteuse graissée

À mon avis, la polenta est l'aliment réconfortant par excellence. Je l'aime en plat d'accompagnement où elle peut particulièrement bien compléter des ragoûts relevés. Cette version contient une succulente combinaison de maïs et de piment.

750 ml (3 tasses) de lait écrémé
2 gousses d'ail émincées
1 c. à café (1 c. à thé) de romarin frais, finement haché,
   ou ½ c. à café (½ c. à thé) de romarin séché, émietté
¼ c. à café (¼ c. à thé) de sel
Poivre noir fraîchement moulu
110 g (¾ tasse) de semoule de maïs jaune, grossière, moulue à la meule,
   de préférence
185 g (1 tasse) de maïs en grains
120 g (1 tasse) de fromage Monterey Jack râpé
60 g (½ tasse) de fromage parmesan fraîchement râpé
1 boîte de 127 ml (4 ½ oz) de piments verts doux, en conserve, coupés en dés

1. Dans une grande casserole, à feu moyen, porter à ébullition le lait, l'ail, le romarin, le sel et du poivre noir, au goût. Ajouter la semoule de maïs graduellement en un filet mince et continu et fouetter pour éliminer tous les grumeaux. Continuer à fouetter pendant environ 5 min, jusqu'à ce que le mélange commence à épaissir et fasse des bulles. Ajouter le maïs, le Monterey Jack, le parmesan et les piments. Bien mélanger. Mettre dans la cocotte de la mijoteuse.
2. Couvrir et cuire à basse température pendant 2 h, jusqu'à ce que le mélange soit ferme et que le bord commence tout juste à dorer.

Le conseil du jour

Il existe deux méthodes pour cuire de la polenta à la mijoteuse. Si vous utilisez une petite mijoteuse, vous pouvez cuire la polenta directement dans la mijoteuse, comme je l'ai fait dans cette recette. Si vous utilisez une grande mijoteuse ovale, faites-la cuire dans un moule. Vous aurez alors besoin d'un moule préalablement graissé, qui s'adapte à la cocotte de votre mijoteuse. Transférez le mélange bien chaud dans le moule graissé, couvrez-le d'un papier d'aluminium et fixez celui-ci à l'aide d'une ficelle. Placez le moule dans la cocotte de la mijoteuse, puis versez-y suffisamment d'eau bouillante pour qu'il y en ait 2,5 cm (1 po) au fond de la cocotte. Couvrez le tout et faites cuire à basse température pendant 2 h.

Valeur nutritive par portion	
Calories	181
Lipides	6,7 g
saturés	4,1 g
polyinsaturés	0,3 g
monoinsaturés	1,9 g
Cholestérol	20 mg
Sodium	447 mg
Glucides	19,7 g
Fibres	1,3 g
Protéines	11,0 g

Choix

1	Glucides
1	Viandes et substituts
1	Matières grasses

Haricots secs (recette de base)

Donne environ 460 g (2 ½ tasses), soit 90 g (½ tasse) par portion
CONVIENT AU VÉGÉTALIEN

Grandeur de la mijoteuse : une mijoteuse de 3,5 à 6 litres (14 à 24 tasses)

Comme les haricots secs ont une teneur élevée en éléments nutritifs et en fibres, ils font partie des meilleurs aliments comestibles. Et la mijoteuse peut les transformer en plats divins. Ils sont aussi très pratiques. Déposez des haricots qui ont trempé dans l'eau dans la mijoteuse le soir et, le matin, ils seront prêts à utiliser dans n'importe quelle recette.

210 g (1 tasse) de haricots blancs secs
750 ml (3 tasses) d'eau
Bouquet garni (facultatif)

1. Pour faire un long trempage : dans un bol, mettre les haricots et l'eau. Laisser tremper les haricots pendant au moins 6 h ou même toute la nuit. Les égoutter et bien les rincer à l'eau froide. Les haricots sont maintenant prêts à cuire.
2. Pour faire un trempage rapide : dans une casserole, mettre les haricots et l'eau. Couvrir et porter à ébullition. Laisser bouillir pendant 3 min. Éteindre le feu et laisser les haricots tremper pendant 1 h. Les égoutter et bien les rincer à l'eau froide. Les haricots sont maintenant prêts à cuire.
3. Pour cuire les haricots : dans la cocotte de la mijoteuse, mettre les haricots qui ont trempé dans l'eau et 750 ml (3 tasses) d'eau froide. Si désiré, assaisonner d'ail, de feuilles de laurier ou d'un bouquet garni *(voir Les conseils du jour)*. Couvrir et cuire à basse température de 10 à 12 h ou même toute la nuit ou à température élevée de 5 à 6 h, jusqu'à ce que les haricots soient tendres. Égoutter les haricots et les rincer. Si on ne les utilise pas immédiatement, les couvrir et les placer au réfrigérateur. Les haricots sont maintenant prêts à utiliser dans une recette.

Variantes

Remplacez les haricots blancs par n'importe quel type de haricots secs (par exemple, des haricots rouges, des haricots pinto ou des petits haricots blancs), par des pois chiches, par des doliques à œil noir ou par des pois jaunes cassés. Les haricots de soya sec et les pois chiches prennent plus de temps à cuire que les autres légumineuses. Il faut calculer un bon 12 h de cuisson à basse température et 6 h à température élevée.

Les lentilles sèches

Vous pouvez également faire cuire des lentilles sèches de la même façon. Toutefois, ne les faites pas tremper et réduisez le temps de cuisson à environ 6 h à basse température.

Les conseils du jour

Selon les quantités de haricots que requiert une recette, vous pouvez doubler ou tripler cette recette.

Quand les légumineuses sont cuites, couvrez-les et placez-les au frigo. Elles se conserveront de 4 à 5 jours. Vous pouvez aussi les congeler dans un contenant hermétique. Elles se conserveront au congélateur jusqu'à 6 mois.

Un bouquet garni est composé de fines herbes (habituellement du persil, du thym et une feuille de laurier) que l'on place sur un carré de mousseline à fromage et que l'on attache avec de la ficelle. Le bouquet garni est traditionnellement utilisé en cuisine française pour ajouter de la saveur aux plats.

Truc santé

Si vous préparez vous-même vos haricots secs sans y mettre de sel, ils ne contiendront pratiquement pas de sodium. Une portion de 95 g (½ tasse) de haricots en conserve, même après avoir été égouttée et rincée, contiendra environ 300 mg de sodium.

Valeur nutritive par portion	
Calories	129
Lipides	0,3 g
saturés	0,1 g
polyinsaturés	0,1 g
monoinsaturés	0,0 g
Cholestérol	0 mg
Sodium	2 mg
Glucides	23,6 g
Fibres	7,8 g
Protéines	8,6 g
Choix	
1	Glucides
1	Viandes et substituts

Ratatouille

8 portions

CONVIENT AU VÉGÉTALIEN

La ratatouille fait un bon plat d'accompagnement pour la viande rôtie. Si vous êtes végétarien, vous pouvez la servir sur du tofu cuit.

Vous pouvez faire à l'avance…
Vous pouvez préparer une partie de ce plat avant de le faire cuire. Faites les étapes 1 à 3 de la méthode. Couvrez le contenu de la cocotte et le mélange de courgettes et placez-les au frigo séparément pendant toute la nuit. Le lendemain, passez à l'étape 4.

Grandeur de la mijoteuse : une grande mijoteuse d'au moins 5 litres (20 tasses)
Préchauffer le four à 200 °C (400 °F)
Tôle à biscuits munie d'un bord, non graissée

2 aubergines moyennes, pelées et coupées en cubes de 2,5 cm (1 po)
2 c. à soupe de sel casher ou de gros sel de mer
3 c. à soupe d'huile d'olive, au total
4 courgettes moyennes, pelées et finement tranchées
2 gousses d'ail émincées
2 oignons finement hachés
1 c. à café (1 c. à thé) d'herbes de Provence
½ c. à café (½ c. à thé) de sel
½ c. à café (½ c. à thé) de grains de poivre noir concassés
225 g (8 oz) de champignons, en tranches
1 boîte de 796 ml (28 oz) de tomates en dés, en conserve, avec le jus
2 poivrons verts, coupés en cubes de 1 cm (½ po)
30 g (½ tasse) de persil ou de basilic frais, haché

1. Au-dessus de l'évier, déposer les aubergines dans une passoire et les parsemer de sel. Remuer le tout pour que les aubergines soient bien couvertes de sel et les laisser reposer de 30 min à 1 h. Bien rincer sous l'eau froide. Étendre un linge à vaisselle propre sur un plan de travail. Au-dessus de l'évier, presser une partie des aubergines avec les mains pour les essorer. Les déposer ensuite sur le linge à vaisselle. Répéter l'opération jusqu'à ce que toutes les aubergines soient essorées. Rouler le linge à vaisselle et presser pour retirer tout le liquide qui peut rester dans les aubergines. Mettre les aubergines sur la tôle à biscuits, y verser 1 c. à soupe de l'huile d'olive et mélanger. Étendre les aubergines uniformément sur la tôle à biscuits. Couvrir de papier d'aluminium et cuire pendant environ 15 min au four préchauffé, jusqu'à ce que les aubergines soient tendres et qu'elles répandent une bonne odeur. Retirer du four et mettre dans la cocotte de la mijoteuse.

2. Entre-temps, chauffer 1 c. à soupe de l'huile dans un poêlon, à feu moyen-élevé. Ajouter les courgettes et cuire pendant 6 min, en brassant. Ajouter l'ail et cuire pendant environ 1 min, en brassant, jusqu'à ce que les courgettes soient tendres et dorées. Mettre dans un bol. Couvrir et placer au réfrigérateur.

3. Réduire à feu moyen. Ajouter le reste de l'huile. Ajouter les oignons et cuire pendant environ 3 min, en brassant, jusqu'à ce qu'ils soient ramollis. Ajouter les herbes de Provence, le sel et le poivre. Cuire pendant 1 min, en brassant. Ajouter les champignons et remuer jusqu'à ce qu'ils soient couverts du mélange. Incorporer les tomates et porter à ébullition. Mettre dans la cocotte de la mijoteuse.
4. Couvrir et cuire à basse température de 6 à 8 h ou à température élevée de 3 à 4 h, jusqu'à ce que les légumes soient tendres. Ajouter les poivrons verts, les courgettes réservées et le persil. Bien mélanger. Couvrir et cuire à température élevée pendant 25 min, jusqu'à ce que les poivrons soient tendres et que les courgettes soient bien chaudes.

LES CONSEILS DU JOUR

Dans cette recette, j'utilise des tomates italiennes San Marzano. Elles sont plus denses et plus savoureuses que les variétés locales. Si vous utilisez une variété locale, ajoutez 1 c. à soupe de pâte de tomate en même temps que les tomates.

Assurez-vous de bien rincer les aubergines salées après les avoir fait dégorger, sinon elles conserveront trop de sel et votre ratatouille sera trop salée.

Truc santé

La courgette appartient à la famille des cucurbitacées. Elle renferme de petites quantités de divers éléments nutritifs comme le manganèse, la vitamine C, le magnésium et le potassium.

Valeur nutritive par portion	
Calories	121
Lipides	5,6 g
saturés	0,8 g
polyinsaturés	0,7 g
monoinsaturés	3,8 g
Cholestérol	0 mg
Sodium	300 mg
Glucides	17,5 g
Fibres	5,1 g
Protéines	3,1 g

Choix

1	Glucides
1	Matières grasses

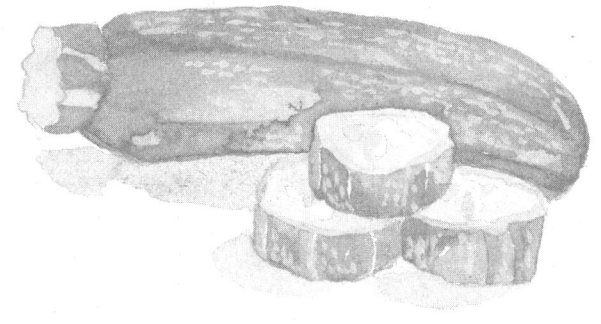

Plat traditionnel juif aux champignons

12 portions
CONVIENT AU VÉGÉTALIEN

Grandeur de la mijoteuse : une grande mijoteuse d'au moins 5 litres (20 tasses)

Ce plat, appelé « tcholent », est fait de poitrine de bœuf. On le prépare le vendredi et il cuit pendant toute la nuit. Chez les Juifs, c'est le repas traditionnel du sabbat, le midi. Dans cette version, les champignons portobellos donnent de la profondeur. Une mirepoix contenant des panais, en plus des légumes traditionnels, apporte douceur et saveur. Les champignons contribuent à faire une sauce étonnamment riche, et les résultats sont excellents.

Vous pouvez faire à l'avance...
Vous pouvez préparer une partie de ce plat la veille du moment où vous voulez le faire cuire. Utilisez la méthode du long trempage en faisant tremper les haricots pendant toute la nuit – voir Haricots secs (recette de base), p. 256. Faites l'étape 2 de la méthode. Couvrez le mélange de légumes et placez-le au frigo pendant toute la nuit. Le lendemain matin, continuez selon les directives de la recette.

210 g (1 tasse) de petits haricots blancs, secs
1 c. à soupe d'huile d'olive
2 oignons finement hachés
4 branches de céleri coupées en dés
2 carottes pelées et coupées en dés
2 panais pelés et coupés en dés
6 gousses d'ail hachées
1 c. à soupe de gingembre frais, émincé
2 c. à café (2 c. à thé) de paprika
1 c. à café (1 c. à thé) de sel
1 c. à café (1 c. à thé) de grains de poivre noir concassés
1 litre (4 tasses) de bouillon de légumes pauvre en sel
2 pommes de terre pelées et coupées en cubes de 1 cm (½ po)
Environ 4 gros chapeaux de champignons portobellos
195 g (1 tasse) d'orge mondé ou d'orge perlé, rincé

1. Faire tremper les haricots selon l'une des méthodes expliquées – voir Haricots secs (recette de base), p. 256. Les égoutter et les rincer. Réserver.
2. Dans un poêlon, chauffer l'huile à feu moyen pendant 30 secondes. Ajouter les oignons, le céleri, les carottes et les panais. Cuire, en brassant pendant environ 7 min, jusqu'à ce qu'ils soient ramollis. Ajouter l'ail, le gingembre, le paprika, le sel et le poivre. Cuire, en brassant pendant 1 min. Incorporer le bouillon et retirer du feu.

3. Verser la moitié du mélange dans la cocotte de la mijoteuse. Réserver ce qui reste. Étendre les pommes de terre uniformément sur le mélange. Disposer les champignons uniformément sur les pommes de terre, en en coupant un, au besoin. Étendre l'orge et les haricots réservés uniformément sur les champignons. Ajouter finalement le reste du mélange d'oignon dans la cocotte.
4. Couvrir et cuire à basse température de 10 à 12 h ou à température élevée de 5 à 6 h, jusqu'à ce que les haricots soient tendres.

Truc santé

Pour tirer le maximum d'éléments nutritifs de cette recette, assurez-vous d'utiliser de l'orge mondé, plutôt que de l'orge perlé, auquel on a retiré le germe et la plus grande partie du son. Si vous ne parvenez pas à en trouver, l'orge à grain nu, une variété traditionnelle à grains entiers, donnera aussi de bons résultats dans cette recette. Vous trouverez de l'orge à grains entiers ainsi que d'autres grains entiers dans les magasins d'aliments naturels. Bien que la majorité des supermarchés offrent de plus en plus de grains entiers, la plupart de ceux qui y sont vendus sont raffinés. On enrichit souvent les céréales raffinées, c'est-à-dire qu'on leur ajoute certains éléments nutritifs comme la niacine, la riboflavine, la thiamine et le fer, mais elles ne sont pas aussi nutritives que les céréales à grains entiers. Les céréales raffinées ont une teneur plus faible en fibres.

Valeur nutritive par portion	
Calories	184
Lipides	2,0 g
saturés	0,3 g
polyinsaturés	0,4 g
monoinsaturés	0,9 g
Cholestérol	0 mg
Sodium	371 mg
Glucides	36,7 g
Fibres	6,3 g
Protéines	6,5 g
Choix	
2	Glucides
½	Viandes et substituts

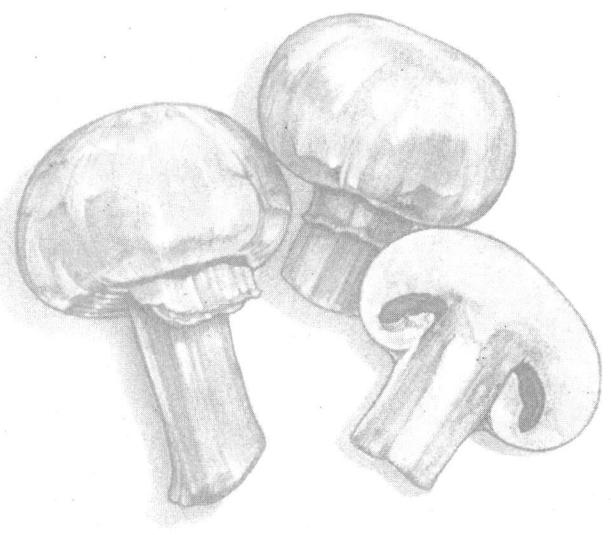

Purée de panais et de carottes au cumin

8 portions
CONVIENT AU VÉGÉTALIEN

Grandeur de la mijoteuse : une mijoteuse de 3,5 à 6 litres (14 à 24 tasses)

Les graines de cumin ajoutent une note légèrement exotique à ce plat traditionnel, qui fait un bel accompagnement à de nombreux autres plats.

Vous pouvez faire à l'avance...
Pelez et coupez les panais et les carottes. Couvrez le mélange et placez-le au frigo pendant toute la nuit.

480 g (4 tasses) de panais pelés et coupés en cubes de 1 cm (½ po)
270 g (2 tasses) de carottes pelées et finement tranchées
1 c. à café (1 c. à thé) de graines de cumin grillées et grossièrement moulues
  (voir Les conseils du jour)
1 c. à soupe de beurre ou de succédané de beurre
1 c. à café (1 c. à thé) de sucre cristallisé
½ c. à café (½ c. à thé) de sel
¼ c. à café (¼ c. à thé) de poivre noir fraîchement moulu
60 ml (¼ tasse) d'eau ou de bouillon de légumes pauvre en sel

1. Dans la cocotte de la mijoteuse, mettre les panais, les carottes, les graines de cumin, le beurre ou le succédané de beurre, le sucre, le sel, le poivre et l'eau. Couvrir et cuire à basse température de 8 à 10 h ou à température élevée de 4 à 5 h, jusqu'à ce que les légumes soient tendres.
2. À l'aide d'un presse-purée, d'un robot culinaire ou d'un mélangeur, réduire le mélange en purée jusqu'à consistance onctueuse. Servir immédiatement.

LES CONSEILS DU JOUR
Pour faire griller les graines de cumin : mettez-les dans un poêlon, à sec, et faites-les griller pendant environ 3 min, à feu moyen, en brassant, jusqu'à ce qu'une bonne odeur s'en dégage et qu'elles commencent tout juste à dorer. Mettez-les dans un mortier ou dans un moulin à épices. Ou encore, utilisez le fond d'un verre à mesurer ou d'une bouteille de vin pour les écraser grossièrement.

Si vous préférez ne pas utiliser de sucre, remplacez-le par votre édulcorant favori, pauvre en calories.

Valeur nutritive par portion	
Calories	85
Lipides	1,8 g
saturés	1,0 g
polyinsaturés	0,1 g
monoinsaturés	0,5 g
Cholestérol	4 mg
Sodium	188 mg
Glucides	17,3 g
Fibres	3,2 g
Protéines	1,3 g
Choix	
1 Glucides	

Gratin de fenouil parfumé au safran

8 portions
CONVIENT AU VÉGÉTARIEN

Grandeur de la mijoteuse : une mijoteuse de 3,5 à 6 litres (14 à 24 tasses)

Servez ce savoureux gratin comme légume d'accompagnement – il fait des merveilles avec le poulet rôti et avec le rosbif.

Vous pouvez faire à l'avance…
Vous pouvez préparer une partie de ce plat avant de le faire cuire. Faites l'étape 1 de la méthode. Couvrez le mélange et placez-le au frigo pendant toute la nuit. Le lendemain matin, continuez selon les directives de la recette.

2 c. à soupe d'huile d'olive
3 bulbes de fenouil parés, dont on a retiré le cœur, puis tranchés finement à la verticale
500 ml (2 tasses) de bouillon de légumes pauvre en sel
Poivre noir fraîchement moulu (facultatif)
½ c. à café (½ c. à thé) de brins de safran
60 g (½ tasse) de parmesan grossièrement râpé

1. Dans un poêlon, chauffer l'huile à feu moyen-élevé pendant 30 secondes. Ajouter une partie du fenouil, en ajoutant de l'huile, au besoin, et cuire pendant environ 5 min, en brassant, jusqu'à ce qu'il commence à dorer. Répéter l'opération pour le reste du fenouil. Mettre dans la cocotte de la mijoteuse et verser le bouillon. Poivrer, au goût, si désiré.
2. Déposer un linge à vaisselle propre plié en 2 (ce qui donne 2 épaisseurs) sur le dessus de la mijoteuse pour absorber l'humidité. Couvrir et cuire à basse température pendant 6 h ou à température élevée pendant 3 h, jusqu'à ce que le fenouil soit tendre.
3. Préchauffer le gril du four. À l'aide d'une écumoire, mettre le fenouil dans un plat de service allant au four et couvrir. Verser le jus de cuisson de la mijoteuse dans une casserole, puis ajouter le safran. À feu moyen, porter à ébullition et cuire pendant environ 6 min, jusqu'à ce que le liquide ait réduit de moitié. Verser sur le fenouil. Parsemer de parmesan et mettre au four jusqu'à ce que le fromage fonde et qu'il soit doré.

Valeur nutritive par portion

Calories	93
Lipides	5,6 g
saturés	1,7 g
polyinsaturés	0,3 g
monoinsaturés	3,0 g
Cholestérol	5 mg
Sodium	277 mg
Glucides	7,9 g
Fibres	3,0 g
Protéines	3,9 g

Choix

½	Viandes et substituts
1	Matières grasses
1	Extra

Haricots de Lima au fromage

8 portions
CONVIENT AU VÉGÉTARIEN

Grandeur de la mijoteuse : une mijoteuse de 3,5 à 6 litres (14 à 24 tasses)

Servez ces savoureux haricots de Lima avec de la viande grillée ou rôtie, ou ajoutez-leur une salade et faites-en un repas léger.

Vous pouvez faire à l'avance…
Vous pouvez préparer une partie de ce plat avant de le faire cuire. Faites l'étape 1 de la méthode. Couvrez le mélange et placez-le au frigo pendant toute la nuit. Le lendemain matin, continuez selon les directives de la recette.

(Voir cahier photos)

600 g (4 tasses) de haricots de Lima surgelés, décongelés et égouttés
1 boîte de 796 ml (28 oz) de tomates en dés, égouttées, dont on conserve 125 ml (½ tasse) de jus
55 g (½ tasse) d'oignons verts, hachés
1 c. à café (1 c. à thé) de sel
Poivre noir fraîchement moulu
1 poivron vert, haché
120 g (1 tasse) de cheddar fort allégé, râpé

1. Dans la cocotte de la mijoteuse, mettre les haricots de Lima, les tomates, les 125 ml (½ tasse) du jus des tomates réservé, les oignons verts, le sel et du poivre, au goût.
2. Couvrir et cuire à basse température pendant 6 h ou à température élevée pendant 3 h, jusqu'à ce que le mélange soit chaud et fasse des bulles. Incorporer le poivron vert et le cheddar. Couvrir et cuire à température élevée pendant 20 min, jusqu'à ce que le poivron soit tendre et que le fromage soit fondu.

Valeur nutritive par portion	
Calories	158
Lipides	3,5 g
saturés	2,1 g
polyinsaturés	0,2 g
monoinsaturés	0,1 g
Cholestérol	10 mg
Sodium	572 mg
Glucides	22,2 g
Fibres	4,6 g
Protéines	10,2 g
Choix	
1	Glucides
1	Viandes et substituts

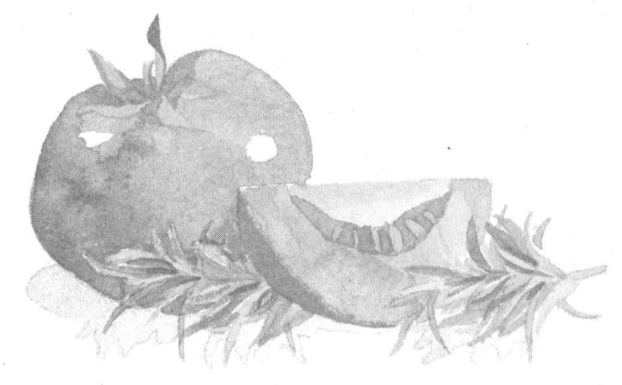

Les desserts

Pommes au four divines 266
Poires au parfum de gingembre pochées au thé vert 267
Pouding Betty aux canneberges et aux poires 268
Pouding Betty aux pêches et aux framboises. 269
Pouding à la citrouille et au riz 270
Pouding au riz basmati 271
Pouding aux pommes et à l'avoine 272
Pouding à la semoule de maïs 273

Pommes au four divines

8 portions
CONVIENT AU VÉGÉTALIEN

Grandeur de la mijoteuse : une grande mijoteuse ovale d'au moins 5 litres (20 tasses)

Ces succulentes pommes, faciles à préparer, sont le dessert parfait pour l'automne. J'aime les servir avec une bonne cuillerée de crème fouettée, mais elles sont tout aussi savoureuses (et meilleures pour la santé) accompagnées de yogourt ou servies seules.

60 g (½ tasse) de noix grillées, hachées *(voir Le conseil du jour)*
65 g (½ tasse) de canneberges séchées
2 c. à soupe de cassonade bien tassée
1 c. à café (1 c. à thé) de zeste d'orange râpé
8 pommes évidées
250 ml (1 tasse) de jus de canneberge (sans sucre ajouté)
Yogourt à la vanille faible en gras (facultatif)

1. Dans un bol, mélanger les noix, les canneberges, la cassonade et le zeste d'orange. Pour farcir une pomme, la tenir par le bas et, à l'aide des doigts, remplir la cavité du fruit en y tassant bien la garniture. Placer les pommes farcies dans la cocotte de la mijoteuse, une par une. Verser sur chacune un filet de jus de canneberge.
2. Couvrir et cuire à basse température pendant 8 h ou à température élevée pendant 4 h, jusqu'à ce que les pommes soient tendres. Mettre les pommes dans un plat de service, puis y verser du jus de cuisson. Servir chaud avec une bonne cuillerée de yogourt, si désiré.

Le conseil du jour

Achetez des noix d'un fournisseur dont les stocks se renouvellent souvent. Comme les noix contiennent beaucoup de matières grasses, elles ont tendance à devenir rances très rapidement. Quand c'est possible, goûtez-les avant de les acheter. Si elles n'ont pas un goût un peu sucré, remplacez-les par la même quantité de pacanes.

Valeur nutritive par portion

Calories	180
Lipides	5,5 g
saturés	0,6 g
polyinsaturés	3,7 g
monoinsaturés	0,7 g
Cholestérol	0 mg
Sodium	2 mg
Glucides	35,6 g
Fibres	4,0 g
Protéines	1,4 g

Choix

2	Glucides
1	Matières grasses

Poires au parfum de gingembre pochées au thé vert

8 portions
CONVIENT AU VÉGÉTALIEN

Grandeur de la mijoteuse : une petite mijoteuse de 3,5 litres (14 tasses)

Dans ce dessert léger, mais tout à fait délicieux, j'aime le mélange de saveurs du gingembre et des poires. Vous pouvez le parsemer d'amandes grillées et le garnir d'une bonne cuillerée de yogourt à la vanille, puis le servir à la fin d'un repas assez élaboré.

Vous pouvez faire à l'avance…
Vous pouvez préparer ce dessert tôt dans la journée ou même la veille. Il sera alors très froid quand vous serez prêt à le servir.

(Voir cahier photos)

1 litre (4 tasses) d'eau bouillante
2 c. à soupe de feuilles de thé vert
1 ou 2 c. à soupe de gingembre frais, râpé *(voir Les conseils du jour)*
125 ml (½ tasse) de miel liquide
1 c. à café (1 c. à thé) d'extrait d'amande
1 c. à café (1 c. à thé) de zeste de citron râpé
8 poires fermes, comme les Bosc, pelées, évidées et coupées en quartiers dans le sens de la longueur
Amandes tranchées, grillées (facultatif)
Yogourt à la vanille faible en gras (facultatif)

1. Dans une casserole, mettre l'eau bouillante et les feuilles de thé vert. Couvrir et laisser reposer pendant 5 min. Passer le tout dans un tamis à mailles fines, au-dessus de la cocotte de la mijoteuse.
2. Ajouter le gingembre, le miel, l'extrait d'amande et le zeste de citron. Bien mélanger. Ajouter les poires. Couvrir et cuire à basse température pendant 6 h ou à température élevée pendant 3 h, jusqu'à ce que les poires soient tendres. Verser dans un bol de service, couvrir et faire refroidir complètement. Servir les poires garnies d'amandes grillées avec une bonne cuillerée de yogourt, si désiré.

Les conseils du jour

Dans cette recette, j'aime bien que les poires aient une saveur de gingembre assez prononcée, mais si vous trouvez que le goût du gingembre domine celui des poires, adaptez la quantité de gingembre à vos goûts.

Pour obtenir de meilleurs résultats quand vous faites pocher des poires, utilisez des poires fermes, des Bosc, par exemple.

Valeur nutritive par portion

Calories	131
Lipides	0,5 g
saturés	0,0 g
polyinsaturés	0,1 g
monoinsaturés	0,1 g
Cholestérol	0 mg
Sodium	1 mg
Glucides	34,5 g
Fibres	2,4 g
Protéines	0,5 g

Choix

2	Glucides

Pouding Betty aux canneberges et aux poires

8 portions
CONVIENT AU VÉGÉTALIEN

Grandeur de la mijoteuse : une petite mijoteuse de 3,5 litres (14 tasses)
Cocotte de la mijoteuse graissée

J'aime bien le mélange de saveurs et de textures dans ce plat traditionnel. Quand j'achète des canneberges fraîches, j'en fais toujours congeler un sac ou deux, je peux donc préparer ce dessert quand j'en ai envie. C'est une bonne façon d'utiliser le pain rassis.

(Voir cahier photos)

- 110 g (2 tasses) de chapelure grossière de blé entier
  (voir Les conseils du jour)
- 2 c. à soupe de beurre fondu ou d'huile d'olive extra-vierge
- 6 poires pelées, évidées et tranchées
- 1 c. à soupe de jus de citron fraîchement pressé
- 120 g (1 tasse) de canneberges fraîches, congelées ou surgelées
- 55 g (¼ tasse) de cassonade bien tassée
- 125 ml (½ tasse) de cocktail de canneberge (sans sucre ajouté)

1. Dans un bol, mettre la chapelure et le beurre. Réserver.
2. Dans un autre bol, mettre les poires, le jus de citron, les canneberges et la cassonade.
3. Dans la cocotte de la mijoteuse préparée, mettre le tiers du mélange de chapelure. Étendre la moitié du mélange de poires par-dessus. Répéter l'opération. Pour terminer, mettre une couche de chapelure. Verser du cocktail de canneberge sur le dessus. Couvrir et cuire à température élevée pendant 4 h, jusqu'à ce que les fruits soient tendres et que le mélange soit très chaud et fasse des bulles.

LES CONSEILS DU JOUR

Pour faire de la chapelure : faites griller 4 tranches de pain de blé entier. Déchirez-les en morceaux et passez-les au robot culinaire muni d'une lame en métal, jusqu'à ce qu'elles soient finement moulues.

Utilisez du pain de blé entier au goût peu prononcé, car le goût de ceux qui contiennent beaucoup de mélasse pourrait dominer celui des fruits.

Valeur nutritive par portion

Calories	150
Lipides	3,8 g
saturés	1,9 g
polyinsaturés	0,3 g
monoinsaturés	1,1 g
Cholestérol	8 mg
Sodium	85 mg
Glucides	30,3 g
Fibres	4,4 g
Protéines	1,5 g

Choix

2	Glucides
½	Matières grasses

Pouding Betty aux pêches et aux framboises

8 portions
CONVIENT AU VÉGÉTALIEN

Grandeur de la mijoteuse : une mijoteuse de 3,5 à 6 litres (14 à 24 tasses)
Cocotte de la mijoteuse légèrement graissée

Le mélange de pêches et de framboises est l'un de mes favoris. Même si je préfère préparer ce dessert l'été avec des fruits frais, vous pouvez aussi le préparer avec des fruits en conserve ou surgelés, ce qui en fait un dessert que l'on peut savourer toute l'année.

110 g (2 tasses) de chapelure de blé entier *(voir Les conseils du jour, p. 268)*
20 g (¼ tasse) d'amandes grillées, hachées
2 c. à soupe d'huile d'olive extra-vierge ou d'huile de noix de coco extra-vierge ou de beurre d'amande
4 ou 5 pêches, en tranches
240 g (2 tasses) de framboises
110 g (½ tasse) de cassonade bien tassée
1 c. à soupe de farine tout usage
½ c. à café (½ c. à thé) d'extrait d'amande
60 ml (¼ tasse) de cocktail de canneberge et framboise ou de cocktail de canneberge (sans sucre ajouté)

1. Dans un bol, mélanger la chapelure, les amandes et l'huile d'olive. Réserver.
2. Dans un autre bol, mettre les pêches, les framboises, la cassonade, la farine et l'extrait d'amande.
3. Dans la cocotte de la mijoteuse préparée, étendre le tiers de la chapelure, puis la moitié du mélange de pêches et de framboises. Répéter l'opération en faisant des couches de chapelure et de fruits. Pour terminer, mettre une couche de chapelure. Verser un filet de cocktail de canneberge sur le dessus. Couvrir et cuire à température élevée de 2 ½ h à 3 h, jusqu'à ce que le mélange soit très chaud et fasse des bulles.

Valeur nutritive par portion	
Calories	200
Lipides	6,1 g
saturés	0,8 g
polyinsaturés	1,1 g
monoinsaturés	4,0 g
Cholestérol	0 mg
Sodium	65 mg
Glucides	36,5 g
Fibres	4,7 g
Protéines	3,1 g

Choix	
2	Glucides
1	Matières grasses

Pouding à la citrouille et au riz

10 portions
CONVIENT AU VÉGÉTARIEN

Grandeur de la mijoteuse : une petite mijoteuse de 3,5 litres (14 tasses)
Cocotte de la mijoteuse légèrement graissée

Il est difficile de résister à ce succulent pouding aux merveilleuses saveurs et à la texture croquante.

330 g (2 tasses) de riz brun cuit *(voir Les conseils du jour)*
180 g (1 ½ tasse) de purée de citrouille (et non de garniture à tarte)
125 g (1 tasse) de canneberges séchées ou de cerises séchées
250 ml (1 tasse) de lait écrémé concentré
100 g (½ tasse) de cassonade bien tassée
2 œufs
1 c. à café (1 c. à thé) de cannelle moulue *(voir Les conseils du jour)*
½ c. à café (½ c. à thé) de muscade moulue
¼ c. à café (¼ c. à thé) de clou de girofle moulu
Yogourt à la vanille faible en gras (facultatif)

1. Dans la cocotte de la mijoteuse préparée, mettre le riz, la purée de citrouille et les canneberges.
2. Dans un bol, fouetter le lait, la cassonade, les œufs, la cannelle, la muscade et le clou de girofle, jusqu'à ce que le mélange soit homogène. Incorporer au mélange de citrouille. Couvrir et cuire à température élevée pendant 3 h, jusqu'à ce que le pouding soit cuit. Servir chaud, garni de 1 c. à soupe de yogourt, si désiré.

LES CONSEILS DU JOUR
Pour obtenir les 330 g (2 tasses) de riz cuit pour faire cette recette, faites cuire 135 g (²/₃ tasse) de riz cru.

Si vous préférez, utilisez 1 ½ c. à café (1 ½ c. à thé) d'épices pour tarte à la citrouille plutôt que de la cannelle, de la muscade et des clous de girofle.

Valeur nutritive par portion	
Calories	179
Lipides	1,6 g
saturés	0,6 g
polyinsaturés	0,3 g
monoinsaturés	0,6 g
Cholestérol	38 mg
Sodium	54 mg
Glucides	38,0 g
Fibres	2,7 g
Protéines	5,0 g
Choix	
2	Glucides
1	Extra

Pouding au riz basmati

10 portions
CONVIENT AU VÉGÉTALIEN

Grandeur de la mijoteuse : une petite mijoteuse de 3,5 litres (14 tasses)
Cocotte de la mijoteuse graissée

C'est la cardamome qui donne à ce pouding son goût à l'indienne. J'aime le servir à la température de la pièce, mais il est aussi très bon chaud ou froid. Si vous avez envie de vous gâter, ajoutez un peu de crème.

1 litre (4 tasses) de lait entier ou de lait de riz enrichi
65 g (1/3 tasse) de sucre demerara
2 c. à café (2 c. à thé) de cardamome moulue
125 g (¾ tasse) de riz basmati brun, rincé

1. Dans une grande casserole, à feu moyen, porter le lait à ébullition, en brassant souvent. Ajouter le sucre demerara et la cardamome. Retirer du feu et incorporer le riz. Mettre dans la cocotte de la mijoteuse préparée.
2. Déposer sur le dessus de la cocotte un linge à vaisselle propre plié en 2 (ce qui donne 2 épaisseurs) pour absorber l'humidité. Couvrir et cuire à température élevée pendant 3 h, jusqu'à ce que le riz soit tendre et que le pouding soit crémeux. Mettre dans un bol de service et laisser refroidir à la température de la pièce.

Le conseil du jour
Les gras contenus dans le germe du riz brun, qui est plus nutritif que le riz blanc, font en sorte qu'il se conserve moins bien que ce dernier. Comme la plupart des céréales de grains entiers, le riz brun devient rance s'il n'est pas conservé correctement. Vous devez vous assurer que les stocks du fournisseur où vous vous approvisionnez se renouvellent souvent. Si possible, sentez le riz avant de l'acheter. Un riz brun qui est frais a une bonne odeur de noisette, sans aucune amertume. Conservez le riz brun dans un endroit sec et frais et utilisez-le dans le mois qui suit son achat, ou placez-le au frigo dans un contenant hermétique.

Valeur nutritive par portion	
Calories	138
Lipides	3,7 g
saturés	2,1 g
polyinsaturés	0,2 g
monoinsaturés	1,0 g
Cholestérol	14 mg
Sodium	50 mg
Glucides	22,0 g
Fibres	0,8 g
Protéines	4,5 g

Choix

1 ½	Glucides
½	Matières grasses

Pouding aux pommes et à l'avoine

10 portions
CONVIENT AU VÉGÉTARIEN

Ce délicieux pouding, un mélange de pommes et de flocons d'avoine, est une adaptation d'une recette traditionnelle irlandaise.

Grandeur de la mijoteuse : une petite mijoteuse de 3,5 litres (14 tasses)
Cocotte de la mijoteuse graissée

2 c. à soupe de beurre fondu ou d'huile d'olive extra-vierge
110 g (1 tasse) de flocons d'avoine (et non d'avoine à cuisson rapide)
65 g (⅓ tasse) de sucre demerara
65 g (½ tasse) de farine tout usage
1 c. à café (1 c. à thé) de bicarbonate de soude
2 œufs battus
250 ml (1 tasse) de lait de riz
6 pommes pelées, évidées et finement tranchées
1 c. à soupe de jus de citron fraîchement pressé
1 c. à café (1 c. à thé) de cannelle moulue
1 c. à soupe de cassonade bien tassée

1. Dans un bol, mélanger le beurre, les flocons d'avoine et le sucre. Incorporer la farine et le bicarbonate de soude. Ajouter graduellement les œufs et le lait de riz en brassant jusqu'à ce que le mélange soit homogène. Verser dans la cocotte de la mijoteuse préparée.
2. Dans un autre bol, mettre les pommes, le jus de citron, la cannelle et la cassonade. Étendre uniformément ce mélange sur le mélange de flocons d'avoine. Couvrir et cuire à température élevée de 3 ½ h à 4 h, jusqu'à ce que les pommes soient tendres.

LE CONSEIL DU JOUR

L'avoine, sous forme de flocons d'avoine, est la céréale de grains entiers la plus populaire en Amérique du Nord, en grande partie parce que contrairement aux autres céréales de grains entiers, elle n'a pas besoin d'être raffinée pour avoir une bonne durée de conservation. L'avoine contient une substance chimique naturelle, qui agit comme agent de conservation. Le germe et le son de l'avoine ne sont donc pas détruits lors du processus habituel de décorticage et de torréfaction.

Valeur nutritive par portion

Calories	177
Lipides	4,4 g
saturés	1,9 g
polyinsaturés	0,6 g
monoinsaturés	1,3 g
Cholestérol	43 mg
Sodium	102 mg
Glucides	32,4 g
Fibres	2,7 g
Protéines	3,2 g

Choix

2	Glucides
1	Matières grasses

Pouding à la semoule de maïs

8 portions
CONVIENT AU VÉGÉTARIEN

Grandeur de la mijoteuse : une petite mijoteuse de 3,5 litres (14 tasses)
Cocotte de la mijoteuse graissée

Ce dessert traditionnel est délicieux servi avec des petits fruits frais.

1 litre (4 tasses) de lait 2 % *(voir Le conseil du jour)*
75 g (½ tasse) de semoule de maïs jaune, moulue à la meule, de préférence
2 œufs battus
1 c. à soupe d'huile d'olive extra-vierge
125 ml (½ tasse) de mélasse de fantaisie
½ c. à café (½ c. à thé) de gingembre moulu
½ c. à café (½ c. à thé) de cannelle moulue
½ c. à café (½ c. à thé) de muscade fraîchement râpée
½ c. à café (½ c. à thé) de sel
Petits fruits frais (facultatif)
Crème glacée à la vanille (facultatif)
Crème fouettée (facultatif)

1. Dans une casserole, chauffer le lait à feu moyen-élevé, en brassant souvent pour l'empêcher de coller au fond, jusqu'à ce qu'il parvienne à ébullition. Incorporer graduellement la semoule de maïs en un filet mince et continu. Cuire pendant environ 5 min, en brassant, jusqu'à ce que le mélange commence à épaissir et à faire des bulles. Retirer du feu.
2. Dans un petit bol, mettre les œufs battus avec environ 75 g (½ tasse) de semoule de maïs chaude, en fouettant jusqu'à ce que le tout soit bien mélangé. Remettre graduellement le mélange dans la casserole en l'incorporant bien. Incorporer également l'huile d'olive, la mélasse, le gingembre, la cannelle, la muscade et le sel. Mettre dans la cocotte de la mijoteuse préparée.
3. Couvrir et cuire à température élevée pendant 3 h, jusqu'à ce que le pouding soit cuit. Verser dans des bols de service individuels et garnir de petits fruits frais, de crème glacée à la vanille ou d'une cuillerée de crème fouettée, si désiré.

LE CONSEIL DU JOUR

L'échantillon qui a été utilisé pour faire l'analyse nutritionnelle contenait du lait 2 %. Si votre consommation de matières grasses vous préoccupe, utilisez plutôt du lait écrémé.

Valeur nutritive par portion

Calories	181
Lipides	5,5 g
saturés	2,1 g
polyinsaturés	0,5 g
monoinsaturés	2,4 g
Cholestérol	56 mg
Sodium	227 mg
Glucides	27,0 g
Fibres	0,5 g
Protéines	6,4 g

Choix

2	Glucides
1	Matières grasses

Index

A

Agneau
- Agneau aux lentilles et aux bettes à cardes, 237
- Agneau aux raisins et aux abricots à la marocaine, 238
- Cari d'agneau aux pommes et aux bananes, 240
- Jarrets d'agneau aux légumineuses, 234
- Potage écossais, 96
- Ragoût irlandais, 236

Agneau aux lentilles et aux bettes à cardes, 237
Agneau aux raisins et aux abricots à la marocaine, 238
Artichauts
- Irrésistible trempette aux épinards et aux artichauts, 40
- Strata aux cœurs d'artichaut, aux tomates séchées et au fromage de chèvre, 150
- Tartinade d'artichaut, de tomates séchées et de fromage de chèvre, 41

Aubergine
- Bœuf à l'aubergine à la grecque, 204
- Caponata, 44
- Trempette à l'aubergine, 42

Avoine
- Avoine irlandaise, 29
- Petit-déjeuner pommes, avoine et grains de blé, 28
- Pouding aux pommes et à l'avoine, 272

B

Bifteck du cow-boy, 201
Bifteck suisse, 200
Bœuf
- Bifteck du cow-boy, 201
- Bifteck suisse, 200
- Bœuf à l'aubergine à la grecque, 204
- Bœuf au chou-fleur et aux poivrons à l'indienne, 218
- Bœuf épicé à la marocaine, 216
- Boulettes de sarrasin dans une sauce tomate, 224
- Carbonnade et chou cavalier, 214
- Cari de bœuf, de pois chiches et d'épinards, 210
- Cari de bœuf épicé, 221
- Casserole de bœuf à l'orge, 220
- Oignons farcis, 222
- Potage écossais, 96
- Ragoût de bœuf à la grecque aux oignons et au fromage feta, 203
- Ragoût de bœuf à la méditerranéenne, 212
- Ragoût de bœuf à l'orge, au romarin et à l'orange, 208
- Ragoût de bœuf campagnard au fenouil, 206
- Ragoût de bœuf traditionnel, 202

Bœuf à l'aubergine à la grecque, 204
Bœuf au chou-fleur et aux poivrons à l'indienne, 218
Bœuf épicé à la marocaine, 216
Borscht au chou, 63
Bouillabaisse savoureuse, 164
Bouillon de légumes de base, 46
Bouillon de poulet maison, 47
Bouillons. *Voir* Bouillons et Soupes
Boulettes de sarrasin dans une sauce tomate, 224

C

Caldo Verde, 56
Caponata, 44
Carbonnade et chou cavalier, 214
Cari
- Bœuf au chou-fleur et aux poivrons à l'indienne, 218
- Cari d'agneau aux pommes et aux bananes, 240
- Cari de bœuf, de pois chiches et d'épinards, 210
- Cari de bœuf épicé, 221
- Cari de légumes, de lentilles et d'épinards, 132
- Cari de patates douces aux crevettes et à la noix de coco, 174

Cari du capitaine, 185
Soupe aux panais et aux pois verts parfumée au cari, 77
Cari d'agneau aux pommes et aux bananes, 240
Cari de bœuf, de pois chiches et d'épinards, 210
Cari de bœuf épicé, 221
Cari de légumes, de lentilles et d'épinards, 132
Cari de patates douces aux crevettes et à la noix de coco, 174
Cari du capitaine, 185
Carottes
　Pain aux carottes, 35
　Potage Crécy, 65
　Purée de panais et de carottes au cumin, 262
　Soupe aux carottes, au gingembre, à l'orange et au persil, 64
Casserole de bœuf à l'orge, 220
Casserole de dinde et de piments, 194
Casserole de poulet au piment et à l'orge, 118
Casserole de riz à la citrouille et aux champignons, 139
Casserole de thon, 160
Casseroles
　Casserole de bœuf à l'orge, 220
　Casserole de dinde et de piments, 194
　Casserole de poulet au piment et à l'orge, 118
　Casserole de riz à la citrouille et aux champignons, 139
　Casserole de thon, 160
　Cassoulet au poulet, 182
　Légumes d'hiver, 126

Céréales
　Avoine irlandaise, 29
　Casserole de bœuf à l'orge, 220
　Casserole de poulet au piment et à l'orge, 118
　Céréales à déjeuner chaudes, 26
　Céréales multigrains aux fruits, 27
　Chili à l'orge et à la patate douce, 104
　Côtes levées au chou et aux grains de blé, 246
　Courge au quinoa et aux abricots, 140
　Pain aux bananes, aux noix et à l'avoine, 34
　Pain de blé entier au bicarbonate de soude, 32
　Petit-déjeuner pommes, avoine et grains de blé, 28
　Pilaf de riz et de boulgour, 252
　Pilaf d'orge et de riz sauvage, 250
　Polenta (recette de base), 254
　Polenta crémeuse au maïs et au piment, 255
　Poulet à l'orge, 179
　Ragoût de bœuf à l'orge, au romarin et à l'orange, 208
　Ragoût de haricots et d'orge à la grecque, 146
　« Risotto » aux poireaux et à l'orge, 251
　Soupe à la dinde, au maïs et à l'orge, 92
　Soupe aux champignons et au millet, 74
Céréales à déjeuner chaudes, 26
Céréales multigrains aux fruits, 27

Champignons
　Casserole de riz à la citrouille et aux champignons, 139
　Lasagne au céleri-rave et aux champignons, 124
　Plat traditionnel juif aux champignons, 260
　Ragoût de champignons et de pois chiches, coulis de poivron rouge, 136
　Riz sauvage aux champignons et aux abricots, 149
　Sauce à la dinde, aux champignons et aux pois chiches, 193
　Sauce tomate aux champignons, 123
　Soupe aux champignons et aux lentilles, 58
　Soupe aux champignons et au millet, 74
　Tajine de courge et de pois chiches aux champignons, 138
Chili à la courge musquée, 112
Chili à la courge musquée et aux haricots noirs, 103
Chili à la dinde et aux deux haricots, 120
Chili à l'orge et à la patate douce, 104
Chili au porc et aux haricots noirs, 114
Chili aux légumes, 100
Chili au riz brun, 106
Chili aux haricots noirs, 113
Chili blanc au poulet, 116
Chili con Carne, 110
Chili léger, 102
Chilis
　Casserole de poulet au piment et à l'orge, 118

Chili à l'orge et à la patate douce, 104
Chili à la courge musquée, 112
Chili à la courge musquée et aux haricots noirs, 103
Chili à la dinde et aux deux haricots, 120
Chili au porc et aux haricots noirs, 114
Chili au riz brun, 106
Chili aux haricots noirs, 113
Chili aux légumes, 100
Chili blanc au poulet, 116
Chili con Carne, 110
Chili léger, 102
Haricots noirs, maïs et tomates à la mexicaine, 108
Cioppino, 166
Citrouille
Casserole de riz à la citrouille et aux champignons, 139
Pain aux dattes et à la citrouille, 36
Pouding à la citrouille et au riz, 270
Soupe à la citrouille à la thaïlandaise, 78
Comment calculer à quoi correspond une portion, 17
Côtes levées au chou et aux grains de blé, 246
Courge
Chili à la courge musquée, 112
Chili à la courge musquée et aux haricots noirs, 103
Courge au quinoa et aux abricots, 140
Soupe à la courge musquée et aux pommes, 98
Tajine de courge et de pois chiches aux champignons, 138
Courge au quinoa et aux abricots, 140
Crème d'oignon et de chou frisé, 71
Crevettes
Cari de patates douces aux crevettes et à la noix de coco, 174
Crevettes à la créole, 172
Crevettes braisées à l'oignon, 170
Crustacés. *Voir* Poisson et fruits de mer

D
Dal aux épinards et au millet, 130
Desserts
Poires au parfum de gingembre pochées au thé vert, 267
Pommes au four divines, 266
Pouding à la citrouille et au riz, 270
Pouding à la semoule de maïs, 273
Pouding au riz basmati, 271
Pouding aux pommes et à l'avoine, 272
Pouding Betty aux canneberges et aux poires, 268
Pouding Betty aux pêches et aux framboises, 269
Dinde
Casserole de dinde et de piments, 194
Chili à la dinde et aux deux haricots, 120
Dinde à la sauce au chocolat, 196
Dinde dans une sauce aux canneberges et aux poireaux, 198
Excellente poitrine de dinde, Une, 192
Sauce à la dinde, aux champignons et aux pois chiches, 193
Soupe à la dinde, au maïs et à l'orge, 92
Soupe à la dinde et aux haricots noirs, 94
Dinde à la sauce au chocolat, 196
Doliques à œil noir et légumes verts, 142

E
Épinards
Cari de légumes, de lentilles et d'épinards, 132
Dal aux épinards et au millet, 130
Irrésistible trempette aux épinards et aux artichauts, 40
Poulet à l'indienne accompagné d'une purée d'épinards, 188
Soupe aux lentilles et aux épinards à la méditerranéenne, 60
Trempette piquante aux épinards, 39
Excellente poitrine de dinde, Une, 192

F
Fèves au lard à l'espagnole, 244
Fèves au lard aux olives et au vin blanc, 242
Flétan dans une sauce tomate à l'indienne, 154
Flocons d'avoine. *Voir* Avoine

Flocons d'avoine chauds, 26
Fromages
    Gratin de fenouil parfumé au safran, 263
    Soupe à la courge musquée et aux pommes, 98
    Strata aux cœurs d'artichaut, aux tomates séchées et au fromage de chèvre, 150
    Tartinade d'artichauts, de tomates séchées et de fromage de chèvre, 41
Fruits
    Cari d'agneau aux pommes et aux bananes, 240
    Céréales multigrains aux fruits, 27
    Petit-déjeuner pommes, avoine et grains de blé, 28
    Poires au parfum de gingembre pochées au thé vert, 267
    Pommes au four divines, 266
    Pouding Betty aux canneberges et aux poires, 268
    Soupe à la courge musquée et aux pommes, 98
Fruits de mer. *Voir* Poisson et fruits de mer

G
Gombo aux légumes, 82
Goulaches
    Goulache au veau, 230
    Goulache aux légumes, 128
Gratin de fenouil parfumé au safran, 263

H
Haricots. *Voir* Légumineuses
Haricots de Lima au fromage, 264
Haricots noirs

Chili à la courge musquée et aux haricots noirs, 103
Chili au porc et aux haricots noirs, 114
Chili aux haricots noirs, 113
Soupe à la dinde et aux haricots noirs, 94
Soupe aux haricots noirs sud-américaine, 48
Trempette de haricots noirs et salsa, 38
Haricots noirs, maïs et tomates à la mexicaine, 108
Haricots rouges et légumes verts, 144
Haricots secs (recette de base), 256

I
Information nutritionnelle, 23
Irrésistible trempette aux épinards et aux artichauts, 40

J
Jambalaya aux fruits de mer, 168
Jarrets de veau à la grecque, 232

L
Lasagne au céleri-rave et aux champignons, 124
Légumes. *Voir aussi* le nom de chacun des légumes et Les plats principaux végétariens
    Bouillon de légumes de base, 46
    Chili aux légumes, 100
    Doliques à œil noir et légumes verts, 142
    Faites ramollir les légumes, 13
    Gombo aux légumes, 82

    Haricots rouges et légumes verts, 144
    Légumes-racines, Couper les, 14
    Ratatouille, 258
    Soupe aux légumes verts à feuilles, 70
    Soupe Mulligatawny, 84
    Vichyssoise au céleri-rave et au cresson, 76
Légumes d'hiver, 126
Légumes-racines, Coupez-les, 14
Légumes Stroganoff, 125
Légumineuses
    Caldo Verde, 56
    Doliques à œil noir et légumes verts, 142
    Fèves au lard à l'espagnole, 244
    Fèves au lard aux olives et au vin blanc, 242
    Haricots rouges et légumes verts, 144
    Haricots secs (recette de base), 256
    Jarrets d'agneau aux légumineuses, 234
    Poulet aux pruneaux et au quinoa à la marocaine, 186
    Ragoût de champignons et de pois chiches, coulis de poivron rouge, 136
    Ragoût de haricots et d'orge à la grecque, 146
    Ribollita, 52
    Sauce à la dinde, aux champignons et aux pois chiches, 193
    Soupe à la dinde et aux haricots noirs, 94
    Soupe aux champignons et aux lentilles, 58
    Soupe aux deux haricots et au pistou, 50

Soupe aux haricots noirs sud-américaine, 48
Soupe aux lentilles et aux épinards à la méditerranéenne, 60
Soupe aux pois cassés à la grecque, 61
Soupe harira, 54
Succotash à ma façon, 148
Trempette de haricots noirs et salsa, 38

Lentilles
  Agneau aux lentilles et aux bettes à cardes, 237
  Cari de légumes, de lentilles et d'épinards, 132
  Soupe aux champignons et aux lentilles, 58
  Soupe aux lentilles et aux épinards à la méditerranéenne, 60

M

Maïs
  Polenta crémeuse au maïs et au piment, 255
  Soupe à la dinde, au maïs et à l'orge, 92
  Soupe au maïs et aux poivrons rouges grillés, 68
Mesures impériales, 17
Mesures métriques, 18
Mijoteuse
  Conseils pour obtenir d'excellents plats mijotés, 13
  Mijoteuse, mode d'emploi, La, 11
  Observez les temps recommandés, 14
  Salubrité des aliments, La, 21
  Temps de cuisson, 14

Millet
  Dal aux épinards et au millet, 130
  Haricots noirs, maïs et tomates à la mexicaine, 108
  Millet crémeux aux pommes, 30
  Soupe aux champignons et au millet, 74
  Tourte aux légumes et croûte au millet, 134
Millet crémeux aux pommes, 30

N

Noix
  Pain aux bananes, aux noix et à l'avoine, 34
  Soupe aux marrons, 66

O

Oignons
  Crème d'oignon et de chou frisé, 71
  Crevettes braisées à l'oignon, 170
  Oignons farcis, 222
Orge
  Casserole de bœuf à l'orge, 220
  Casserole de poulet au piment et à l'orge, 118
  Chili à l'orge et à la patate douce, 104
  Pilaf d'orge et de riz sauvage, 250
  Poulet à l'orge, 179
  Ragoût de bœuf à l'orge, au romarin et à l'orange, 208
  Ragoût de haricots et d'orge à la grecque, 146
  « Risotto » aux poireaux et à l'orge, 251

Soupe à la dinde, au maïs et à l'orge, 92
Osso buco accompagné de gremolata au citron, 226

P

Pain aux bananes, aux noix et à l'avoine, 34
Pain aux carottes, 35
Pain aux dattes et à la citrouille, 36
Pain aux graines de carvi, 33
Pain de blé entier au bicarbonate de soude, 32
Pains
  Pain aux bananes, aux noix et à l'avoine, 34
  Pain aux carottes, 35
  Pain aux dattes et à la citrouille, 36
  Pain aux graines de carvi, 33
  Pain de blé entier au bicarbonate de soude, 32
  Pain de saumon, 156
Panais
  Purée de panais et de carottes au cumin, 262
  Soupe aux panais et aux pois verts parfumée au cari, 77
Patates douces
  Cari de patates douces aux crevettes et à la noix de coco, 174
  Chili à l'orge et à la patate douce, 104
  Soupe aux patates douces, 80
  Soupe du Nouveau Monde, 72
Petits-déjeuners
  Avoine irlandaise, 29
  Céréales à déjeuner chaudes, 26

Céréales multigrains aux fruits, 27
Céréales multigrains chaudes, 26
Flocons d'avoine chauds, 26
Millet crémeux aux pommes, 30
Riz du petit-déjeuner, 31
Petit-déjeuner pommes, avoine et grains de blé, 28
Pilafs
 Pilaf d'orge et de riz sauvage, 250
 Pilaf de riz et de boulgour, 252
Plat traditionnel juif aux champignons, 260
Plats principaux végétariens, Les, 121
 Cari de légumes, de lentilles et d'épinards, 132
 Casserole de riz à la citrouille et aux champignons, 139
 Courge au quinoa et aux abricots, 140
 Dal aux épinards et au millet, 130
 Doliques à œil noir et légumes verts, 142
 Goulache aux légumes, 128
 Haricots rouges et légumes verts, 144
 Lasagne au céleri-rave et aux champignons, 124
 Légumes d'hiver, 126
 Légumes Stroganoff, 125
 Ragoût de champignons et de pois chiches, coulis de poivron rouge, 136
 Ragoût de haricots et d'orge à la grecque, 146
 Riz sauvage aux champignons et aux abricots, 149
 Sauce tomate aux champignons, 123
 Sauce tomate de base, 122
 Strata aux cœurs d'artichaut, aux tomates séchées et au fromage de chèvre, 150
 Succotash à ma façon, 148
 Tajine de courge et de pois chiches aux champignons, 138
 Tofu braisé au soya, 151
 Tofu dans une sauce tomate épicée à l'indienne, 152
 Tourte aux légumes et croûte au millet, 134
Poireaux
 « Risotto » aux poireaux et à l'orge, 251
 Soupe au poulet et aux poireaux, 90
 Soupe du Nouveau Monde, 72
 Vichyssoise au céleri-rave et au cresson, 76
Poires
 Poires au parfum de gingembre pochées au thé vert, 267
 Pouding Betty aux canneberges et aux poires, 268
Poires au parfum de gingembre pochées au thé vert, 267
Pois chiches. *Voir aussi* Chilis et Légumineuses
 Caldo Verde, 56
 Cari de bœuf, de pois chiches et d'épinards, 210
 Ragoût de champignons et de pois chiches, coulis de poivron rouge, 136
 Sauce à la dinde, aux champignons et aux pois chiches, 193
 Tajine de courge et de pois chiches aux champignons, 138
Poisson et fruits de mer
 Bouillabaisse savoureuse, 164
 Cari de patates douces aux crevettes et à la noix de coco, 174
 Casserole de thon, 160
 Cioppino, 166
 Crevettes à la créole, 172
 Crevettes braisées à l'oignon, 170
 Flétan dans une sauce tomate à l'indienne, 154
 Jambalaya aux fruits de mer, 168
 Pain de saumon, 156
 Ragoût de fruits de mer, de poulet et de saucisses à la louisianaise, 162
 Ragoût de poisson des Caraïbes, 161
 Saumon poché, 158
 Soupe de poisson, 86
 Succulente soupe de poisson, 88
 Vivaneau aux piments et aux olives, 159
Poivrons rouges
 Ragoût de champignons et de pois chiches, coulis de poivron rouge, 136
 Soupe au maïs et aux poivrons rouges grillés, 68
Polenta
 Polenta (recette de base), 254
 Polenta crémeuse au maïs et au piment, 255
Pommes
 Cari d'agneau aux pommes et aux bananes, 240

Millet crémeux aux pommes, 30
Petit-déjeuner pommes, avoine et grains de blé, 28
Pommes au four divines, 266
Pouding aux pommes et à l'avoine, 272
Soupe à la courge musquée et aux pommes, 98
Pommes au four divines, 266
Porc
    Chili au porc et aux haricots noirs, 114
    Côtes levées au chou et aux grains de blé, 246
    Fèves au lard à l'espagnole, 244
    Fèves au lard aux olives et au vin blanc, 242
Portions, La question des, 15
Potage Crécy, 65
Potage écossais, 96
Pouding à la citrouille et au riz, 270
Pouding à la semoule de maïs, 273
Pouding au riz basmati, 271
Pouding aux pommes et à l'avoine, 272
Pouding Betty aux canneberges et aux poires, 268
Pouding Betty aux pêches et aux framboises, 269
Poudings
    Pouding à la citrouille et au riz, 270
    Pouding à la semoule de maïs, 273
    Pouding au riz basmati, 271
    Pouding aux pommes et à l'avoine, 272
Poulet
    Bouillon de poulet maison, 47
    Cari du capitaine, 185
    Casserole de poulet au piment et à l'orge, 118
    Cassoulet au poulet, 182
    Chili blanc au poulet, 116
    Poulet à la mexicaine au parfum de coriandre et de citron, 190
    Poulet à la sauge comme en Toscane, 184
    Poulet à la sauge et à l'oignon, riz aux canneberges, 176
    Poulet à l'indienne accompagné d'une purée d'épinards, 188
    Poulet à l'orge, 179
    Poulet au basilic à la française, 183
    Poulet aux pruneaux et au quinoa à la marocaine, 186
    Poulet braisé au vinaigre balsamique et aux olives, 178
    Poulet chasseur au brocoli, 181
    Ragoût de fruits de mer, de poulet et de saucisses à la louisianaise, 162
    Ragoût de poulet traditionnel, 180
    Soupe au poulet et aux poireaux, 90
Poulet à la mexicaine au parfum de coriandre et de citron, 190
Poulet à la sauge comme en Toscane, 184
Poulet à la sauge et à l'oignon, riz aux canneberges, 176
Poulet à l'indienne accompagné d'une purée d'épinards, 188
Poulet à l'orge, 179
Poulet au basilic à la française, 183
Poulet aux pruneaux et au quinoa à la marocaine, 186
Poulet braisé au vinaigre balsamique et aux olives, 178
Poulet chasseur au brocoli, 181
Purée de panais et de carottes au cumin, 262

Q

Quantité de liquide que vous ajoutez, Attention à la, 13
Quinoa
    Courge au quinoa et aux abricots, 140
    Poulet aux pruneaux et au quinoa à la marocaine, 186

R

Ragoût de bœuf à la grecque aux oignons et au fromage feta, 203
Ragoût de bœuf à la méditerranéenne, 212
Ragoût de bœuf à l'orge, au romarin et à l'orange, 208
Ragoût de bœuf campagnard au fenouil, 206
Ragoût de bœuf traditionnel, 202
Ragoût de champignons et de pois chiches, coulis de poivron rouge, 136
Ragoût de fruits de mer, de poulet et de saucisses à la louisianaise, 162
Ragoût de haricots et d'orge à la grecque, 146
Ragoût de poisson des Caraïbes, 161
Ragoût de poulet traditionnel, 180

Ragoût de veau à l'aneth, 229
Ragoût de veau au vin rouge parfumé au romarin, 228
Ragoût irlandais, 236
Ragoûts
    Agneau aux lentilles et aux bettes à cardes, 237
    Bœuf à l'aubergine à la grecque, 204
    Bœuf épicé à la marocaine, 216
    Carbonnade et chou cavalier, 214
    Casserole de bœuf à l'orge, 220
    Cassoulet au poulet, 182
    Cioppino, 166
    Goulache au veau, 230
    Goulache aux légumes, 128
    Jambalaya aux fruits de mer, 168
    Légumes Stroganoff, 125
    Ragoût de bœuf à l'orge, au romarin et à l'orange, 208
    Ragoût de bœuf à la grecque aux oignons et au fromage feta, 203
    Ragoût de bœuf à la méditerranéenne, 212
    Ragoût de bœuf campagnard au fenouil, 206
    Ragoût de bœuf traditionnel, 202
    Ragoût de champignons et de pois chiches, coulis de poivron rouge, 136
    Ragoût de fruits de mer, de poulet et de saucisses à la louisianaise, 162
    Ragoût de poisson des Caraïbes, 161
    Ragoût de poulet traditionnel, 180
    Ragoût de veau à l'aneth, 229
Ragoût de veau au vin rouge parfumé au romarin, 228
Ragoût irlandais, 236
Ratatouille, 258
Ribollita, 52
« Risotto » aux poireaux et à l'orge, 251
Riz
    Casserole de riz à la citrouille et aux champignons, 139
    Chili au riz brun, 106
    Pilaf d'orge et de riz sauvage, 250
    Pilaf de riz et de boulgour, 252
    Pouding à la citrouille et au riz, 270
    Pouding au riz basmati, 271
    Riz du petit-déjeuner, 31
    Riz sauvage aux champignons et aux abricots, 149
Riz du petit-déjeuner, 31
Riz sauvage aux champignons et aux abricots, 149

S
Salubrité des aliments, 21
Sauce harissa, 55
Saumon
    Pain de saumon, 156
    Saumon poché, 158
Saumon poché, 158
Sauces
    Sauce à la dinde, aux champignons et aux pois chiches, 193
    Sauce harissa, 55
    Sauce tomate aux champignons, 123
    Sauce tomate de base, 122
Semoule de maïs
    Polenta (recette de base), 254
    Polenta crémeuse au maïs et au piment, 255
    Pouding à la semoule de maïs, 273
Soupe à la citrouille à la thaïlandaise, 78
Soupe à la courge musquée et aux pommes, 98
Soupe à la dinde, au maïs et à l'orge, 92
Soupe à la dinde et aux haricots noirs, 94
Soupe au maïs et aux poivrons rouges grillés, 68
Soupe au poulet et aux poireaux, 90
Soupe aux betteraves, à la citronnelle et au citron vert, 62
Soupe aux carottes, au gingembre, à l'orange et au persil, 64
Soupe aux champignons et au millet, 74
Soupe aux champignons et aux lentilles, 58
Soupe aux deux haricots et au pistou, 50
Soupe aux haricots noirs sud-américaine, 48
Soupe aux légumes verts à feuilles, 70
Soupe aux lentilles et aux épinards à la méditerranéenne, 60
Soupe aux marrons, 66
Soupe aux panais et aux pois verts parfumée au cari, 77
Soupe aux patates douces, 80
Soupe aux pois cassés à la grecque, 61
Soupe de poisson, 86
Soupe du Nouveau Monde, 72
Soupe harira, 54

Soupe Mulligatawny, 84
Soupes et bouillons
- Borscht au chou, 63
- Bouillon de légumes de base, 46
- Bouillon de poulet maison, 47
- Caldo Verde, 56
- Crème d'oignon et de chou frisé, 71
- Gombo aux légumes, 82
- Potage Crécy, 65
- Potage écossais, 96
- Ribollita, 52
- Soupe à la citrouille à la thaïlandaise, 78
- Soupe à la courge musquée et aux pommes, 98
- Soupe à la dinde, au maïs et à l'orge, 92
- Soupe à la dinde et aux haricots noirs, 94
- Soupe au maïs et aux poivrons rouges grillés, 68
- Soupe au poulet et aux poireaux, 90
- Soupe aux betteraves, à la citronnelle et au citron vert, 62
- Soupe aux carottes, au gingembre, à l'orange et au persil, 64
- Soupe aux champignons et au millet, 74
- Soupe aux champignons et aux lentilles, 58
- Soupe aux deux haricots et au pistou, 50
- Soupe aux haricots noirs sud-américaine, 48
- Soupe aux légumes verts à feuilles, 70
- Soupe aux lentilles et aux épinards à la méditerranéenne, 60
- Soupe aux marrons, 66
- Soupe aux panais et aux pois verts parfumée au cari, 77
- Soupe aux patates douces, 80
- Soupe aux pois cassés à la grecque, 61
- Soupe de poisson, 86
- Soupe du Nouveau Monde, 72
- Soupe harira, 54
- Soupe Mulligatawny, 84
- Succulente soupe de poisson, 88
- Vichyssoise au céleri-rave et au cresson, 76

Strata aux cœurs d'artichaut, aux tomates séchées et au fromage de chèvre, 150
Succotash à ma façon, 148
Succulente soupe de poisson, 88

T

Tajine de courge et de pois chiches aux champignons, 138
Tartinades. *Voir* Trempettes et tartinades
Tartinade d'artichauts, de tomates séchées et de fromage de chèvre, 41
Tofu
- Tofu braisé au soya, 151
- Tofu dans une sauce tomate épicée à l'indienne, 152

Tomates. *Voir aussi* Tomates séchées
- Boulettes de sarrasin dans une sauce tomate, 224
- Flétan dans une sauce tomate à l'indienne, 154
- Sauce tomate aux champignons, 123
- Sauce tomate de base, 122
- Tofu dans une sauce tomate épicée à l'indienne, 152

Tomates séchées
- Strata aux cœurs d'artichaut, aux tomates séchées et au fromage de chèvre, 150
- Tartinade d'artichauts, de tomates séchées et de fromage de chèvre, 41

Tourte aux légumes et croûte au millet, 134
Trempette à l'aubergine, 42
Trempette de haricots noirs et salsa, 38
Trempette piquante aux épinards, 39
Trempettes et tartinades
- Caponata, 44
- Irrésistible trempette aux épinards et aux artichauts, 40
- Tartinade d'artichaut, de tomates séchées et de fromage de chèvre, 41
- Trempette à l'aubergine, 42
- Trempette de haricots noirs et salsa, 38
- Trempette piquante aux épinards, 39

V

Veau
- Goulache au veau, 230
- Jarrets de veau à la grecque, 232
- Osso buco accompagné de gremolata au citron, 226
- Ragoût de veau à l'aneth, 229
- Ragoût de veau au vin rouge parfumé au romarin, 228

Viande. *Voir* Agneau, Bœuf, Porc et Veau
Vichyssoise au céleri-rave et au cresson, 76
Vivaneau aux piments et aux olives, 159
Volaille. *Voir* Dinde et Poulet

Table des matières

Introduction, 9
Comment utiliser votre mijoteuse, 11
Conseils pour obtenir d'excellents plats mijotés, 13
Comment calculer à quoi correspond une portion, 17
La salubrité des aliments, 21
L'information nutritionnelle, 23

Les petits-déjeuners, les pains, les trempettes et les tartinades, 25
Les soupes, 45
Les chilis, 99
Les plats principaux végétariens, 121
Le poisson et les fruits de mer, 153
La volaille, 175
La viande, 199
Les céréales et les accompagnements, 249
Les desserts, 265

Index, 275

Achevé d'imprimer au Canada
sur papier Quebecor Enviro 100% recyclé
sur les presses de Quebecor World Saint-Romuald

   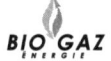